▶ 国家卫生和计划生育委员会"十二五"规划教材

▶ 全国高等医药教材建设研究会规划教材

▶ 全国高等学校医药学成人学历教育(专科)规划教材

▶ 供临床、预防、口腔、护理、检验、影像等专业用

医 学 影 像 学

第2版

主　编　王振常　耿左军

副主编　杨海山　孙万里　张修石

编　者　(以姓氏笔画为序)

王　健(第三军医大学)　　张修石(哈尔滨医科大学)

王振常(首都医科大学)　　邵广瑞(山东大学)

朱文珍(华中科技大学)　　赵　卫(昆明医科大学)

孙万里(长治医学院)　　　耿左军(河北医科大学)

李　东(天津医科大学)　　郭玉林(宁夏医科大学)

杨海山(吉林大学)　　　　韩鸿宾(北京大学)

张　铎(北华大学)　　　　鲜军舫(首都医科大学)

秘　书　姜　虹(首都医科大学)

人民卫生出版社

图书在版编目(CIP)数据

医学影像学 / 王振常, 耿左军主编. —2 版. —北京: 人民
卫生出版社, 2013.12
ISBN 978-7-117-18252-2

Ⅰ. ①医… Ⅱ. ①王…②耿… Ⅲ. ①医学摄影-成人
高等教育-教材 Ⅳ. ①R445

中国版本图书馆 CIP 数据核字(2013)第 256622 号

| 人卫社官网　www.pmph.com | 出版物查询，在线购书 |
| 人卫医学网　www.ipmph.com | 医学考试辅导，医学数据库服务，医学教育资源，大众健康资讯 |

医学影像学

第 2 版

主　　编：王振常　耿左军
出版发行：人民卫生出版社（中继线 010-59780011）
地　　址：北京市朝阳区潘家园南里 19 号
邮　　编：100021
E - mail：pmph @ pmph.com
购书热线：010-59787592　010-59787584　010-65264830
印　　刷：尚艺印装有限公司
经　　销：新华书店
开　　本：787 × 1092　1/16　印张：17
字　　数：424 千字
版　　次：2007 年 8 月第 1 版　　2013 年 12 月第 2 版
　　　　　2013 年 12 月第 2 版第 1 次印刷（总第 3 次印刷）
标准书号：ISBN 978-7-117-18252-2/R・18253
定　　价：39.00 元
打击盗版举报电话：010-59787491　E-mail：WQ @ pmph.com
（凡属印装质量问题请与本社市场营销中心联系退换）

全国高等学校医药学成人学历教育规划教材第三轮
修订说明

　　随着我国医疗卫生体制改革和医学教育改革的深入推进，我国高等学校医药学成人学历教育迎来了前所未有的发展和机遇，为了顺应新形势、应对新挑战和满足人才培养新要求，医药学成人学历教育的教学管理、教学内容、教学方法和考核方式等方面都展开了全方位的改革，形成了具有中国特色的教学模式。为了适应高等学校医药学成人学历教育的发展，推进高等学校医药学成人学历教育的专业课程体系及教材体系的改革和创新，探索医药学成人学历教育教材建设新模式，全国高等医药教材建设研究会、人民卫生出版社决定启动全国高等学校医药学成人学历教育规划教材第三轮的修订工作，在长达 2 年多的全国调研、全面总结前两轮教材建设的经验和不足的基础上，于 2012 年 5 月 25～26 日在北京召开了全国高等学校医药学成人学历教育教学研讨会暨第三届全国高等学校医药学成人学历教育规划教材评审委员会成立大会，就我国医药学成人学历教育的现状、特点、发展趋势以及教材修订的原则要求等重要问题进行了探讨并达成共识。2012 年 8 月 22～23 日全国高等医药教材建设研究会在北京召开了第三轮全国高等学校医药学成人学历教育规划教材主编人会议，正式启动教材的修订工作。

　　本次修订和编写的特点如下：

　　1. 坚持国家级规划教材顶层设计、全程规划、全程质控和"三基、五性、三特定"的编写原则。

　　2. 教材体现了成人学历教育的专业培养目标和专业特点。坚持了医药学成人学历教育的非零起点性、学历需求性、职业需求性、模式多样性的特点，教材的编写贴近了成人学历教育的教学实际，适应了成人学历教育的社会需要，满足了成人学历教育的岗位胜任力需求，达到了教师好教、学生好学、实践好用的"三好"教材目标。

　　3. 本轮教材的修订从内容和形式上创新了教材的编写，加入"学习目标"、"学习小结"、"复习题"三个模块，提倡各教材根据其内容特点加入"问题与思考"、"理论与实践"、"相关链接"三类文本框，精心编排，突出基础知识、新知识、实用性知识的有效组合，加入案例突出临床技能的培养等。

　　本次修订医药学成人学历教育规划教材临床医学专业专科教材 26 种，将于 2013 年 9 月陆续出版。

全国高等学校医药学成人学历教育规划教材临床医学专业

（专科）教材目录

教材名称	主编	教材名称	主编
1. 人体解剖学	孙 俊 冯克俭	14. 医用化学	陈莲惠
2. 生理学	杜友爱	15. 医学遗传学	傅松滨
3. 生物化学	徐跃飞	16. 预防医学	肖 荣
4. 病理学	阮永华 赵卫星	17. 医学文献检索	赵玉虹
5. 药理学	吴兰鸥 姚继红	18. 全科医学概论	王家骥
6. 病原生物与免疫学	夏克栋 陈 廷	19. 卫生法学概论	樊立华
7. 诊断学	刘成玉 魏 武	20. 医学计算机应用	胡志敏
8. 医学影像学	王振常 耿左军	21. 皮肤性病学	邓丹琪
9. 内科学	王庸晋 曲 鹏	22. 急诊医学	黄子通
10. 外科学	田晓峰 刘 洪	23. 循证医学	杨克虎
11. 妇产科学	王晨虹	24. 组织学与胚胎学	郝立宏
12. 儿科学	徐立新 曾其毅	25. 临床医学概要	闻德亮
13. 传染病学	李 群	26. 医学伦理学	戴万津

注：1~13为临床医学专业专科主干课程教材，14~26为临床医学、护理学、药学、预防医学、口腔医学和检验医学专业专科、专科起点升本科共用教材或选用教材。

第三届全国高等学校医药学成人学历教育规划教材
评审委员会名单

顾　　　　　问　　何　维　陈贤义　石鹏建　金生国

主　任　委　员　　唐建武　闻德亮　胡　炜

副主任委员兼秘书长　宫福清　杜　贤

副　秘　书　长　　赵永昌

副　主　任　委　员（按姓氏笔画排序）
　　　　　　　　　史文海　申玉杰　龙大宏　朱海兵　毕晓明　佟　赤
　　　　　　　　　汪全海　黄建强

委　　　　　员（按姓氏笔画排序）
　　　　　　　　　孔祥梅　尹检龙　田晓峰　刘成玉　许礼发　何　冰
　　　　　　　　　张　妍　张雨生　李　宁　李　刚　李小寒　杜友爱
　　　　　　　　　杨克虎　肖　荣　陈　廷　周　敏　姜小鹰　胡日进
　　　　　　　　　赵才福　赵怀清　钱士匀　曹德英　矫东风　黄　艳
　　　　　　　　　谢培豪　韩学田　漆洪波　管茶香

秘　　　　　书　　白　桦

前　言

为进一步提高成人医学专科教育质量，全国高等医药教材建设研究会组织编写全国成人专科临床医学专业《医学影像学》（第 2 版）教材。医学影像学已成为现代医疗工作中的重要学科之一。我们在编写教材过程中，遵循三基（基础理论、基本知识、基本技能）、五性（思想性、科学性、先进性、启发性、适用性）的原则，结合当前医学影像学发展及现代数字化教学手段的应用，遵循医学成人学历教育教学规律，体现医学成人学历教育的特点，以第 1 版教材的编写结构为指导，努力使教材更加精简、明了。

该书分为八章，第一章为总论，主要侧重介绍医学影像学的发展及各种检查技术的原理及应用。第二章至第七章为不同系统（部位）的影像诊断，分别介绍各种检查技术的优选、影像解剖学、基本病变影像学及常见疾病的影像诊断。第八章为介入放射学，主要介绍各种介入检查、治疗方法以及适用范围。

我们强调影像学应以图为主，书中配置了适量图片，图文并茂，以便于学生理解。

本教材在编写过程中，得到编写人员所在院校的大力支持，在此表示感谢。由于编者水平与编写时间所限，书中错误与不当之处在所难免，恳请同行与读者批评指正。

编　者

2013 年 7 月

目 录

第 一 章

总 论

学习目标 ▌▌

1. 掌握　X线的特性、CT的基本概念。
2. 熟悉　X线防护原则、磁共振检查常用技术。
3. 了解　超声、核医学成像的基本概念。

　　自伦琴（Wilhelm Conrad Rontgen）1895年发现X线以后，X线很快用于疾病诊断，形成了一门新的学科即放射诊断学（diagnostic radiology），20世纪50年代到60年代开始应用超声与核素扫描进行人体检查，出现了超声成像（ultrasonography，US）和核素成像（γ-scintigraphy），70年代到80年代又相继出现了计算机体层成像（computed tomography，CT）、磁共振成像（magnetic resonance imaging，MRI）、单光子发射体层成像（single photon emission computed tomography，SPECT）和正电子发射体层成像（positron emission tomography，PET）等新的成像技术。历经100余年的时间逐渐形成了影像诊断学（diagnostic imaging）。20世纪70年代迅速兴起的介入放射学（interventional radiology）在影像诊断的基础上，对某些疾病进行治疗，使影像诊断学发展为医学影像学（medical imaging）的崭新局面。

　　医学影像学是疾病诊断和治疗的主要手段之一，已成为医疗工作中的重要支柱。

第一节　X 线 成 像

　　1895年11月8日，德国科学家伦琴发现一种肉眼看不见，但能穿透物质，使荧光物质发光的射线。因为当时对这个射线的性质还不了解，故称之为X射线。为纪念发现者，后来也称为伦琴射线，现简称X线（X-ray）。

一、物理学基础

（一）X线产生

　　X线产生是高速行进的电子流被物质阻挡，此时发生了能量转换，其中约1%以下的能量形成了X线，其余99%以上则转换为热能。具体说，是在真空管内高速行进成束的电子流撞

1

击钨（或钼）靶时而产生的（图1-1-1）。

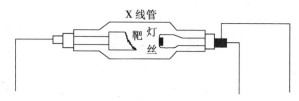

图1-1-1 X线产生的示意图

（二）X线特性

X线是一种波长很短的电磁波。波长范围为0.0006～50nm。目前X线诊断常用的波长范围为0.008～0.031nm。波长比可见光要短得多，肉眼看不见。

X线具有以下与X线成像相关的特性：

1. 穿透性 X线具有很强的穿透能力，并在穿透过程中受到一定程度的吸收即衰减。其穿透力与X线管电压正相关，电压高，所产生的X线穿透力强；电压低，其穿透力弱。穿透性是X线成像的基础。

2. 荧光效应 X线能激发荧光物质（如硫化锌镉及钨酸钙等）产生可见的荧光。荧光效应是透视检查的基础。

3. 摄影效应 胶片经X线照射后，可以使溴化银中的银离子（Ag^+）被还原成银（Ag），再经显影、定影处理后成像。摄影效应是胶片成像的基础。

4. 生物效应 X线进入人体产生电离作用，使人体产生生物学方面的改变。生物效应是放射防护学和放射治疗学的基础。

（三）X线成像的基本原理

X线成像，一方面依赖X线的穿透性、荧光效应和摄影效应；另一方面基于人体组织有密度和厚度的差别。当X线透过各种不同组织结构时，由于密度和厚度的差别，X线被吸收的程度不同，所以到达成像介质（如影像板或胶片）上的X线量具有差异，在成像介质上形成黑白对比不同的影像。

X线影像的形成具备三个基本条件：①X线应具有一定的穿透力；②被穿透的组织存在密度和厚度的差异；③剩余X线必须作用在成像介质上，经过处理获得具有黑白对比、层次差异的X线影像。

人体组织结构的密度可归纳为三类即高密度、中等密度、低密度组织。高密度的有骨组织和钙化灶等；中等密度的有软骨、肌肉、神经、实质器官、结缔组织以及体内液体等；低密度的有脂肪组织以及存在于呼吸道、胃肠道、鼻窦和乳突内的气体等。

在人体结构中，高密度组织如肋骨，对X线吸收多，成像介质上呈白影；低密度组织如肺内气体，X线吸收少，成像介质上呈黑影；中等密度组织如肝脏，X线吸收中等，成像介质上呈灰影（图1-1-2）。

病理变化可使人体组织密度发生改变。例如肺结核病变可在原属低密度的肺组织内产生中等密度的纤维性改变和高密度的钙化灶，胸片肺部黑影的背景上出现代表病变的灰影和白影。不同组织密度的病理改变产生相应的病理X线影像。

人体组织结构和器官形态不同，厚度不一。厚的部分吸收X线多，薄的部分则相反，因此，厚度间的差异也同样会形成黑白度不同的影像（图1-1-3）。

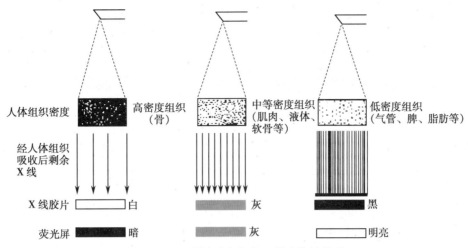

图 1-1-2 不同密度组织与 X 线成像的关系

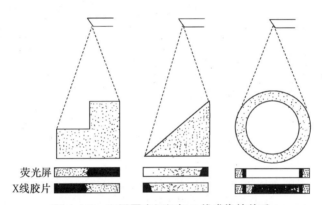

图 1-1-3 不同厚度组织与 X 线成像的关系

（四）X 线影像特点

1. 叠加（重叠）影像 是 X 线束穿透某一部位，具有不同密度和厚度组织结构后的投影总和，是穿透路径上各层结构相互叠加在一起的影像。重叠能使体内某些组织结构累积增益得到很好的显示，也可使体内另一些组织结构因减弱抵消而较难或不能显示。

2. 放大与伴影 由于 X 线束从球管向人体呈锥形投射，使 X 线影像有一定程度放大并产生伴影。伴影影响 X 线影像质量，处于射线中心部位的 X 线影像，虽有放大，但仍保持被照体原来的形状，并无失真；而射线边缘部位的 X 线影像，由于倾斜投射，对被照体既有放大，又有失真（图 1-1-4）。

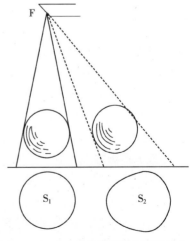

图 1-1-4 S1 中心射线部分影像放大；S2 射线边缘部位影像放大及变形

3

二、X线检查技术

X线影像可以反映人体解剖及病理改变。因此,临床医生在诊治患者过程中经常使用X线检查。

(一)X线普通检查

1. 透视(fluoroscopy) 优点是可转动患者,观察器官动态变化,如心脏大血管搏动,可立即得出结论等。缺点是荧屏亮度低,影像对比度及清晰度差,射线剂量大,缺乏客观记录等。在当前的医疗实践中已趋向淘汰。

2. X线摄影(radiography) 传统摄影为胶片成像,又称平片(plain film)检查,近年来,数字摄影逐渐普及,其成像载体为影像板(imaging plate,IP)及探测器(detecter),以IP为成像介质的摄影称为计算机X线摄影(computed radiography,CR),以探测器为成像介质的摄影称为数字X线摄影(digital radiography,DR)。这是应用最广泛的检查方法。优点是成像清晰,对比度及清晰度较好;有客观记录,可以共享。缺点摄影仅是一个方位和一瞬间的X线影像,未建立立体概念,常需作两个或多个方位摄影,例如正位及侧位;不能观察功能及运动方面的变化。

(二)X线特殊检查

1. 体层摄影(tomography) 通过特殊的装置和操作获得某一选定层面上组织结构的影像,DR摄影也可进行数字体层显示。对于了解病变内部结构有无破坏、空洞或钙化,边缘是否锐利,显示气管、支气管腔有无狭窄等方面较普通摄影有一定优势,但操作复杂,影像分辨力低,目前已被CT检查代替。

2. 软线摄影 采用能发射软X线的钼靶管球,用以检查软组织,特别是乳腺。

三、X线造影检查

(一)基本原理

1. 自然对比 人体组织结构依靠自身密度差异在成像载体上形成影像差别的现象。

2. 人工对比 人体内许多组织结构在普通检查中不能显示其差别,如肝脏及其内部的肝动脉、肝静脉、门静脉、胆道等,此时,可以将高于或低于该组织密度的物质引入器官内,使影像产生对比差别。这种通过人工的方法形成的对比称为人工对比。

3. 对比剂(contrast media) 引入体内,并形成人工对比的物质。

4. 造影检查 通过引入对比剂,使人体组织结构形成人工对比的过程称为造影检查。显著扩大了X线检查的范围。

(二)造影方式

对比剂引入人体的方式有直接引入和间接引入法两种。

1. 直接引入 ①口服法:食管及胃肠钡餐检查;②灌注法:钡剂灌肠,支气管造影,逆行胆道造影,逆行泌尿道造影,瘘管、脓腔造影及子宫输卵管造影等;③穿刺注入法:可直接或经导管注入到器官或组织内,如心血管造影,关节造影和脊髓造影等。

2. 间接引入 是指对比剂先被引入某一特定组织或器官内,后经吸收并聚集于靶器官内,使之显影。包括：①吸收性间接引入，如淋巴管造影；②排泄性间接引入，如静脉胆道造影、静脉肾盂造影和口服胆囊造影等。

（三）检查前准备

各种造影检查都有相应的检查前准备和注意事项。必须严格执行，认真准备，以保证检查效果和患者的安全。应备好抢救药品和器械，以备急需。

（四）造影反应的处理

见本章第五节。

四、计算机体层成像

（一）基本原理

计算机体层成像即 CT 是 Hounsfield 1969 年设计成功，1972 年公之于世的一种 X 线检查设备。它是用 X 线束对人体特定层面进行扫描，取得信息，经计算机处理而获得的断面影像，密度分辨力明显提高，提高了病变的检出率和诊断的准确率，促进了医学影像学的发展。由于这一贡献，Hounsfield 1979 年获得了诺贝尔奖。

（二）CT 的基本概念

1. 扫描野（field of view，FOV） 成像的大小范围，通常用多少 cm × 多少 cm 表示。根据所检查的部位自行确定。

2. 层厚 所选特定层面的厚度，分为采集厚度，重建厚度。采集厚度设备已设定，一般有 0.4mm、0.625mm、1mm、2mm、5mm 等，目前采集层厚最薄达 0.4mm；重建层厚可以自行选定。

3. 矩阵（matrix） 组成每一帧影像长度及宽度的个数，通常表示为 512×512、1024×1024，决定影像在长度和宽度方向的分辨力。

4. 体素（voxel） 形成一帧影像的所选定层面的立方单元。体素越小分辨力越高（图 1-1-5）。体素 = FOV 长度 / 矩阵长度 × FOV 宽度 / 矩阵宽度 × 层厚

5. 像素（pixel） 构成一帧 CT 影像的单元（图 1-1-5）。越小影像质量越好。像素 = FOV 长度 / 矩阵长度 × FOV 宽度 / 矩阵宽度

6. 空间分辨力（spatial resolution） 图像分辨大小的能力。

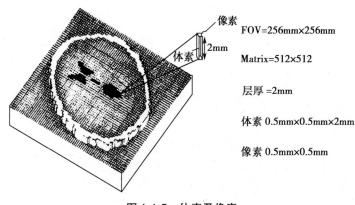

图 1-1-5 体素及像素

7. 密度分辨力（density resolution） 图像分辨密度差别的能力。

8. CT 值 是衡量组织密度的相对值，单位为 Hu（Hounsfield unit）。水的 CT 值定为 0Hu，骨皮质的 CT 值定为 +1000Hu，空气的定为 -1000Hu。人体中密度不同的各种组织的 CT 值则居于 -1000Hu 到 +1000Hu 的 2000 个分度之间（图 1-1-6）。在描述某一组织影像的密度时，可用高密度或低密度形容，也可用 CT 值说明密度高低的程度。

9. 窗宽、窗位 窗宽为显示 CT 值的范围；窗位（窗水平）为窗宽中心点的 CT 值。可以通过调整窗宽、窗位来显示不同的组织。

10. 单层扫描 球管旋转一周采集一帧图像的方式。早期 CT 普遍采用单层扫描。目前的 CT 设备也可以选用此种方式进行扫描。扫描参数常用层厚、层间距描述。

11. 螺旋扫描 采集图像时，球管一边旋转，检查床一边运动的扫描方式。目前使用普遍。扫描参数常用层厚、螺距描述。螺距为层厚与进床速度之比。球管旋转一周可采集一帧或多层图像，目前已达到 256 层。

（三）CT 图像特点

1. 灰阶图像 以不同的灰度来反映组织对 X 线的吸收程度。黑影表示低密度区，如肺部；白影表示高密度区，如骨骼。

2. 层面图像 既往多为横断面，目前通过（multi-planar reconstruction，MPR）重组可以实现任意方位观察。

3. 数字图像 可进行多种方式的图像后处理，如多平面重组（multi-planar reconstruction，MPR）、三维重建（three dimensional reconstruction）、CT 仿真内镜（CT virtual endoscopy，CTVE）等。通过图像后处理可以增加诊断信息。

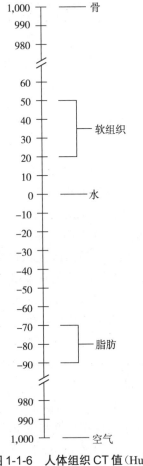

图 1-1-6 人体组织 CT 值（Hu）

（四）CT 检查技术

1. 平扫 患者不注射对比剂进行的检查。所有检查均需进行平扫。

2. 增强扫描（contrast enhancement，CE） 是经静脉注入碘对比剂的同时或之后进行的 CT 扫描，多采用专用高压注射器，根据检查目的设定注射速率 2~5ml/s，可以显示靶血管即 CT 血管造影（CT angiography，CTA），也可以了解靶器官或病变的血供情况。

3. 特殊扫描 包括脑池造影 CT 扫描、脊髓造影 CT 扫描、动态增强扫描、延迟扫描等。

（五）临床应用

CT 检查已广泛应用于各系统的病变诊断，主要用于肿瘤性病变、炎性病变、外伤性病变、血管性病变、先天性病变等，成为临床常规诊断手段。

五、数字减影血管造影

（一）基本原理

数字减影血管造影（digital subtraction angiography，DSA）是利用计算机处理数字化的影像信息,消除骨骼和软组织背景,突出显示血管的一种造影技术。Nudelman 于 1977 年获得第一张 DSA 的图像。目前这种技术已普及。

DSA 中最常用的方法是时间减影法,注射对比剂前、中及后采集一定时间段的影像数据,将注射对比剂开始后的影像数据减去注射对比剂前的数据,所得到的影像即为 DSA 影像。注射对比剂前的影像称为蒙片(mask)。

（二）DSA 检查技术

1. 动脉 DSA(intra-arterial DSA,IADSA) 将对比剂注入动脉进行的造影检查。可将导管前端选入任何靶血管(管腔内径大于 200μm)进行选择性或超选择性血管造影,IADSA 血管成像清楚,对比剂用量少,临床常用于血管性病变或实性肿瘤的诊断,也是进行血管性介入治疗的基础。

2. 静脉 DSA(intravenous DSA,IVDSA) 将对比剂注入静脉进行的造影检查。临床已少应用。

3. 特殊技术 旋转 DSA、步进 DSA 等。DSA 技术发展很快,现已达到三维立体实时成像,更有利于病变的显示。

（三）临床应用

DSA 检查与介入技术结合,广泛应用于介入放射学的各个领域。详见第八章。

六、X 线 防 护

（一）意义

X 线穿透人体将产生一定的生物效应。接触过多,可能产生放射反应,甚至产生放射损害。如果曝射量在容许范围内,则少有影响。有效的防护措施,尽可能避免不必要的 X 线辐射,以保护患者和工作人员的健康。

（二）方法和措施

1. 屏蔽防护 使用原子序数较高的物质,常用铅或含铅的物质,作为屏障以吸收不必要的 X 线。如铅玻璃、铅屏、铅橡皮围裙、铅手套及墙壁等。

2. 距离防护 X 线辐射量与距离平方成反比,增加 X 线源与人体间距离以减少曝射量。

患者选择恰当的 X 线检查方法,设计正确的检查程序。在投照时,应注意投照位置、范围及曝射条件的准确性。对照射野相邻的性腺,铅橡皮加以遮盖。

医务人员应遵照国家有关放射防护卫生标准的规定制定必要的防护措施,正确进行 X 线检查的操作,认真执行保健条例,定期监测所接受的剂量。

第二节 磁共振成像

磁共振是一种核物理现象。1946 年 Block 与 Purcell 首先报道了这种现象并应用于波谱学。1973 年 Lauterbur 首先应用于临床,并发表了磁共振成像技术。近年来,磁共振成像即 MR 发展十分迅速,临床应用价值越来越大。

一、基 本 原 理

MR 是利用原子核在磁场内共振所产生信号经重建成像的一种成像技术。MR 的物理学基础复杂,在此重点介绍该技术的基本概念及临床应用。

二、MR 设 备

MR 设备包括磁体、梯度线圈、供电部分、射频发射器及 MR 信号接收器与数据处理、图像重建等部分(图 1-2-1)。

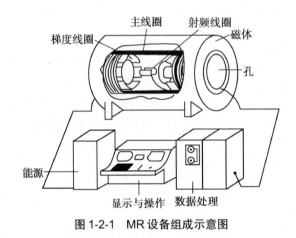

图 1-2-1　MR 设备组成示意图

三、图 像 特 点

1. 灰阶影像　应用影像的灰度反映组织结构信号强度的变化。实质上反映的是各种组织特定的弛豫时间 T_1 与 T_2 的长短。

2. 多参数及多扫描序列　T_1 加权像(T_1 weighted imaging,T_1WI)主要反映组织间 T_1 特征参数的差别。T_2 加权像(T_2 weighted imaging,T_2WI)主要反映组织间 T_2 特征参数的差别。此外还有其他多种扫描序列。每种序列的图像均有一定特点,最常用的 T_1WI、T_2WI 的影像特点见表 1-2-1、图 1-2-2。

表 1-2-1　人体不同组织 T_1WI 和 T_2WI 上的影像表现

	脑白质	脑灰质	脑脊液	脂肪	骨皮质	骨髓质	脑膜	血管
T_1WI	白	灰	黑	白	黑	白	黑	黑
T_2WI	灰	灰	白	白	黑	灰	黑	黑

3. 任意体位成像　横断面、矢状面、冠状面多方位成像,有利于解剖、病变的立体观察(图 1-2-2)。

4. 流空效应　流动的血液使发射 MR 信号的氢原子核离开接收范围之外,所以测不到

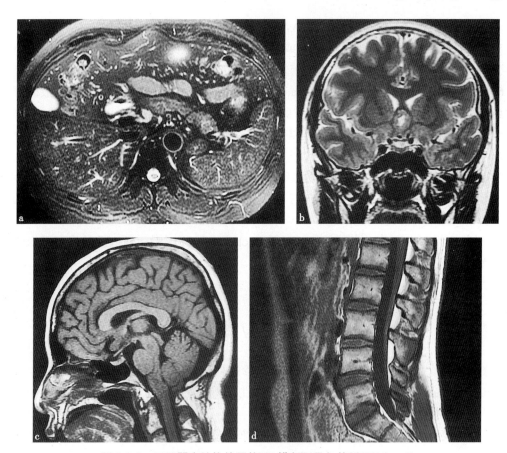

图 1-2-2 不同器官结构的冠状面、横断面及矢状面 MR（a～d）

MR 信号，在 T_1WI 或 T_2WI 中均呈黑影，这就是流空效应（flowing void）。利用此效应使心腔和血管显影，是 CT 所不能比拟的。

四、检查技术

1. 多体位扫描　MR 检查一般行横断面、矢状面及冠状面多体位扫描。

2. 多序列扫描　根据需要选择适当的脉冲序列。基础序列为自旋回波（spin echo，SE）的 T_1WI 和 T_2WI，还可以选用梯度回波序列、快速采集序列、脂肪抑制序列、水成像序列等。

3. 多参数扫描　包括回波时间（echo time，TE）、脉冲重复间隔时间（repetition time，TR）、翻转角度、激励次数、射频带宽、频率编码及相位编码方向、层厚层间距等。根据时间参数的不同，形成不同的加权图像。使用短 TR 和短 TE 可得 T_1WI，而用长 TR 和长 TE 可得 T_2WI。依 TE 的长短，T_2WI 又可分为重、中、轻三种。病变在不同 T_2WI 中信号强度的变化，可以帮助判断病变的性质。例如，肝血管瘤 T_1WI 呈低信号，在轻、中、重度 T_2WI 上则呈高信号，且随着加重程度，信号强度有递增表现，即在重 T_2WI 上其信号特强。肝细胞癌则不同，T_1WI 呈稍低信号，在轻、中度 T_2WI 呈稍高信号，而重度 T_2WI 上又略低于中度 T_2WI 的信号强度。再结合其他临床影像学表现，不难将二者区分。

4. 常规扫描和增强扫描　首先行常规扫描。根据病变需要再行增强扫描，常用的对比剂为钆-二乙三胺五醋酸（gadolinium-DTPA，Gd-DTPA）。

5．扫描过程中可采用呼吸门控和（或）呼吸补偿、心电门控和周围门控以及预饱和技术等，可以减少由于呼吸运动、血液流动、脑脊液波动等所导致的运动伪影，改善图像质量。

6．磁共振血管造影（magnetic resonance angiography，MRA）　利用血管中血液的流空效应使血管成像的方法。MRA信号强度与血流速度及方向有关。不仅可以动脉成像，也可静脉系统成像。注射对比剂行增强MRA可以提高血管的显示能力。目前已广泛应用于血管病变的诊断，并在不断改善。

7．功能MR　包括血氧水平依赖功能磁共振成像（blood oxygenation level dependent，BOLD）、弥散张量成像（diffusion tensor imaging，DTI）、弥散加权成像（diffusion weighted imaging，DWI）等技术，目前临床应用越来越多。

8．磁共振代谢成像（magnetic resonance spectroscopy，MRS）　通过反映病变组织的代谢物的增减判断疾病类型。

9．MR分子影像，是目前研究的热点。

五、临 床 应 用

MR检查已广泛应用于临床，对各系统疾病诊断均显示出它的优越性。

MR检查是在高强度磁场内进行，体内有磁性异物或置入物时不能进行检查，为检查的禁忌证，要严格掌握。

目前，尚没有MR的磁场强度对人体健康带来不良影响的研究报告，所以是一种非损伤性检查。

第三节　超 声 成 像

超声检查是利用超声的物理特性和人体组织声学性质上的差异，以波形、曲线或图像的形式显示和记录，借以进行疾病诊断的检查方法。

一、物 理 学 基 础

1．超声是机械波，具有波长、频率和传播速度等物理量。用于医学上的超声频率为 $2.5\sim10MHz$，常用的是 $2.5\sim5MHz$。

2．超声在介质中传播，介质有一定的声阻抗，其速度因介质不同而异，在固体中最快，液体中次之，气体中最慢。

3．超声在介质中以直线传播，有良好的指向性，是对人体器官进行探测的基础。

4．超声经两种声阻抗不同的相邻介质的界面时，如声阻抗差大于0.1%，而界面又明显大于波长则发生反射。此时一部分声能在界面后方的介质中产生折射，但继续传播，遇到另一个界面再产生反射，直至声能耗竭。反射回来的声波为回声。声阻抗差越大反射越强。如果界面比波长小则发生散射。

5. 超声在介质中传播产生衰减。衰减与介质的衰减系数成正比,与距离平方成反比,还与介质的吸收及散射有关。

6. 超声还有多普勒效应(Doppler effect),活动的界面对声源做相对运动可改变反射回声的回率。这种效应使超声能探查心脏活动和胎儿活动以及血流状态。

二、成 像 原 理

1. 声像图 超声射入体内,经过不同声阻抗和不同衰减特性的器官与组织,从而产生不同的反射与衰减。这种差别是构成超声图像的基础。将接收到的回声,根据回声强弱,用明暗不同的光点依次显示在影屏上,则可显出人体的断面超声图像,称为声像图(sonogram 或 echogram)。

2. 人体各种器官与组织具有特定的声阻抗(表 1-3-1)和衰减特性。因而构成声阻抗上的差别和衰减上的差异。

表 1-3-1 人体不同组织的声速与声阻抗

介质	密度(g/cm³)	超声纵波速度(m/s)	特征阻抗(105R*)	测试频率(MHz)
空气	0.001 293	332	0.000 429	2.9
水	0.9934	1523	1.513	2.9
血液	1.055	1570	1.656	1.0
软组织	1.016	1500	1.524	1.0
肌肉	1.074	1568	1.684	1.0
骨	1.658	3860	5.571	1.0
脂肪	0.955	1476	1.410	1.0
肝	1.050	1570	1.648	1.0

*R(rayls)= 1kg/(m²·s)

3. 人体不同组织可表现为无回声、低回声或不同程度的强回声。

(1)无回声:是超声经过的区域没有反射,成为无回声的暗区(黑影),可分为:①液性暗区:均质的液体,声阻抗无差别或差很小,不构成反射界面,形成液性暗区,如血液、胆汁、尿和羊水等。血管、胆囊、膀胱和羊膜腔等呈液性暗区。病理情况下,积液、脓液、肾盂积水以及液性囊肿等也呈液性暗区。在暗区下方常见回声增强,出现亮的光带(白影)。②衰减暗区:肿瘤较大时,肿瘤对超声的吸收造成明显衰减,不能产生回声,出现衰减暗区。③实质暗区:均质的实质,声阻抗差别小,可出现无回声暗区。肾实质、脾等正常组织和肾癌及透明性变等病变组织可表现为实质暗区。

(2)低回声:实质器官如肝,内部回声为分布均匀的点状回声,在急性炎症出现渗出时,其声阻抗比正常组织小,透声增高,而出现低回声区(灰影)。

(3)强回声:可以是较强回声、强回声和极强回声。①较强回声:实质器官内组织致密或血管增多的肿瘤,声阻抗差别大,反射界面增多,使局部回声增强,呈密集的光点或光团(灰白影),如癌、肌瘤及血管瘤等。②强回声:介质内部结构致密,与邻近的软组织或液体有明显的声阻抗差,引起强反射。例如骨质、结石、钙化,可出现带状或块状强回声区(白影),由于透声差,下方声能衰减,而出现无回声暗区,即声影(acoustic shadow)。③极强回声:含气器官如肺、充气的胃肠,因与邻近软组织之声阻抗差别极大,声能几乎全部被反射回来,不能透射,而出现极强的光带。

三、超 声 设 备

超声设备主要由超声换能器即探头(probe)和发射与接收、显示与记录等部分组成(图1-3-1)。

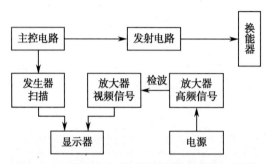

图 1-3-1 脉冲回声式超声设备基本结构示意图

类型较多,包括 A 型超声、B 型超声(灰度调制型)、多普勒超声、彩色超声等。

四、图 像 特 点

1. 实时成像(real time imaging)可在短时间内获得多帧图像(20~40帧/s)并可观察器官的动态变化,但图像展示范围小。

2. 声像图是以明(白)暗(黑)之间不同的灰度来反映回声强弱,无回声则为暗区(黑影),强回声则为亮区(白影)。

3. 声像图是层面图像。可得任意方位的声像图,并可观察活动器官的运动情况。

五、检 查 技 术

常规检查:切面方位可用横切、纵切或斜切面。患者采取适宜体位,露出皮肤,涂耦合剂,以排出探头与皮肤间的空气,使探头紧贴皮肤扫描,扫描中观察图像,必要时冻结,即停帧,行细致观察,做好记录,并储存数据。

腔内超声检查:经食管超声检查心脏,经直肠超声检查前列腺等。

超声造影检查:注入超声对比剂同时进行的超声检查,有利于了解病变的血供状态。

六、临 床 应 用

超声是临床主要的诊断技术之一,应用于各系统,尤其对心脏、腹部、妇科、血管及眼部病变的检查更有优势。

超声应用有一定限制：①由于超声的物理性质，对骨骼、肺和胃肠的检查受到限制；②声像图表现所反映的是器官和组织声阻抗差的改变，缺少特异性，因此对病变性质的判断，需综合分析；③病变直径小于0.5cm，或声阻抗差不大，不引起反射，难于发现；④检查人员的技术与经验直接影响诊断结果。

第四节 核医学成像

一、基 本 概 念

核医学（nuclear medicine）是一门利用开放型放射性核素进行诊断和治疗疾病的学科。

诊断方法按放射性核素是否引入受检者体内分为两类。不引入体内者称体外检查法或体外核医学（in vitro nuclear medicine），具有代表性的是放射免疫分析（radioimmunoassay）。引入体内者则称为体内检查法或体内核医学（in vivo nuclear medicine）。根据是否成像又分为显像和非显像两种。利用放射性核素实现脏器和病变显像的方法称作放射性核素显像（radionuclide imaging），这种显像有别于单纯形态结构的显像，是一种独特的功能显像，为核医学的重要特征之一（图1-4-1）。

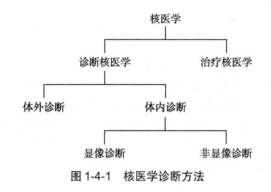

图 1-4-1 核医学诊断方法

二、基 本 原 理

1. 体内检查法的诊断原理 放射性核素被引入人体之后，根据其化学及生物学特性有其一定的生物学行为。由于它们发射能穿透组织的核射线，用放射探测器可以很容易地在体表定量探测到它们的所在。经过大量试验，用统计学方法求出正常规律、正常值、变异范围和某些疾病的异常特点，便可根据这些规律和特点对某些疾病进行诊断，对某些脏器的功能状态，甚至代谢状态，做出判断。

显像种类：①阴性显像：利用正常脏器有选择性浓聚放射性药物的能力，而病变组织浓聚能力缺乏或减弱，在显像图上呈现为放射性缺损区或"冷"区；②阳性显像：病变组织选择性浓聚放射性药物，而正常的脏器摄取能力缺乏或较差，在显像图上呈现为放射性浓聚区或"热区"。

显像方式：①静态显像：即在注入放射性药物后一定时间显示放射性药物在脏器或病变

组织内的分布，主要用于检查器质性病变，特别是占位性病变；②动态显像：即在一定时间内多次显像，以动态观察放射性药物在脏器和病变组织内的分布，所得结果不仅可反映病变的部位，而且能反映病变部位的功能状态。

2．体外检查法的诊断原理　体外检查方法主要是体外放射配体结合分析，是一种利用放射性标记的配体为标准剂，以竞争结合反应为基础，在试管内完成的微量生物活性物质检测技术，最有代表性且应用最广泛的是放射免疫分析。

3．放射性核素治疗原理　放射性核素治疗属于内照射治疗，其治疗原理是通过高度选择性聚集在病变部位的放射性核素或其标记物所发射出的射程很短的 β 粒子或 α 粒子，对病变进行集中照射，在局部产生足够的电离辐射生物学效应，达到抑制或破坏病变组织的目的，而邻近的正常组织和全身辐射吸收剂量很低。

三、必备物质条件

核医学的必备条件是放射性药物、放射性试剂、核医学仪器和工作场所。

1．放射性药物　凡需引入体内的放射性核素和放射性标记物称放射性药物(radiopharma-ceuticals)，须符合药用要求，即安全、有效而性能稳定。按用途不同分为诊断用放射性药物和治疗用放射性药物两种。

2．放射性试剂　放射性试剂指不需引入人体的放射性核素和放射性标记物。为便于测量和防护，以发射能量较低的 γ 光子为宜。目前最常用的是 ^{125}碘。

3．核医学仪器　核医学诊疗工作中需用的各种放射性探测仪器，称为核医学仪器。基本部件包括 γ 闪烁探测器及其配套的计算机数据处理系统。

(1) γ 相机：是现代核医学的重要诊断设备，γ 相机可同时记录脏器内各个部分的射线，以快速形成一帧器官的静态平面图像，同时因其成像速度快，亦可用于获取反映脏器内放射性分布变化的连续照片，经过数据处理后，可观察脏器的动态功能及其变化，因此 γ 相机既是显像仪又是功能仪。

(2) SPECT：实际上就是一个探头可以围绕病人某一脏器进行 360° 旋转的 γ 相机，在旋转时每隔一定角度(3°或 6°)采集一帧图片，然后经电子计算机自动处理，将图像叠加，并重建为该脏器的横断面、冠状面、矢状面或任何需要的不同方位的断层图像，从而极大地提高了诊断的灵敏度和正确性。SPECT 同时也具有一般 γ 相机的功能，可以进行脏器的平面和动态(功能)显像。

(3) PET：是目前国际上最尖端的医学影像诊断设备，也是目前在分子水平上进行人体功能显像的最先进的医学影像技术。PET 的基本原理是利用加速器生产的超短半衰期同位素，如 ^{18}F、^{13}N、^{15}O、^{11}C 等作为示踪剂注入人体，参与体内的生理生化代谢过程。这些超短半衰期同位素是组成人体的主要元素，利用它们发射的正电子与体内的负电子结合释放出一对伽马光子，被探头的晶体所探测，得到高分辨力、高清晰度的活体断层图像，以显示人脑、心、全身其他器官及肿瘤组织的生理和病理的功能及代谢情况。作为一种无创伤检查手段，PET 可以从体外对人体内的代谢物或药物的变化进行定量、动态检测，成为诊断和指导治疗各类肿瘤疾病、冠心病和脑部疾病的最佳方法。PET 的发展及其成功的临床应用是当代高科技医疗诊断技术的主要标志之一。

四、临床应用

核医学是用核技术诊断、治疗和研究疾病。方法简单、灵敏、特异、无创伤、易于重复、结果可靠，并能反映脏器的功能和代谢，因此在临床和基础研究中应用日益广泛。目前广泛应用于心血管疾病、肿瘤性疾病、精神神经疾病等全身各系统。

第五节 对 比 剂

一、X 线对比剂

1. 高密度对比剂 为原子序数高、比重大的物质。常用的有钡剂和碘剂。

(1) 钡剂：为医用硫酸钡粉末，加水和胶配成。根据检查部位及目的，按粉末微粒大小、均匀性以及用水和胶的量配成不同类型的钡混悬液，通常以重量 / 体积比来表示浓度。硫酸钡混悬液主要用于食管及胃肠造影，并可采用钡气双重对比检查，以提高诊断质量。

(2) 碘剂：种类繁多，碘对比剂有：①离子型，以泛影葡胺（urografin）为代表；②非离子型以碘海醇（iohexol）、碘普罗胺（iopromide）、碘帕醇（iopamidol）为代表；③非离子型二聚体，以碘曲仑（iotrolan）为代表；④无机碘剂中，碘化油（lipoidol）为代表，常用于支气管、瘘管、子宫、输卵管造影等，也可用于肿瘤血管的栓塞。

临床应用广泛，目前多使用非离子型碘对比剂。主要经肾从尿路排出，广泛用于肾盂及尿路、动脉及静脉的造影以及 CT 增强检查等。非离子型碘对比剂具有相对低渗性、低黏度、低毒性等优点，大大降低了毒副反应。

碘对比剂具有过敏反应和副作用。过敏反应有轻、中、重度，严重者可引起过敏性休克，甚至死亡。副作用中最常见的是肾脏毒性，可引起一过性肾功能损害或加重损害程度，因此，使用碘对比剂要了解患者有无过敏史、肾功能状态，并需要向患者说明使用对比剂的价值及可能的副作用。甲状腺功能亢进、糖尿病等患者要慎用。

2. 低密度对比剂 为原子序数低、比重小的物质。目前应用于临床的有二氧化碳、氧气、空气等。在人体内二氧化碳吸收最快，空气吸收最慢。空气与氧气均不能注入正在出血的器官，以免发生气栓。可用于蛛网膜下腔、关节囊、腹腔、胸腔及软组织间隙的造影。

二、MR 对比剂

目前 MR 检查约 30% 患者需要增强检查，即使用磁共振对比剂进一步了解病变的循环状态，为诊断及鉴别诊断提供信息。

1. 增强原理 是对比剂接近有关质子后，可缩短这些质子的弛豫时间，间接地改变质子所产生的信号强度，提高正常与患病部位的成像对比度，从而显示体内器官的功能状态。

2. 种类 对比剂基本物质类型及性质见表 1-5-1。目前临床常用的顺磁性物质有 Gd-DTPA（钆喷酸葡胺，Magnevist）、Gd-DTPA-BMA（钆二胺，Omniscan）、Gd-DO3A-HP（钆替醇，

Prohance)、Gd-DOTA（Dotarem）和 Gd-DO3A-butrol（Gadobutrol），其中后三种的渗透压是 Gd-DTPA 的一半。

表 1-5-1 对比剂基本物质类型及性质

物质类型	对外磁场的反应	相对磁化率	物质举例
顺磁性物质	顺外磁场方向	+10	金属螯合物
超顺磁性物质	顺外磁场方向	+5000	小铁粒子
铁磁性物质	顺外磁场方向	+25 000	大铁粒子

3. 对比剂的基本性质 除了应满足药物的基本要求、具有生物适应性、水溶性好和自身有足够的稳定性外，还应满足以下特性。

（1）高弛豫率：顺磁性金属配合物对水质子的弛豫增强作用分为内配层和外配层贡献两部分，可以通过以下几方面提高对比剂弛豫效率：①增多配位水分子数目，但为提高对比剂的体内稳定性，金属离子必须与螯合剂螯合；②提高配位水分子的交换速率；③缩短配位水与顺磁中心的距离；④选择有效磁矩大的顺磁中心，相对其他金属离子，Gd^{3+} 的有效磁矩较高；⑤提高电子自旋弛豫速率；⑥通过与大分子偶联提高配合物旋转相关时间。

（2）靶向性：目前，已应用于临床诊断的对比剂对肝、胆的成像效果较差，使对比剂在组织或器官有选择性分布是提高成像对比度的重要因素。

（3）毒副作用低。近年有文献报告钆剂可引起肾源性系统性纤维化（nephrogenic systemic fibrosis，NSF）主要见于肾功能不全患者，因此对肾功能不全患者应慎行 MR 增强检查。

（4）在体内有适当的存留时间。为成像提供必要的时间，而又易于从体内排除，不至于在体内累积。

三、超声对比剂

超声对比剂是一种粉末样的物质。增强超声检查简便、实时无创、无辐射，具有其他检查方法如 CT、MR 等无法比拟的优点，临床应用越来越多。与常规超声成像相比，可以显著提高对病变组织在微循环灌注水平的检测。

1. 概述 超声对比剂始于 1968 年，Gramiak 和 Shah 报道注射吲哚菁绿（indocyanine）冲生理盐水或葡萄糖液进行 M 型超声心电图检查，所得图像明显增强。早期的对比剂以空气为内含物，微泡持续时间短，容易破裂，限制了其临床应用。近年研发的对比剂微气泡内含惰性气体，稳定时间长，能够受到震动而不破裂，是增强超声发展过程中的一个革命性技术，"超声对比剂和实时增强超声是继实时二维成像、多普勒和彩色成像之后的第三次革命"。通常把直径小于 10μm 的小气泡称为微气泡。

2. 类型 分类方法较多。根据剂型及成分的不同，可分为：①自由气体；②包裹气体；③混悬液；④胶体溶液；⑤水溶液。或分为①靶向超声对比剂；②微胶囊对比剂：包括蛋白质空气微胶囊超声对比剂、氟碳气体微胶囊超声对比剂、可生物降解高分子微胶囊超声对比剂；③团注超声对比剂；④微泡超声对比剂；⑤多聚体声学对比剂；⑥包膜超声对比剂。目前常用的有：利声显（Levovist）为代表的第一代微气泡对比剂，声诺维（Sonovue）为代表的第二代微气泡对比剂。

3．对比剂具有如下特点 ①高安全性、低副作用；②微泡大小均匀，直径小于10μm并能控制，可自由通过毛细血管，有类似红细胞的血流动力学特征；③能产生丰富的谐波；④稳定性好。

4．临床应用 对于不同的应用，需要选用不同的对比剂。主要应用于肿瘤性病变的鉴别诊断。研究表明，在肝肿瘤数量的诊断方面，增强超声优于常规超声和螺旋CT。尤其在检测1cm以下的小病灶方面，诊断能力可优于或至少与螺旋CT具有同样的敏感性。

第六节 图像存档和传输系统

1．图像存档和传输系统（picture archiving and communicating system，PACS）是存放和传输图像的设备，不是成像装置。

2．组成 ①数字化图像采集；②网络；③数字化图像管理与海量存储；④图像浏览与查询；⑤与医院信息系统、放射信息系统的集成；⑥图像数据的备份。

3．当前，医学图像数字化已近普及，通过PACS管理图像可以加强质量控制，提高工作效率，实现数据共享等。目前正在普及阶段，并需要不断完善。

第七节 医学影像分析思路与诊断原则

一、医学影像分析思路

1．阅读医学影像基本素质要求

（1）熟悉并了解各种成像技术的基础知识：如MR成像扫描序列、螺旋CT的扫描特点等。

（2）熟悉影像解剖：一定要对系统解剖学、局部解剖学、断面解剖学和生理学有着非常扎实的基础。根据解剖学与生理学的基础知识，认识人体器官和组织的正常影像学表现及相关的变异。

（3）熟悉不同疾病病理改变：影像学反映的是不同病变的病理改变，要根据病理学与病理生理学的基础知识，认识异常的影像学表现。

（4）密切结合临床及其他检查：熟悉临床各种疾病的常规化验、症状、并发症及治疗，信息互补，开阔思路，诊断疾病。

2．阅读影像前准备

（1）核对患者资料，包括姓名、年龄、性别。

（2）了解检查时间，特别是会诊、复查患者。

（3）明确检查方法及参数。

（4）了解患者病史及演变过程。

3．阅读影像

（1）系统观察：按一定顺序观察，避免遗漏。

（2）确认正常影像及其变异。

（3）确认病变，并进行详细局部观察：①病变的位置和分布；②病变的数目；③病变的大小；④病变的形状；⑤病变的密度或信号；⑥病变的边缘；⑦病变邻近（或远处）组织、器官的改变；⑧病变的强化特点；⑨器官功能的变化；⑩病变的动态变化。

（4）对比观察：①位置对比（左右对比、上下对比）：利于发现病变。②增强前后对比：确定病灶的大小、范围、确定强化特点，利于定性。③随访对比。④不同检查方法及检查方位对比、两次检查前后对比。⑤特定患者与普通正常人对比。

（5）多窗观察：充分利用数字图像的优势，根据需要随时调节窗宽、窗位或对比度，防止遗漏细小病变、细小信息。

（6）多方位观察，充分利用图像后处理技术，如 MPR 等，更加详细的观察病变的影像信息。

4. 对病变的分析思路

（1）分析异常影像表现所代表的病理学意义。

（2）判别异常表现的主要特征，以主要特征为切入点进行分析。切入点可以有病变部位、病变形态、特异征象、强化特点等。

（3）密切结合临床症状、实验室检查、动态变化。

5. 比较影像学　要达到正确诊断疾病的目的，必须采用综合影像诊断，即必须做到多种影像学检查资料包括普通 X 线、CT、MR、超声波、核医学、DSA 等信息互补、平扫强化相结合、静态检查与动态检查相结合、既往影像资料与本次影像资料相结合、影像资料与临床资料相结合。更需要了解影像的价值与限度，为患者选择合理的影像学检查。

二、诊 断 原 则

1. 影像诊断目的

（1）明确影像是正常或异常。

（2）确定病变主要影像特征，包括病变部位、病变范围及可能的病变性质，也就是所谓的定位诊断、定量诊断、定性诊断。

2. 影像诊断的内涵

（1）有无病变。

（2）病变部位，指病变发生的解剖部位，尽可能准确。

（3）病变范围，要高度概括病变累及的重要部位，特别是涉及病变性质的判别、分期及治疗方法的选择的部位。

（4）病变性质，应该按各系统基本病变判别性质，如肺内病变是渗出性、增殖性、肿块、钙化等。

（5）提示可能的病理诊断，如良性、恶性、骨肉瘤、软骨肉瘤等，影像学虽然反映的是疾病的病理改变，但同病异影，同影异病的情况多见，提示性病理诊断要客观。

（6）不能确定诊断时，可以提出下一步的检查意见，以便更好的选择检查方法，尽快明确诊断。

3. 影像诊断形式

（1）肯定诊断：影像学准确反映了疾病的本质，表现出疾病的特异征象，可确诊。显而易见的特征如阳性结石、出血、发育畸形、损伤、具有特征表现的肿瘤、炎症等。

（2）怀疑诊断：通过对获得的影像信息的分析，不能确定病变的性质，提出几种病变的可能。提出进一步检查或其他建议。

（3）现象诊断：发现某种征象，但不能确定是否为病变，提出进一步检查或其他建议。

学习小结

　　X线具有穿透性、荧光效应、摄影效应及生物效应。

　　扫描野：成像的大小范围，通常用多少 cm×多少 cm 表示；层厚：所选特定层面的厚度；矩阵：组成每一帧影像长度及宽度的个数；体素：形成一帧影像的所选定层面的立方单元；像素：构成一帧 CT 影像的单元；空间分辨力：图像分辨大小的能力；密度分辨力：图像分辨密度差别的能力；CT 值：衡量组织密度的相对值；窗宽：显示 CT 值的范围；窗位：窗宽中心点的 CT 值。

（王振常　耿左军　张　铎）

第 二 章

中枢神经系统

学习目标

1. 掌握　颅脑及脊髓的正常影像解剖,常见病变的 CT 及 MR 表现。
2. 熟悉　基本病变的 CT、MR 影像表现。
3. 了解　X 线基本表现。

中枢神经系统包括脑和脊髓,位于颅骨及椎管内,一般物理学检查不易诊断,影像学检查具有相当重要的意义。各种影像技术的显示能力及价值不同:超声因颅骨受透声的限制,应用受到一定的限制,一般只用于囟门未闭的婴幼儿颅脑检查;X 线检查也有较大局限性;CT、MR 是中枢神经系统疾病的主要检查方法。

第一节　颅　　脑

一、检　查　技　术

（一）X 线检查

平片常用后前位和侧位。由于其重叠成像的特点,显示病变能力有限,临床已较少应用。

（二）DSA 检查

DSA 可以清楚显示脑血管及其分支粗细、管腔及走行分布情况,主要用于脑血管发育异常、动脉瘤和血管闭塞等疾病的诊断,也可了解脑肿瘤的供血动脉及血供状态。

（三）超声检查

该技术在中枢神经系统较少应用。婴幼儿通过前囟行冠状和矢状面扫查,可观察大脑、丘脑和侧脑室体部。

（四）CT检查

1. 平扫以听眦线(外耳孔中心至眼外眦的连线)为基线,自下而上连续扫描至颅顶,层厚一般用 8～10mm,必要时可采用 2～5mm 薄层扫描。鞍区、颅底和脑凸面病变需要加冠状面扫描。扫描时头部固定,不合作患者及儿童需给予镇静和麻醉。多层 CT 扫描后可行冠状及矢状面重组进行多方位观察。

2．增强经静脉注入含碘对比剂后扫描。对比剂用量 1.5～2mgI/kg 体重。通过病灶强化程度了解病变组织供血、灌注及血脑屏障破坏情况，进一步确定病变的性质。

3．脑池造影 CT 是经枕大池或腰穿注入滤过空气或碘对比剂，使拟检查的脑池充盈，再行 CT 扫描的方法。

4．CT 血管造影静脉团注对比剂后，当对比剂经脑血管时进行螺旋 CT 扫描，采集的数据经过后处理，重建出脑血管图像。此法可进行任意角度的旋转，从不同方向观察。

（五）MR 检查

1．平扫常规采用横断面、矢状面扫描，需要时辅以冠状面。一般层厚 5～8mm，薄层则采用 2～3mm。观察后颅窝和脊髓病变，首选矢状面扫描。

2．增强对比剂按 0.1～0.2mmol/kg 体重静脉注射，然后行各方位 T_1WI。可发现平扫未能显示的细小或更多病灶，进一步明确病变大小、位置和数目，鉴别病变和水肿、肿瘤术后复发与术后改变，有利于病变的定性诊断。

3．MR 血管造影常用时间飞跃法（time of fight，TOF）和相位对比法（phase contrast，PC），无需注射对比剂即可获得颅内大血管的影像，是无创伤性脑血管成像技术，可进行任意角度旋转，从不同方向观察。

二、影　像　解　剖

（一）X 线

头颅平片表现因个体、年龄和性别而异

1．颅壁　儿童较薄，成人较厚。枕骨粗隆颅板最厚，颞骨鳞部最薄。成人分为内板、板障、外板三层。内、外板为致密骨，呈高密度线状影；板障居中，为松质骨，密度较低。

2．颅缝包括冠状缝、人字缝及矢状缝，呈锯齿状线形透亮影。儿童期比较清楚，后囟与人字缝间有时可见缝间骨，无病理意义、不要误认为骨折。

3．颅内压迹

（1）脑回压迹：为脑回压迫颅骨内板而形成的局限性颅板变薄区。X 线上表现为圆形或卵圆形透亮区，颅盖骨多见。囟门闭合后，大脑发育快，脑回压迹显著。

（2）脑膜中动脉压迹：是脑膜中动脉压迫颞骨鳞部内板所致。侧位上呈条状透亮影，分前后两支，前支较清楚，居冠状缝稍后；后支细小，不易显示。

（3）板障静脉压迹：多见于顶骨区，呈网状或树枝状透亮影。

（4）蛛网膜粒压迹：呈边缘清楚的颗粒状低密度影，位于颅骨穹隆中线两旁，有时形态不规则、较大，甚至造成局限性骨缺损，不要误认为病变。

4．蝶鞍侧位片上可观察蝶鞍大小、形状及结构。前后径 7～16mm，平均为 11.5mm；深径为 7～14mm，平均为 9.5mm。形状可分为圆形、椭圆形和扁平形。

5．生理性钙斑

（1）松果体钙斑：成人显影率达 40%，呈圆形或散在点状致密影，位置恒定，侧位居岩骨上后方，后前位居中线。

（2）大脑镰钙化：后前位片上呈三角形或带状致密影，居中线。

（3）床突间韧带钙化：侧位居蝶鞍前后床突之间，呈带状致密影，蝶鞍呈"桥形"改变。

（4）脉络丛钙化：少见，显影率不足 0.5%。

（5）苍白球钙化。

（二）数字减影血管造影（DSA）

正常脑动脉走行自然，由近而远逐渐变细，管壁光滑，分布均匀。

1. 颈内动脉造影显示颈内动脉及其分支。

（1）颈内动脉进颅后，先发出眼动脉前行入眶，继而发出脉络膜前动脉及后交通动脉向后行走，终支为大脑前、中动脉。

（2）大脑前动脉供应额顶叶内侧面、尾状核、基底节、胼胝体以及额叶的底面，其分支有眶额动脉、额极动脉、胼缘动脉和胼周动脉；大脑前动脉居中线。

（3）大脑中动脉供应整个大脑半球之凸面以及基底节、额叶的下面，与大脑前、后动脉有丰富的吻合；大脑中动脉居外方。

2. 椎-基底动脉造影显示椎-基底动脉走行及分支分布。

（1）椎动脉颅内段分支有脊髓前动脉、脊髓后动脉和小脑后下动脉。双侧椎动脉在脑桥下缘汇合成基底动脉。基底动脉发出小脑前下动脉、小脑上动脉。终末支为左、右大脑后动脉。

（2）大脑后动脉分为脚间池段、环池段及禽距支、枕顶支、颞后支；分布于颞叶、枕叶、中脑，第三脑室和侧脑室的脉络丛及室管膜。

（三）CT

头颅横断面典型层面显示内容：见图 2-1-1（a～e）。

（四）MR

常规 MR 图像一般采用 T_1、T_2 与质子加权像。成人脑白质信号 T_1WI 高于脑皮质，T_2WI 低于脑皮质。脑脊液 T_1WI 为低信号，T_2WI 为高信号。脂肪在 T_1WI 和 T_2WI 均为高信号。骨皮质、钙化和脑膜含氢质子少，T_1WI 和 T_2WI 均为低信号。流动的血液因"流空效应"，T_1WI 和 T_2WI 均呈低信号（图 2-1-2）。当血流缓慢或异常时，也可表现为高信号。

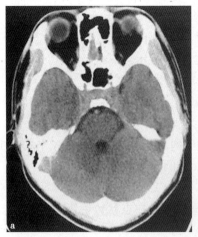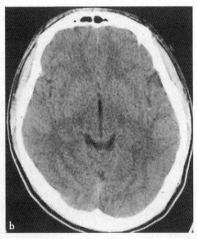

图 2-1-1 颅脑 CT 解剖

a. 蝶鞍层面；b. 三脑室前部层面

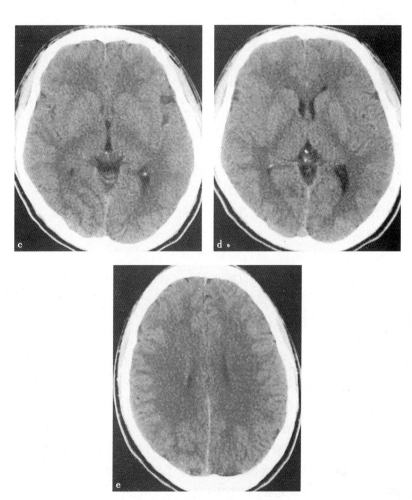

图 2-1-1　颅脑 CT 解剖（续）
c. 三脑室后部层面；d. 松果体层面；e. 侧脑室体部层面

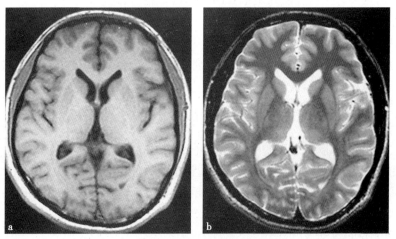

图 2-1-2　正常颅脑 MR
a. T_1WI；b. T_2WI

三、基本病变影像表现

（一）脑实质改变

1. X线平片难以直接显示脑实质病变。有时可见蝶鞍扩大、病理性钙化等。

2. CT

（1）平扫密度改变：

1）高密度病灶：常见于新鲜血肿，钙化和富血管性肿瘤等。

2）等密度病灶：常见于脑膜瘤、淋巴瘤、血肿、炎症或血管性病变等。

3）低密度病灶：见于脑炎、梗死、水肿、囊肿、脓肿、坏死及某些肿瘤。

（2）增强CT密度改变：

1）均匀性强化：常见于脑膜瘤、脑动脉瘤、肉芽肿和转移瘤等。

2）不均匀性强化：见于胶质瘤和血管畸形等。

3）环形强化：常见于脑脓肿、胶质瘤和转移瘤等。

4）无强化：见于囊肿、水肿、液化、坏死等。

3. MR

（1）间质性与血管源性水肿：T_1WI呈低信号，T_2WI呈高信号。

（2）出血：急性期血肿MR信号变化多样，CT优于MR检查；亚急性期血肿T_1WI和T_2WI信号增高，外围可因含铁血黄素沉积形成低信号环；慢性期血肿T_1WI低信号内含少许片状高信号，T_2WI均呈高信号，周围低信号环明显。

（3）囊肿：与囊肿内容物性质有关，含液囊肿呈T_1WI低信号和T_2WI高信号；含蛋白质囊肿则呈T_1WI高信号，T_2WI低信号；含脂性囊肿则呈T_1WI和T_2WI高信号。

（4）变性：纤维、铁质沉着呈T_1WI和T_2WI低信号改变。

（5）梗死：急性期因缺血缺氧，继发脑水肿，坏死和软化，呈T_1WI低信号和T_2WI高信号。

（6）肿块：一般肿瘤含水量丰富，呈T_1WI低信号和T_2WI高信号；脂肪类肿瘤呈T_1WI和T_2WI高信号；钙化和骨化性肿瘤则呈T_1WI和T_2WI低信号改变。

（7）钙化：成分不同其信号变化不同。

（二）脑中线结构改变

常表现为移位，提示有一侧脑组织内容物的增多或对侧减少或收缩。脑出血、占位、水肿等可使中线结构向对侧移位。

（三）脑室和蛛网膜下腔改变

1. 脑室改变

（1）占位效应：局部脑室受压变窄、变形，中线结构向对侧移位。

（2）脑萎缩：皮层萎缩致脑沟裂增宽，白质萎缩致脑室、脑池扩大。

（3）脑积水：交通性脑室系统普遍扩大，梗阻性近端脑室显著扩张，严重时周围出现低密度间质性脑水肿带，脑池不增宽。

2. 蛛网膜下腔的改变

（1）蛛网膜下腔积液：蛛网膜下腔增宽，其内见液体密度（或T_1WI低信号）影，常见于脑萎缩。

（2）蛛网膜下腔积血：蛛网膜下腔增宽，其内见高密度（或 T_1WI 高信号）影，见于蛛网膜下腔出血。

（四）脑血管改变

占位使脑血管受压移位：聚拢或分离，血管走行僵直或迂曲。恶性胶质瘤、脑膜瘤和转移瘤血供丰富，造影时可见肿瘤染色。

（五）颅骨改变

1. 颅骨骨折见于外伤、手术后等。

2. 骨质增生硬化主要见于脑膜瘤。

3. 骨质破坏见于转移瘤、骨髓瘤等恶性病变。

（六）颅内压增高

1. 颅缝增宽。

2. 脑回压迹增多。

3. 蝶鞍增大。

4. 鞍背骨质改变。

四、常见疾病影像诊断

（一）先天畸形

1. 胼胝体发育不全

【概述】

胼胝体发育不全（dysgenesis of the corpus callosum）包括胼胝体完全缺如和部分缺如，可合并脂肪瘤。

【影像学表现】

（1）CT：

1）侧脑室前角扩大、分离，体部距离增宽，向外突出，三角部和后角扩大。

2）第三脑室扩大并向前上移位于分离的侧脑室之间，大脑纵裂一直延伸到第三脑室顶部。

3）合并脂肪瘤时可见纵裂间脂肪密度肿块，可伴边缘钙化。

（2）MR：矢状面和冠状面可直观显示胼胝体缺如的部位和程度，脂肪瘤呈短 T_1、长 T_2 信号（图 2-1-3）。

2. Chiari 畸形

【概述】

又称小脑扁桃体下疝畸形，系后脑的发育异常；小脑扁桃体变尖延长，经枕大孔下疝至颈椎管内；可合并延髓和第四脑室下移、脊髓空洞症和梗阻性脑积水等。

【影像学表现】

（1）CT：

1）椎管上端后部类圆形软组织（下疝的小脑扁桃体）（图 2-1-4）。

2）幕上脑积水。

（2）MR：是诊断此病的首选方法。

1）矢状面上小脑扁桃体下端变尖，下疝于枕大孔平面以下 3mm 为可疑，5mm 以上可确诊；

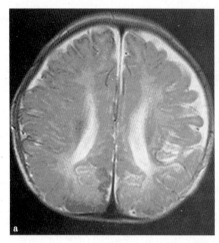
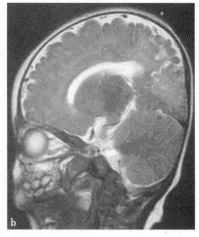

图 2-1-3 胼胝体发育畸形（MR T$_2$WI）

a. 横断面；b. 矢状面显示胼胝体缺如

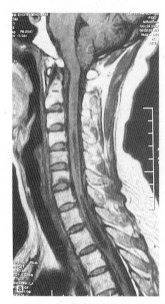
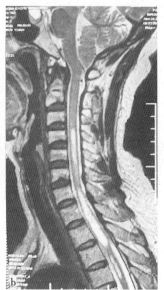

图 2-1-4 Chiari 畸形（MR 矢状面）

a. T$_1$WI；b. T$_2$WI。显示小脑扁桃体下端变尖，疝入颈椎管内，
颈髓及上胸髓内一条状长 T$_2$ 信号影为脊髓空洞

2）第四脑室和延髓可变形、向下移位；

3）可见脊髓空洞和幕上脑积水（图 2-1-4）。

（二）外伤

1. 脑挫裂伤

【概述】

脑挫裂伤（contusion and laceration of brain）是指颅脑外伤所致的脑组织器质性损伤。分脑挫伤和脑裂伤两种。脑挫伤（contusion of brain）是外伤引起的皮质和深层的散发小出血、脑水肿和脑肿胀；脑裂伤（laceration of brain）是脑与软脑膜血管的断裂。两者多同时发生，多发生于着力点及其附近，也可发生于对冲部位，常并发蛛网膜下腔出血，是最常见的颅脑损伤之一。

病理改变包括局部脑水肿、坏死、液化和多发散在小出血等变化。

临床表现与脑挫裂伤轻重及部位、范围和程度直接相关。表现为外伤后头痛、恶心、呕吐和意识障碍，有或无神经系统定位体征及生命体征的变化。

【影像学表现】

（1）CT 和 MR：都能比较敏感地显示脑挫裂伤，对于急性脑外伤的出血部分，CT 显示较 MR 为佳，对亚急性和慢性脑挫裂伤的显示，MR 常优于 CT。

（2）CT：

1）损伤区局部呈低密度改变及低密度区内散在点、片状高密度灶，有些可融合为较大血肿；

2）可并发蛛网膜下腔出血，脑内、硬膜下/外血肿及脑疝、颅骨骨折、颅内积气。

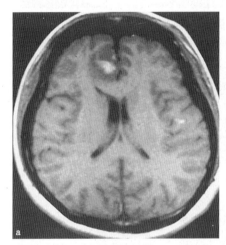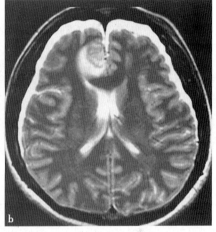

图 2-1-5 右侧额叶挫裂伤合并出血（MR 横断面）

a. T_1WI；b. T_2WI。显示右侧额叶 T_1WI 片状低信号，其内见高信号灶；T_2WI 呈混杂信号，周围可见水肿带

（3）MR：常随脑水肿、出血和脑挫裂伤的程度而异（图 2-1-5）。

1）脑水肿其 T_1 和 T_2 弛豫时间延长，T_1WI 为低信号，T_2WI 为高信号；

2）点片状出血与脑出血信号变化一致；

3）软化灶表现为 T_1 和 T_2 弛豫时间延长，伴有相邻部位脑萎缩。

2. 脑内血肿

【概述】

脑内血肿（intracerebral hematoma）系指脑实质内出血形成血肿，多由对冲性脑挫裂伤出血所致。血肿常见于额叶、颞叶或粉碎凹陷性骨折区的脑内，常伴发脑挫裂伤。血肿常较表浅，深部血管撕裂可形成深部血肿。

临床表现多数呈亚急性或慢性经过，表现为不同程度的意识障碍及神经系统体征。伤后病情进行性加重者，应考虑脑内血肿的可能。

【影像学表现】

（1）CT：

1）血肿为不规则的高密度肿块，CT 值 50～90Hu，周围有水肿及占位效应（图 2-1-6）。

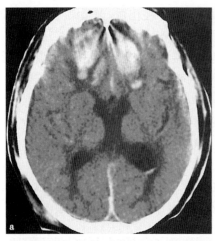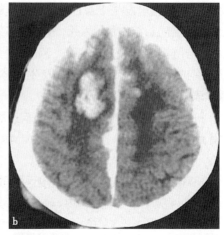

图 2-1-6　脑内血肿

a、b均为横断面CT双侧额顶叶可见片状高密度影,边界清晰,周围见低密度水肿带

2) 2～4周血肿可为等密度,超过4周可为低密度。

(2) MR 表现见本章基本病变影像学。

【鉴别诊断】

主要与高血压性脑出血鉴别。

3.硬膜下血肿

【概述】

颅内出血积聚于硬脑膜与蛛网膜之间称为硬膜下血肿(subdural hematoma)。

根据血肿形成时间可分为急性、亚急性和慢性硬膜下血肿三类。常无颅骨骨折或骨折仅位于暴力部位。

多由于桥静脉或静脉窦出血所致,好发于额、额颞部,血肿范围较广,形状多呈新月形或半月形,可掩盖整个大脑半球。

临床上,急性硬膜下血肿病程短,症状重且迅速恶化,很少有中间清醒期,局灶性体征和颅内压增高症状出现早,生命体征变化明显,较早出现脑疝与去大脑强直。亚急性硬膜下血肿症状出现较晚。慢性硬膜下血肿临床特点可有轻微头外伤史,经过至少3周以上时间逐渐出现颅内压增高症状,呈慢性过程。

【影像学表现】

(1) CT:

1) 急性硬膜下血肿常表现为颅板下方新月形高密度影;

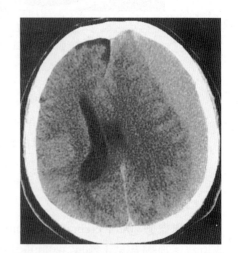

图 2-1-7　亚急性期硬膜下血肿(CT 横断面)显示左侧额颞枕叶颅板下新月形稍高密度影,边界清晰,中线向右侧移位

2) 亚急性和慢性硬膜下血肿,可表现为高、等、低或混合密度(图 2-1-7);

3) 血肿范围广泛,不受颅缝限制,占位征象显著;

4) 慢性硬膜下血肿还可以形成"盔甲脑",即大脑由广泛的钙化壳包绕。

（2）MR：形态与 CT 相似，信号改变随时间窗不同而异。

1）急性期信号变化多样复杂；

2）亚急性期 T_1WI 及 T_2WI 均可呈高信号；

3）慢性期 T_1WI 信号低于亚急性，但高于脑脊液，T_2WI 为高信号。

【鉴别诊断】

慢性或亚急性硬膜下血肿与硬膜下积液鉴别。

4. 硬膜外血肿

【概述】

颅内出血积聚于颅骨与硬膜之间，称为硬膜外血肿（epidural hematoma）。

多发生于头颅直接损伤部位，90% 患者伴有骨折，骨折线常越过脑膜中动脉或其分支，以动脉性出血为主。多数不伴有脑实质损伤。因硬膜与颅骨粘连紧密，血肿范围局限，呈双凸透镜形。

临床表现不尽一致，外伤后原发昏迷时间较短，可有中间清醒期及脑受压症状和体征。严重者出现脑疝。

【影像学表现】

（1）CT 和 MR 均有确诊意义，对慢性和亚急性期血肿的显示，MR 优于 CT。

（2）CT：

1）颅骨内板下双凸形高密度区，边界锐利，血肿范围一般不超过颅缝；

2）血肿密度多均匀，完全液化后呈低密度；

3）有占位效应；

4）血肿压迫邻近的脑血管，可出现脑水肿或脑梗死，表现为血肿邻近脑实质局限性低密度区；

5）骨窗可显示伴发的骨折。

（3）MR：显示血肿形态与 CT 显示相似，信号强度变化与血肿的时间窗及检查所用序列及磁场强度相关。

【鉴别诊断】

主要与硬膜下血肿鉴别。

（三）感染

1. 脑脓肿

【概述】

脑脓肿（brain abscess）幕上多见，颞叶居多，占幕上脓肿的 40%，也可见于额、顶、枕叶，小脑脓肿少见，偶见于垂体。

根据感染途径分为邻近感染向颅内蔓延；血源性感染；直接感染；隐源性感染。

脑脓肿分为急性脑炎期、化脓期、包膜形成期。

初期病人除原发感染症状外，一般都有急性全身感染症状。包膜形成以后，上述症状好转或消失，并逐渐出现颅内压增高和局部神经损害症状。以后可因脑疝形成或脓肿破溃而使病情突然恶化。

【影像学表现】

（1）影像学检查首选 MR 或增强 CT，平片诊断意义不大。

（2）X线：

1）耳源性脓肿可见中耳乳突炎表现，有时可见鼓室盖或乙状窦前壁骨破坏；

2）外伤性者可见颅骨骨髓炎，骨缺损或颅内异物。

（3）CT：

急性脑炎期：

1）边界不清的低密度区或不均匀的混合密度区；

2）有占位效应；

3）增强一般无强化，或斑点状强化。

化脓期和包膜形成期（图2-1-8）：

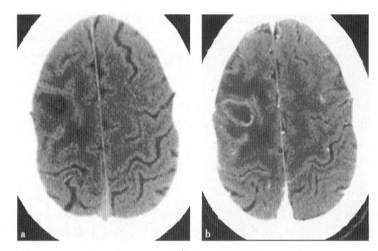

图2-1-8　脑脓肿（CT横断面）

a. 平扫；b. 增强。显示右额叶边界不清低密度区，环形强化，周边低密度水肿

1）圆形、椭圆形或不规则形病灶。

2）部分病灶内可见气液平面。

3）脓肿壁的密度与脑组织相等或略高，可以完整也可不完整。

4）化脓期环壁略厚而不均匀，外缘模糊。

5）包膜形成期，包膜完整、光滑、均匀、薄壁，明显强化；脓腔无强化。

（4）MR：

急性脑炎期：

1）病变范围小，位于皮层或皮髓质交界处，T_2WI呈略高信号；

2）进一步发展病变范围增大，T_1WI为低信号，T_2WI为高信号，占位效应明显。

化脓期和包膜形成期：

1）脓腔和其周围水肿T_1WI为低信号，T_2WI为高信号，无强化；

2）脓肿壁光滑、无结节，为等信号，显著强化；

3）多房脓肿，可形成壁结节假象，有些脓肿亦可形成花环状结构。

【鉴别诊断】

主要与转移瘤、胶质母细胞瘤、脑内血肿吸收期鉴别。

2．颅内结核性感染

【概述】

颅内结核（intracranial tuberculosis）是继发于肺结核或体内其他部位结核，经血行播散所致，常发生于儿童和青年人。可以是结核性脑膜炎、结核球或结核性脑脓肿，可单独发生，也可合并存在。

结核性脑膜炎典型体征为脑膜刺激征；颅压增高征象。结核球的表现与一般颅内占位表现相似，可有颅压增高及局灶定位体征。

【影像学表现】

（1）影像学检查首选增强 MR 或增强 CT。

（2）CT：

1）典型结核性脑膜炎平扫可见蛛网膜下腔密度增高，以鞍上池、外侧裂尤为明显；

2）出现脑水肿、脑积水和脑梗死；

3）后期病变可见点状钙化；

4）增强扫描可见形态不规则的脑膜增厚及明显强化，脑底部明显；

5）脑结核球，平扫为等密度、高密度或混合密度结节，结节内时有钙化，多为单发。周围有轻度水肿，有占位效应。

（3）MR：

1）以脑底部为重，视交叉池和桥前池结构分辨不清；

2）T_1WI 为等信号，T_2WI 为低信号或高信号；

3）增强后显示异常强化（图 2-1-9）；

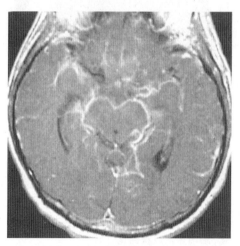

图 2-1-9　结核性脑膜炎（MR 增强 T_1WI）
脑膜弥漫性增厚强化，以鞍上池、外侧裂明显

4）结核球 T_1WI 信号低，包膜为等信号，T_2WI 多数信号不均匀，包膜信号可高。钙化在 T_1WI 和 T_2WI 均为低信号。

3．脑囊虫病

【概述】

脑囊虫病（cerebral cysticercosis）是最常见的脑寄生虫病。是猪绦虫囊尾蚴的脑内异位寄生。

根据病变的部位分为：脑实质型、脑室型、脑膜型和混合型。

多发生于脑实质，也可累及脑室或脑膜。数目不一，呈圆形，直径 4～5mm。死亡后为圆形钙化点。脑室囊虫病多见于第四脑室；脑膜囊虫病易阻塞脑脊液循环产生脑积水。

囊尾蚴进入脑内形成囊泡，囊泡内含有液体和白色头节，囊壁内层为虫体的体壁。虫体死亡，则由炎性细胞包裹，外层是肉芽肿，后期变成瘢痕，死亡虫体发生钙化。

临床表现：有意识及精神障碍，癫痫发作等，还可有高颅压、脑积水及强迫体位等。查体可见皮下结节，多位于头部及躯干部。囊虫补体结合试验可为阳性。

【影像学表现】

（1）影像学检查首选 MR 或 CT，同时需要增强检查。

（2）CT：

脑实质型（图 2-1-10）：

1）脑内散布多发性小囊，囊腔内可见致密小点（囊虫头节）。

2）囊壁和头节有轻度强化。

3）脑囊虫存活期水肿轻。

4）囊虫死亡时头节显示不清，周围水肿加剧，占位明显。

5）囊虫死亡后呈点状钙化。

6）如同时出现小囊和钙化，提示反复性脑囊虫感染。

7）不典型 CT 表现包括单个大囊、肉芽肿、脑炎或脑梗死。

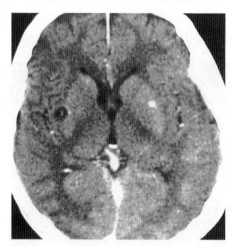

图 2-1-10 脑囊虫病（脑实质型）（CT 增强）
见右侧外囊区有一小囊，其内头节轻度强化，脑内多发点状钙化

脑室型和脑膜型：

1）局部脑室或脑池扩大。

2）脑池造影 CT 可显示圆形充盈缺损，合并脑积水。

（3）MR：

脑实质型：平扫可同时显示位于不同时期的猪囊尾蚴病灶。

1）存活期囊虫 T_1WI 为圆形或椭圆形低信号，T_2WI 为高信号，囊内可见等信号的点状头节，周围水肿轻或无水肿，增强囊壁呈环状强化，头节呈点状强化。

2）虫体变性、死亡,信号未变,但其形态不规则,头节影消失,周围水肿加重。增强呈环状强化。

3）囊尾蚴死亡、钙化,T_1WI 及 T_2WI 均呈点状低信号,周围无水肿区。

脑室型及脑膜型。

囊尾蚴 T_1WI 显示较好,可显示伴发的阻塞性或交通性脑积水征象。

【鉴别诊断】

需与多发转移瘤鉴别。

(四）脑血管病

1. 脑梗死

【概述】

脑梗死(infarct of brain)分为缺血性脑梗死、出血性脑梗死和腔隙性梗死。

缺血性脑梗死主要病因是动脉粥样硬化继发血栓形成,引起供血区脑组织坏死,病变部位和范围与闭塞血管供血区一致,以大脑中动脉最多见。临床表现依梗死区部位不同而异。常见偏瘫或偏身感觉障碍、偏盲、失语等,小脑或脑干梗死时有共济失调、吞咽困难、呛咳等症状。

腔隙性梗死(lacunar infarct):是脑深部髓质或穿支小动脉闭塞引起的较小面积的缺血性坏死。主要病因是高血压和脑动脉硬化,好发部位为基底节和丘脑区。腔隙灶直径多为 5～15mm。临床表现可有轻偏瘫,偏身感觉异常或障碍等局限性症状,梗死部位不同临床表现各异。

出血性脑梗死(hemorrhagic infarct):是缺血性脑梗死在发病 24～48 小时后可因再灌注而发生梗死区内出血。

【影像学表现】

(1)MR 显示早期脑梗死(<6 小时)、小病灶(<8mm)及幕下脑梗死等方面优于 CT,MR 为首选方法。

(2)CT:

缺血性脑梗死

急性期:

1）低密度灶。

2）病变部位和范围与闭塞血管供血区一致,皮髓质可同时受累。

3）多呈扇形,基底紧贴硬膜。

4）可有占位效应。

5）增强扫描可见脑回状强化。

亚急性期:

1）可出现"模糊效应",即 CT 平扫病灶为等密度,与正常脑实质不能分辨。

2）增强后可出现不均匀脑回状、条状、环状或结节状强化,均匀强化少见。

慢性期:

1）密度更低的囊腔。

2）局部可见脑萎缩表现。

腔隙性梗死表现为基底节区或丘脑区类圆形低密度灶,边界清楚,直径在 10～15mm,无明显占位表现,可多发。

出血性脑梗死表现为低密度灶内的高密度影。

（3）MR（图2-1-11）：

1）对脑梗死灶发现早、敏感性高。

2）表现为长 T_1、长 T_2 异常信号。

3）弥散成像和灌注成像可于梗死后更短时间内发现病灶。

4）后期表现为局灶脑萎缩和软化灶形成，T_1 与 T_2 显著延长，类似脑脊液信号。

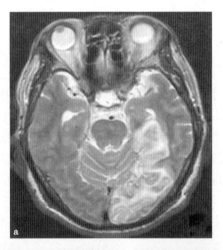

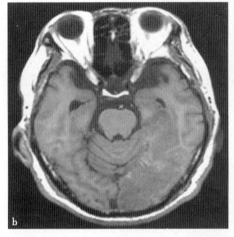
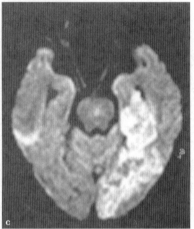

图2-1-11 早期脑梗死（MR 横断面）

a. T_2WI；b. T_1WI；c. DWI。显示左侧枕、颞叶见大片状长 T_1、长 T_2 信号影，边界模糊，DWI 显示为高信号

（4）DSA 仅用于拟行溶栓治疗的病例，而不作为常规检查方法。

【鉴别诊断】

需与病毒性脑炎、星形细胞瘤、转移瘤鉴别。

2. 脑出血

【概述】

脑出血（cerebral hemorrhage）常见于高血压性、动脉瘤破裂、脑血管畸形出血等。儿童或青壮年以血管畸形出血多见，中年以动脉瘤破裂出血多见，老年以高血压性出血最常见。

出血部位常见于壳核、外囊、丘脑、内囊等。可为浸润性出血,也可形成局限性血肿。

起病急骤,常有剧烈头痛,频繁呕吐,病情迅速恶化。根据出血部位、出血量可在数分钟至数小时内出现不同程度的意识障碍,一般在 24 小时内达到高峰。如脑出血破入脑室,或并发脑干出血,可转入深昏迷状态,伴明显生命体征改变。

根据临床表现常难与缺血性脑血管病相鉴别,诊断主要依靠影像学检查。

【影像学表现】

(1) CT(图 2-1-12):

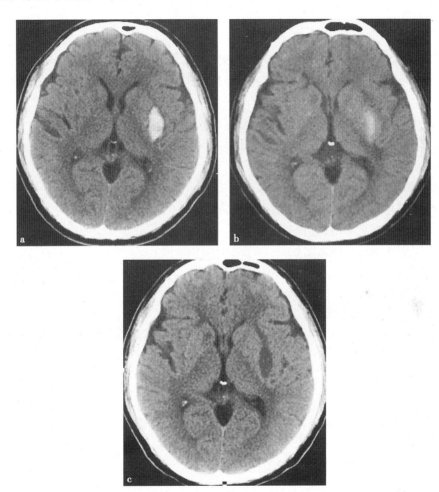

图 2-1-12 脑出血(CT 横断面)

a.急性期;b.吸收期;c.囊变期。显示左侧基底节区片状异常密度影,急性期为高密度,亚急性期密度减低,慢性期为低密度灶

急性期:

1)典型表现为脑实质高密度病灶,CT 值约 60~80Hu。

2)边界清楚、密度均匀。

3)有不同程度的占位效应,周边不同程度低密度水肿环绕。

4)如破入脑室可形成脑室铸型或沉积现象。

5)可有蛛网膜下腔、脑池(沟)内等密度或高密度影。

6）严重时形成脑疝。

吸收期：血肿边缘模糊，密度逐渐降低，周围水肿带增宽，占位效应减轻。

囊变期：血肿完全吸收，成为脑脊液密度的囊腔，无水肿带及占位效应。

（2）MR：

1）急性期（<3 天）血肿信号变化较复杂。

2）亚急性期（3～14 天）血肿 T_1WI 和 T_2WI 均为高信号。

3）慢性期（≥15 天）血肿呈长 T_1 和长 T_2 信号。

3．脑血管畸形

【概述】

脑血管畸形（vascular malformation）为先天性脑血管发育异常。

分为四种类型：动静脉畸形（AVM）、毛细血管扩张症、海绵状血管瘤和静脉畸形。其中 AVM 最多见。可发生于任何年龄。

AVM 由供血动脉、畸形血管团和引流静脉构成。

临床表现有出血、头痛和癫痫。还可有颅内压增高征象、颅内血管杂音、突眼、精神症状和脑神经症状等。

【影像学表现】

（1）DSA：是诊断 AVM 最可靠、最准确的方法。

1）动脉期可见粗细不等、迂曲的血管团。

2）有时可表现为网状或血窦状。

3）供血动脉增粗。

4）引流静脉早期显现。

（2）CT：

1）不规则混杂密度病灶，其中可有等或高密度点状、线状血管影以及高密度钙化和低密度软化灶。

2）无出血时病变周围无脑水肿，也无占位表现。

3）周围脑组织常有脑萎缩改变。

4）增强可见点、条状血管强化影，也可显示粗大引流血管。

（3）MR：

1）表现为毛线团状或蜂窝状血管流空影。

2）供血动脉及异常血管团在 T_1WI 和 T_2WI 均表现为低或无信号区。

3）引流静脉血流缓慢，T_1WI 为低信号，T_2WI 为高信号。

4）增强显示更清楚。

5）病变区可见到新鲜或陈旧的出血信号，周围脑组织萎缩。

6）MRA 可直接显示供血动脉、异常血管团、引流静脉（图 2-1-13）。

【鉴别诊断】

需与脑膜瘤鉴别。

4．颅内动脉瘤

【概述】

颅内动脉瘤（intracranial aneurysm）是指发生于颅内动脉的局灶性异常扩大。90% 起自颈

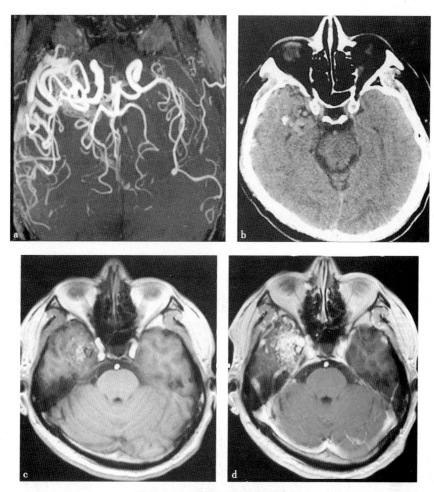

图 2-1-13 右侧颞叶动静脉畸形

a. MRA 见异常血管团及引流静脉；b. CT 平扫显示右侧颞叶密度轻度增高，其内见点状钙化；c. MR 平扫 T_1WI 同部位见无信号血管流空征象及点状高信号影，为血流缓慢的静脉显影；d. 增强后 T_1WI 见血管强化

内动脉系统，最常见起自前交通动脉、后交通动脉起始处及附近颈内动脉。

发病率约为 1%，可发生于任何年龄，以中年人多见。女性略多于男性，一半以上的自发性蛛网膜下腔出血是由于动脉瘤破裂所致。

根据动脉瘤的形态分为囊状和梭形动脉瘤。

绝大多数动脉瘤以蒂（或称瘤颈）与载瘤动脉相连。

未破裂时常无症状，或表现为癫痫、头痛、脑神经压迫症状等；破裂出血则出现蛛网膜下腔出血、脑内血肿等相应症状。

【影像学表现】

（1）DSA：

1）动脉瘤起源于动脉壁一侧，突出成囊状，形状多为圆形、卵圆形，亦可呈葫芦状或不规则形。

2）动脉造影不能显示完全血栓化的动脉瘤。

（2）CT 表现与是否有血栓形成相关。

无血栓动脉瘤：

1）圆形稍高密度影，边缘清楚。

2）增强有均匀强化。

部分血栓动脉瘤：

1）平扫有血流的部分密度稍高，而血栓部分为等密度。

2）增强后动脉瘤腔强化，血栓不强化，可呈半圆形、新月形或"靶形"征。

完全血栓动脉瘤：

1）平扫为等密度，其内可有点状钙化，瘤壁可有弧形钙化。

2）增强仅有囊壁环状强化。

（3）MR 表现与血流、血栓、钙化和含铁血黄素沉积有关。

1）无血栓动脉瘤，T_1WI 与 T_2WI 均为无信号或低信号（图 2-1-14）。

2）较大的动脉瘤，瘤内血流快的部分出现"流空效应"，血流慢的部分在 T_1WI 呈低信号或等信号，T_2WI 上为高信号。

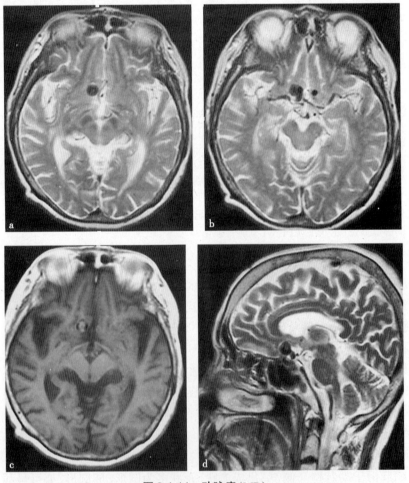

图 2-1-14　动脉瘤（MR）

a～c. 横断面 T_2WI、T_1WI；d. 矢状面 T_2WI。显示右颈内动脉前方见囊状膨大，其内见"流空效应"

3）动脉瘤内血栓，可为高、低、等或混杂信号。

4）MRA 显示为与载瘤动脉相连的囊状物，其大小约与 DSA 所示相仿。

【鉴别诊断】

鞍上动脉瘤需与脑膜瘤、下丘脑星形细胞瘤、垂体瘤、颅咽管瘤鉴别。

（五）肿瘤

1. 星形细胞瘤

【概述】

星形细胞瘤（astrocytoma）成人多发生于大脑，儿童多见于小脑；病理上分为Ⅳ级：Ⅰ级分化良好，呈良性，多局限于一侧大脑半球，位置较表浅；Ⅱ级呈良恶交界性肿瘤；Ⅲ、Ⅳ级分化不良，呈弥漫浸润生长为恶性，肿瘤血管形成不良，血脑屏障结构不完整，呈恶性，好发于大脑深部的脑白质和基底节区，可累及对侧。小脑星形细胞瘤多位于小脑半球，亦可位于蚓部，可突入第四脑室。

癫痫发作是最重要的临床表现，后期出现神经功能障碍和颅内压增高。

【影像学表现】

（1）CT 和 MR 对肿瘤定位准确性达 85.8% 以上；幕下肿瘤 MR 显示没有骨质伪影干扰，矢状面能清楚地分辨肿瘤与脑干的关系，优于 CT；X 线平片价值不大；要显示肿瘤与大血管的关系，可行 DSA 或 MRA。

（2）CT：

Ⅰ、Ⅱ级星形细胞瘤：

1）脑内均匀的低密度病灶，CT 值 20～25Hu。

2）大多数边界清楚，瘤周多不出现水肿。

3）增强无明显强化，或囊壁、囊内间隔轻微强化。

Ⅲ、Ⅳ级星形细胞瘤：

1）平扫密度不均匀，以低密度或等密度为主。

2）瘤内出血、坏死或囊变多见。

3）周围多有脑水肿。

4）呈明显不规则的环状或花环状强化，可见强化的瘤结节。

（3）MR（图 2-1-15）：

1）肿瘤 T_1WI 略低信号，T_2WI 明显高信号，有时与周围水肿带不能区别。

2）肿瘤信号均匀或不均匀，与其坏死、出血、囊变、钙化和肿瘤血管有关。

3）MR 表现在一定程度上提示肿瘤的恶性程度：良性星形细胞瘤边界清楚，信号均匀或呈混合信号，占位征象轻，瘤周可有水肿；恶性星形细胞瘤边界模糊，信号不均匀，常伴有坏死囊变，有中、重度水肿，占位征象明显，肿瘤出血多见。

【鉴别诊断】

主要与脑梗死、脑脓肿、转移瘤鉴别。

2. 脑膜瘤

【概述】

脑膜瘤（meningioma）为常见的颅内肿瘤，仅次于胶质瘤，来自蛛网膜粒细胞，与硬脑膜相连，其好发部位与蛛网膜粒的分布部位一致，最常见于矢状窦旁、大脑镰、脑凸面、嗅沟、鞍结

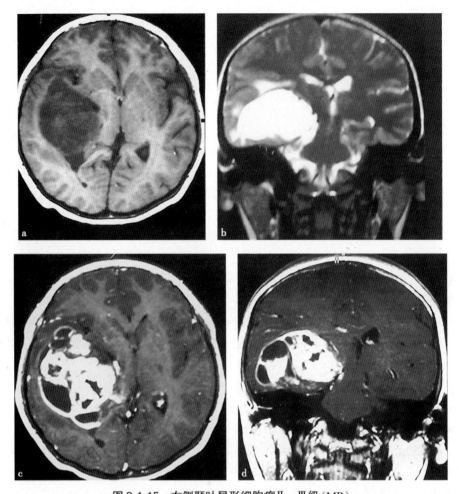

图 2-1-15　右侧颞叶星形细胞瘤Ⅱ～Ⅲ级（MR）
a. 横断面 T_1WI；b. 冠状面 T_2WI；c. 增强横断面 T_1WI；d. 增强冠状面 T_1WI。显示右侧颞叶不均匀长 T_1、长 T_2 信号，明显不均匀强化，侧脑室及中线结构受压移位

节、蝶骨嵴、三叉神经半月节等。肿瘤生长缓慢。

（1）多见于成年人，女性好发。

（2）多为单发，偶为多发。

（3）可与听神经瘤或神经纤维瘤并发。

（4）肿瘤有包膜，其内可有钙化或骨化，1.2%～2.2% 囊变、坏死和出血。一般不浸润脑实质，极少数可恶变成脑膜肉瘤。

（5）易引起颅骨增厚、破坏或变薄，甚至穿破颅骨向外生长，使头部局部隆起。

（6）临床上颅内压增高症状与局部定位体征出现较晚，且轻。

【影像学表现】

（1）显示肿瘤与相邻结构和大血管的关系、颅底扁平状脑膜瘤、枕骨大孔区脑膜瘤 MR 优于 CT；了解肿瘤血供及肿瘤与大血管的细致关系可作 MRA，也可作 DSA，但 DSA 更好。

（2）X 线：

1）常出现颅内压增高征象和松果体钙斑移位。

2）肿瘤钙化和血管压迹的增粗。

3）骨质变化包括增生、破坏或同时存在。

（3）CT（图2-1-16）：

1）肿瘤与颅骨或者硬脑膜呈宽基底相邻。

2）可有颅骨的增厚、破坏或变薄等脑外肿瘤的征象。

3）平扫大部分为高密度，密度均匀，边界清楚。

4）常有瘤内钙化，出血、坏死和囊变少见。

5）瘤周水肿轻或无，静脉或静脉窦受压时可出现中度水肿。

6）增强后肿瘤显著、均一强化，邻近脑膜增厚强化称为"脑膜尾"征。

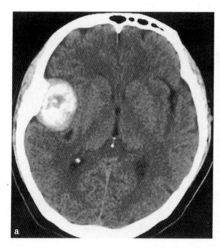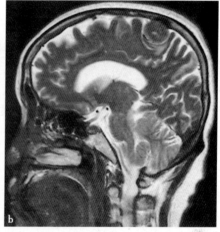

图 2-1-16　脑膜瘤（不同病例）

a. CT 增强扫描，显示右颞部颅板下类圆形团块影，明显强化，肿块广基于颅板，与脑膜相连，邻近脑池、脑回受压，颅板增厚；b. MR 矢状面 T_2WI 显示顶部颅板下类圆形等信号团块影，邻近脑组织受压

（4）MR（图2-1-16）：

1）T_1WI 多为等信号，少数为低信号；T_2WI 为高信号或低信号。

2）瘤内信号不均匀，表现为颗粒状、斑点状低信号。

3）肿瘤周围可见低信号环围绕，是由周围的小血管、薄层脑脊液、神经胶质及萎缩的皮层构成。

4）侵及颅骨时颅骨结构消失，骨结构不规则。

5）增强肿瘤明显均一强化，有脑膜尾征。

【鉴别诊断】

需与胶质瘤、转移瘤鉴别。

3．垂体腺瘤

【概述】

垂体瘤（pituitary tumor）属脑外肿瘤，包膜完整，与周围组织界限清楚，向上生长突破鞍隔侵及鞍上池。发生于成年人，男女发病相等，但泌乳素瘤多为女性。肿瘤常发生卒中。

肿瘤分为有分泌激素功能和无分泌激素功能两类。

肿块直径≤10mm 为微腺瘤。

临床上可有分泌亢进的症状：泌乳素腺瘤出现闭经泌乳，生长激素腺瘤出现肢端肥大、巨人症，促肾上腺皮质激素腺瘤出现 Cushing 综合征等。

【影像学表现】

（1）CT 和 MR 对垂体腺瘤的定位和定性诊断价值均高，微腺瘤的诊断主要靠 MR，显示肿瘤与大血管和相邻结构的关系，MR 优于 CT。

（2）X 线：临床已较少应用，可表现为：

1）蝶鞍扩大。

2）前后床突骨质吸收破坏。

3）鞍底下陷。

4）部分病例可见颅高压征象。

（3）CT：需行薄层扫描，冠状面及矢状面观察有重要意义，均需增强检查。

大垂体腺瘤：

1）为鞍区肿瘤，呈圆形，分叶或不规则形。

2）平扫可为等密度、略高密度、低密度或囊变，卒中时出现高密度影。

3）向上可压迫室间孔，向两侧压迫海绵窦并推移或包裹颈内动脉，向后可压迫脑干，向下可突入蝶窦。

4）增强后明显强化。

微腺瘤：

垂体高度异常、内密度改变、垂体上缘膨隆、柄偏移、鞍底骨质改变。

（4）MR：

垂体大腺瘤（图 2-1-17）：

1）鞍内肿瘤，信号强度与脑灰质相似或略低。

2）肿瘤可出现坏死囊变或出血。

3）肿瘤向鞍隔上生长，冠状面呈"束腰征"。

4）鞍上池亦可受压变形、闭塞。

微腺瘤：

1）垂体内占位直径小于 1cm。

2）T_1WI 呈低信号，T_2WI 呈高信号或等信号。

3）增强后肿瘤信号早期低于垂体，后期高于垂体。

4）余与 CT 所见相同。

【鉴别诊断】

主要与鞍区动脉瘤、脑膜瘤、颅咽管瘤鉴别。

4. 颅咽管瘤

【概述】

颅咽管瘤（craniopharyngioma）是颅内常见肿瘤，常见于儿童，大多在 20 岁以前发病，也可发生于 50 岁左右的成人。一般认为起源于颅咽管在退化过程中的残留上皮细胞，或由垂体腺细胞的鳞状上皮化生而来，以鞍上区多见。

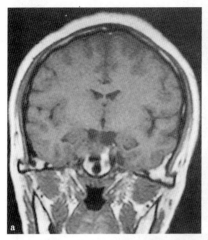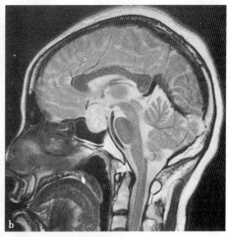

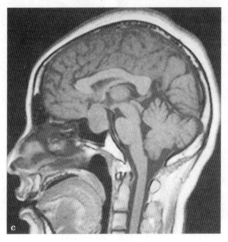

图 2-1-17 垂体瘤（MR）

a. 冠状面 T_1WI；b. 矢状面 T_2WI；c. 矢状面 T_1WI。显示鞍内略长 T_2、等 T_1 肿块，其内见点状囊变区，向蝶鞍上方突出，鞍底下陷

肿瘤分为囊性、囊实性和实性，钙化常见。

临床表现　儿童以发育障碍，颅压增高为主；成人以视力、视野障碍，精神异常及垂体功能低下为主。

【影像学表现】

（1）CT：

1）平扫肿瘤以囊性和部分囊性为多，圆形或类圆形，少数呈分叶状。

2）在实体部分与囊壁可出现钙化，可为壳状、点状、不规则形或团块钙化。

3）增强肿瘤实性部分及囊壁强化。

4）一般无脑水肿，可出现脑积水。

（2）MR：该瘤表现变化多样（图 2-1-18）

1）T_1WI 信号不一，T_2WI 以高信号多见。

2）增强后肿瘤实质部分呈均匀或不均匀增强，囊性部分呈边缘增强。

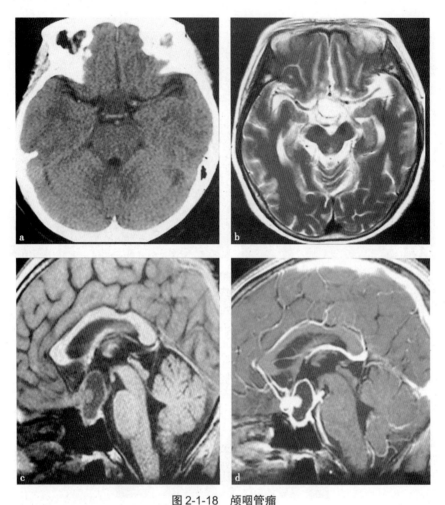

图 2-1-18 颅咽管瘤

a. CT 平扫鞍区类圆形低密度病变；b、c. MR 平扫鞍上池囊实性病变；d. 增强病变实性部分及囊壁强化

5. 听神经瘤

【概述】

听神经瘤（acoustic neurinoma）是脑神经瘤中最常见的一种，是成人常见的颅后窝肿瘤。男性多见，好发于中年人。多起源于前庭神经。为良性肿瘤，有完整包膜。早期位于内听道，以后发展长入桥小脑角。多为单侧，累及两侧提示神经纤维瘤病Ⅱ型。

临床主要表现为桥小脑角综合征，即病侧听神经、面神经和三叉神经受损以及小脑症状。

【影像学表现】

（1）X 线：内听道或内听道口的扩大和邻近骨质破坏。

（2）CT：需要行增强 CT，并结合骨窗观察，脑池造影 CT 可发现内听道内的小肿瘤。

1）肿瘤居岩骨后缘，以内听道为中心，多数与岩骨后缘相交呈锐角。

2）多为类圆形，少数为半月形。

3）等密度为主，较大时可囊变。

4）肿瘤周围水肿轻。

5）小脑桥脑角（cerebellopontine angle，CPA）池闭塞，而相邻脑池扩大。

6）内听道漏斗状扩大，脑干、小脑、第四脑室受压表现。

7）增强后肿瘤显著强化，有囊变、坏死时强化不均匀。

（3）MR：薄层重 T_2WI 及增强扫描有利于发现小听神经瘤。

1）桥小脑角区肿瘤，信号多不均匀，有囊变区。

2）增强后肿瘤实性部分明显强化，肿瘤显示更为清楚（图2-1-19）。

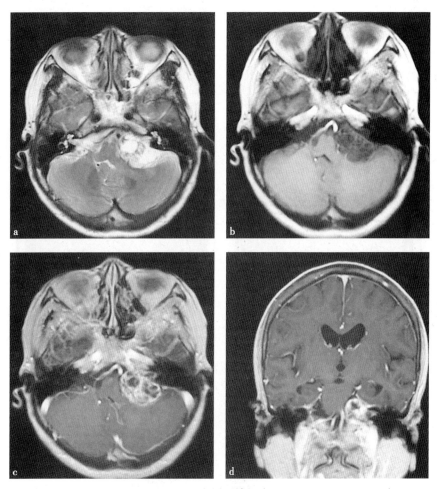

图2-1-19 左侧听神经瘤（MR）

a. T_2WI；b. T_1WI。显示左侧桥小脑角区见不规则长 T_1 混杂长 T_2 肿块，边界清晰，
侵入内听道；c. 增强横断面 T_1WI；d. 增强冠状面 T_1WI 肿块不均匀强化

【鉴别诊断】

主要与表皮样囊肿、三叉神经瘤、脑膜瘤鉴别。

6. 脑转移瘤

【概述】

脑转移瘤（metastatic tumor of the brain）：脑转移瘤较常见，多见于40～60岁。肿瘤发生脑转移的几率由多到少依次为：肺癌、乳腺癌、胃癌、结肠癌、肾癌、甲状腺癌等，部分查不到原发瘤。以幕上多见，多为多发，位于皮质髓质交界区。肿瘤周围水肿明显。以血行转移最多见。

临床常出现颅高压的症状。

【影像学表现】

（1）CT：

1）肿瘤密度不等，为多发病灶。

2）有比较明显的低密度脑水肿征象，小肿瘤大水肿为转移瘤的特征。

3）增强后多为环形或结节状强化。

4）癌性脑膜炎可见脑膜、室管膜或小脑幕线性强化。

5）黑色素瘤及绒毛膜癌转移瘤常见出血。

（2）MR：一般需双倍剂量增强，可以发现小的转移灶或软脑膜转移（图2-1-20）。

1）肿瘤在 T_1WI 为低信号，T_2WI 为高信号，信号变化较多。

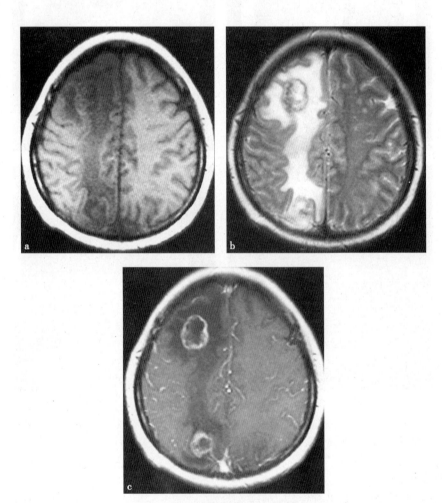

图 2-1-20　脑转移瘤（MR 横断面）

a. T_1WI；b. T_2WI；c. 增强 T_1WI。显示右侧额顶叶及枕叶见多发类圆形略长 T_1、混杂略长 T_2 信号影，边界清晰，周围可见广泛水肿带，呈环形强化

2）肿瘤周围水肿广泛，占位效应明显。

3）肿瘤有明显强化，强化方式多种多样。

【鉴别诊断】

主要与感染性肉芽肿、胶质瘤鉴别。

第二节　脊　　髓

一、检 查 技 术

（一）X线检查

正侧位片对脊髓疾病诊断意义不大。

椎管造影通过腰穿将对比剂注入椎管内，可观察对比剂在椎管内的充盈及流通情况，主要用于椎管内占位性病变和蛛网膜粘连的诊断。

（二）CT检查

椎体和椎管病变，层厚8～10mm连续扫描病变区。

椎管内病变，可行CT椎管造影，椎管内注射对比剂5～10ml，以5～10mm层厚连续扫描病变区。

椎管内血管性病变或肿瘤，需增强扫描。

（三）MR检查

是脊髓最准确的影像检查方法。以矢状面为主，辅以横断面和冠状面，可全面了解脊髓及其邻近解剖，发现病变并确定病变与周围组织的关系。常规采用FSE T_1WI 和 T_2WI，必要时增强扫描。

二、影 像 解 剖

（一）X线

1. 平片用于观察骨质变化、椎管宽径、椎弓根形态及间距、椎间孔的大小和椎管内钙化等变化。

2. 脊髓造影对比剂位于蛛网膜下腔，呈柱状致密影，在颈、腰膨大处稍宽，两侧对称，其中可以见到透亮的脊髓影。对比剂对应椎间孔处有近似三角形的外突致密影为神经根鞘，其中可见条形透亮影为神经根。侧位椎管前缘对应椎间隙处呈浅弧形压迹，深度小于2mm，后缘多平滑。

（二）CT

1. 椎体上部层面中央为椎体，椎体两侧后方为椎弓根及椎小关节。

2. 椎体中央层面该层面显示椎体后缘、横突、椎弓根及棘突，上述结构围成一个完整的骨环即椎管。椎体静脉从后方正中进入椎体，向前行走发出分支呈"Y"形达椎体前外方骨皮质，易被勿认为骨折。侧隐窝前后径不小于3mm。

3. 椎体下部层面相当于椎间孔的上部，可显示椎间孔及其内通过的脊神经和周围脂肪组织。

4. 椎间盘层面椎间盘呈软组织密度，范围不超过椎体边缘，椎间盘背侧显示椎间小关节；

黄韧带位于椎弓板和小关节突的内侧面，厚度为2～4mm，超过5mm为黄韧带肥厚。

（三）MR

1．脊椎MR以正中矢状面显示较好。

2．脊髓呈中等信号，位于椎管中心。

3．脊髓前后方为呈脑脊液信号的蛛网膜下腔，信号均匀，边缘清晰光整。

4．旁正中矢状面椎间孔脂肪呈高信号，其内圆形低信号影为神经根。

5．椎体呈方形或长方形中等信号，信号均匀，也可有较高信号区（代表黄骨髓部分），骨皮质信号较低，椎弓根因骨髓腔含有较多黄骨髓而呈较高信号。

三、基本病变影像表现

（一）脊髓改变

脊髓的改变主要表现为形态、密度或信号的异常。

1．脊髓受压、变形见于椎间盘突出、膨出、椎管内骨碎片或椎管内髓外肿瘤的压迫等。

2．脊髓局限性肿胀可见于炎症、损伤的早期、髓内肿瘤、血管畸形等。

3．脊髓萎缩多见于各种损伤的后期。

4．脊髓密度或信号异常见于脊髓的挫伤、炎症、肿瘤，表现为密度减低或长 T_1、长 T_2 信号。

5．脊髓空洞为慢性脊髓退变，可为先天性或继发于外伤、感染和肿瘤，包括中央管扩张积水和脊髓空洞形成两型。呈条状长 T_1、长 T_2 信号。

（二）蛛网膜下腔改变

蛛网膜下腔可表现为局限性扩大、狭窄或截断，分别见于蛛网膜粘连、髓外硬膜下肿瘤、硬膜外肿瘤或椎间盘病变与脊椎外伤。

（三）血管改变

常见的为脊髓动静脉畸形或瘘，可显示供血动脉、血管巢及引流静脉。CT脊髓造影（CT myelography，CTM）可见硬膜囊内近边缘小切迹状或小圆形充盈缺损；增强CT可见明显强化。MR可显示流空的畸形血管，还可显示病灶内的出血及受累脊髓萎缩、缺血性变化。

（四）骨质改变

脊柱骨结构断离、破坏、增生或压迫吸收、变形等改变。在骨质结构的显示上CT优于MR。

四、常见疾病影像诊断

（一）脊髓血管畸形

【概述】

脊髓血管畸形（vascular malformations of the spine）是指脊髓血管先天发育异常而形成的一类疾病。可发生于脊髓各个节段，脊髓内外可同时受累，颈胸段血管畸形以硬膜内血管畸形为主，腰段则多位于硬膜外。

根据异常血管的形态和结构分为四型：①动静脉畸形：最为常见，由供血动脉、畸形血管团和引流静脉构成，动静脉之间直接短路相交通；②静脉畸形：由曲张集合的静脉团组成，常伴有血栓形成；③动脉畸形：由多条动脉聚集而成，常位于脊髓表面；④毛细血管扩张症：由大小不一的扩张的毛细血管组成，多位于脊髓后索，血管破裂出血可形成脊髓内血肿。

【影像学表现】

（1）MR 及 MR 脊髓血管造影操作简便易行、安全、无痛苦，既能显示畸形血管、又可显示脊髓水肿或变性萎缩，诊断效果优于 CT 和 DSA。

（2）脊髓 DSA：

1）直接观察到畸形血管的部位和范围。

2）确定供血动脉的来源。

3）判断畸形血管和脊髓的关系。

（3）CT：

1）平扫可见病变脊髓局限增粗，有时在其表面可见到斑点状钙化。

2）增强后脊髓内或其表面可见到异常强化、扩张的血管，呈迂曲或团块状分布，多位于脊髓背外侧，其周围有时可见粗大的供血动脉及引流静脉。

3）颈胸段病变范围较大，腰段多较局限。

4）可有脊髓萎缩性改变。

5）CTM 表现为脊髓横径增宽，脊髓表面点、条状充盈缺损。

（4）MR（图 2-2-1）：

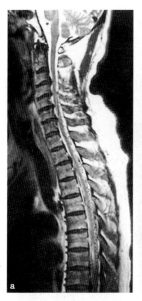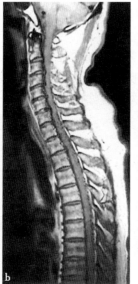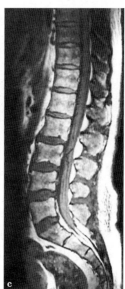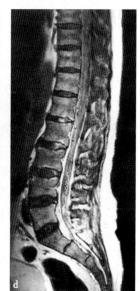

图 2-2-1　脊髓血管畸形（MR）
a. 颈胸段 T_2WI；b. 颈胸段 T_1WI；c. 腰椎 T_1WI；d. 腰椎 T_2WI。显示脊髓增粗，其内可见流空血管，范围较广泛，累及颈胸腰段

1）病变部位脊髓局限膨大，在脊髓实质内见到异常血管团。

2）畸形血管内血流较快，T_1WI 和 T_2WI 均呈流空信号。

3）伴有出血时信号变化同颅内血肿，供血动脉和引流静脉流空征象不明显。

4）伴有血栓形成时，由于血流缓慢则呈高信号团块影。

5）畸形血管明显强化，增强有利于发现小的畸形血管团及其供血动脉和引流静脉。

（二）脊髓外伤

【概述】

脊髓外伤是一种严重损伤，主要原因有车祸、工伤、运动及火器伤。

按轻重程度分为：脊髓震荡、脊髓挫裂伤、脊髓压迫或横断、椎管内血肿。

脊髓震荡属最轻的类型，为短暂的脊髓功能受抑制，脊髓形态一般正常，表现为损伤水平以下功能丧失，肢体呈弛缓性瘫痪，感觉、反射和括约肌功能全部丧失，两周内脊髓功能逐渐恢复正常。

脊髓挫裂伤或断裂常伴有较严重的脊柱骨折和脱位，脊髓内可见点片状或局灶出血，常合并水肿、液化坏死及蛛网膜下腔出血，病变可向上下波及数个节段，严重者脊髓可呈部分或完全断裂。临床上表现为截瘫。

【影像学表现】

（1）对脊髓受压、椎间盘损伤、髓内病变和椎管内出血方面 MR 明显优于 X 线和 CT。

（2）X 线：

1）平片可观察椎体及其附件有无骨折或脱位、椎管内有无碎骨片。

2）脊髓造影可以观察到硬膜囊撕裂的部位、范围和脊髓受压的程度。

（3）CT 主要用于发现椎体及附件骨折，关节突绞锁。

1）脊髓震荡伤病人多无阳性发现。

2）脊髓挫裂伤表现为脊髓外形膨大、边缘模糊，其内密度不均，有时可见点状高密度区，髓外血肿常使相应脊髓受压移位。

3）脊髓压迫在横断面常规扫描显示欠佳，需行三维重建和 CTM。

4）CTM 对诊断神经根撕脱和脊髓横断损伤意义较大；硬膜囊撕裂时边缘模糊不清，严重者可见对比剂溢出至周围软组织中；后者表现为脊髓结构紊乱，高密度对比剂充满整个椎管。

（4）MR（图 2-2-2）：

1）脊髓挫裂伤 T_1WI 脊髓膨大，信号不均，可见低信号水肿区，T_2WI 均可见不均匀高信号。

2）合并出血时，外伤不同时期可见不同的血肿信号改变。

3）脊髓横断时可清晰观察到脊髓横断的部位、形态以及脊柱的损伤改变。T_2WI 不需使用对比剂就能直接观察到神经根撕脱和硬膜囊撕裂。

（三）椎管内肿瘤

椎管内肿瘤可发生在各个节段，按生长部位可分为脊髓内、脊髓外硬脊膜内和硬膜外三种，以脊髓外硬膜内肿瘤最为常见。对椎管内肿瘤的定位和定性诊断 MR 是最佳的影像学方法。

1. 室管膜瘤

【概述】

室管膜瘤（ependymoma）是成人最常见的髓内肿瘤，占髓内肿瘤的 60%。起源于中央管的室管膜细胞或终丝等部

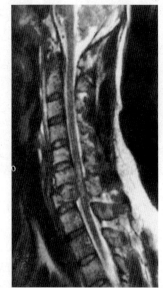

图 2-2-2　C_7 水平脊髓挫裂伤（MR）
矢状面 T_2WI 示 C_6、C_7 水平脊髓增粗，其内见斑片状高信号影，同时见 C_7 椎体骨折

位的室管膜残留物,可发生于脊髓各段,好发部位是腰骶段、脊髓圆锥和终丝。肿瘤生长缓慢,易发生囊变,囊腔可与蛛网膜下腔相通。多见于30~70岁,男性略多于女性。

【影像学表现】

(1) CT:

1) 脊髓密度减低,外形呈不规则膨大。

2) 边界模糊,与正常脊髓分界欠清,囊变较常见。

3) 肿瘤实质部分强化,囊变部分无强化。

4) 钙化比较少见。

5) 肿瘤增大可引起椎管扩大。

6) CTM可见蛛网膜下腔变窄、闭塞、移位。

(2) MR(图2-2-3):

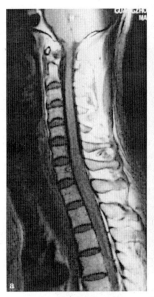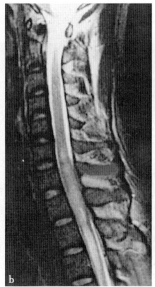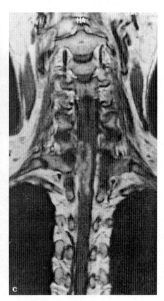

图 2-2-3 脊髓室管膜瘤(MR)

a. 矢状面 T_1WI;b. 矢状面 T_2WI;c. 冠状面增强后 T_1WI,C_6、C_7 水平颈髓膨大可见长 T_1、长 T_2 信号,呈不均匀强化,相应节段蛛网膜下腔狭窄

1) 肿瘤 T_1WI 呈均匀性低信号,囊变时信号不均匀。

2) T_2WI 肿瘤信号增高,难以与水肿区分。

3) 肿瘤呈均匀强化,水肿及囊变区无强化。

4) 肿瘤残留或复发时明显强化,手术后改变引起的对比增强应在2~3个月后消退。

5) 增强扫描能发现未引起脊髓形态变化的小肿瘤。

【鉴别诊断】

需与脊髓星形细胞瘤鉴别。

2. 神经鞘瘤

【概述】

神经鞘瘤为最常见的椎管内脊髓外肿瘤,占椎管内肿瘤的29%,起源于神经鞘膜的施万细胞（Schwann cell），故又称施万细胞瘤（schwannoma）。可发生于脊髓的各个节段，以颈、胸段略多，呈孤立结节状，有完整包膜，常与脊神经根相连，与脊髓多无明显粘连。脊髓常有明显压迹，并伴有水肿、软化等。肿瘤可发生囊变，延及硬膜内外的肿瘤常呈典型的哑铃状，并使相应神经孔扩大。常见于20～40岁，无性别差异。

【影像学表现】

（1）CT：

1）肿瘤呈圆形或哑铃形实性或囊实性肿块，密度较脊髓略高，脊髓受压移位。

2）增强扫描实质部分中等强化。

3）椎弓根间距或神经孔扩大，椎管扩大。

4）CTM可清楚显示肿瘤阻塞蛛网膜下腔的部位，肿瘤与脊髓的分界以及脊髓移位情况，肿瘤阻塞部位上下方间隙常扩大。

（2）MR（图2-2-4）：

1）肿瘤实质部分 T_1WI 呈等于或略高于脊髓的信号，边缘光滑，常较局限；

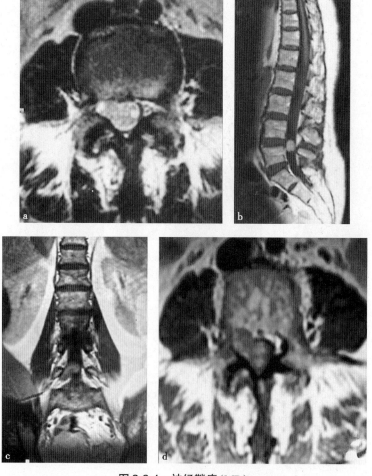

图2-2-4 神经鞘瘤（MR）

a. 横断面 T_2WI 肿块呈略高信号；b. 矢状面 T_1WI L_4、L_5 椎间盘水平椎管内 T_1 等信号肿块，边界清晰；c. 冠状面 T_1WI 见肿瘤沿椎间孔向椎管外突出；d. 横断面 T_1WI 见马尾及神经根受压移位

2）肿瘤 T_2WI 呈高信号；

3）肿瘤常位于脊髓背侧，脊髓受压移位，肿瘤同侧蛛网膜下腔扩大；

4）增强扫描肿瘤明显强化，肿瘤的边界更加清楚锐利，与脊髓分界清楚；

5）有时见肿瘤穿出神经孔的方向和哑铃状肿块。

学习小结

颅脑外伤、脑肿瘤、脑血管病的 CT 及 MR 表现。

椎管内肿瘤的影像学表现。

（韩鸿宾 耿左军）

第 三 章

头 颈 部

学习目标 ▮▮▮

　　1. 掌握　头颈部各个解剖部分的基本病变的影像学表现；头颈部常见疾病的影像学表现。

　　2. 熟悉　影像检查方法的选择；各种检查方法的优缺点和适用范围。

　　3. 了解　头颈部正常 CT、MR 表现。

　　头颈部影像学所研究的内容涵盖自颅底至胸廓入口的各种疾病的影像检查技术、正常和基本病变的影像学表现、疾病的影像诊断与鉴别诊断及其相关的介入治疗。主要内容包括眼和眼眶影像、颞骨（耳部）影像、鼻和鼻窦影像、咽喉部影像及颈部影像。目前 CT、MR 已成为头颈部影像学常规检查技术。

第一节　眼 和 眼 眶

　　眼眶由额骨、筛骨、蝶骨、腭骨、泪骨、上颌骨和颧骨组成。眶内容物包括眼球、眼外肌、视神经、泪腺、眼眶血管神经以及眶内脂肪等。眼眶通过视神经管及眶上裂与颅中窝相通，通过眶下裂与翼腭窝相通，通过泪囊、鼻泪管与鼻腔相通，眼眶与鼻窦相邻，故而颅底、眼眶、鼻窦病变可相互沟通、侵犯。影像学检查可以明确病变累及部位和范围。

一、检 查 技 术

（一）X 线检查

已较少使用。

（二）CT 检查

　　采用螺旋 CT 扫描，进行任意平面重组，用于观察眼球及眼眶软组织病变，必要时可行 CT 增强扫描；对于外伤性病变，需要观察及判断有无眶壁骨折及视神经管骨折，应采用高分辨力扫描技术，层厚 1～2mm，骨算法重建。

（三）MR 检查

一般应用头颅线圈，需详细观察眼球病变时可采用眼表面线圈。常规行横断面、冠状面、斜矢状面。脂肪抑制技术有利于对眶内球后病变的观察，增强及动态增强扫描有助于判断病变血供情况及鉴别良恶性。

（四）超声检查

眼部超声检查是观察球壁及球内病变的首选方法，对于球后较深部的病变不及 CT 及 MR。

二、影像解剖

（一）CT

眼眶壁呈骨性高密度，视神经、眼外肌和泪腺呈等密度，眶内脂肪呈明显低密度，CT 值约为 −30～−100Hu；眼球壁呈等密度，晶状体呈高密度，前房、后房和玻璃体呈液性低密度，CT值约为 10～20Hu（图 3-1-1）。

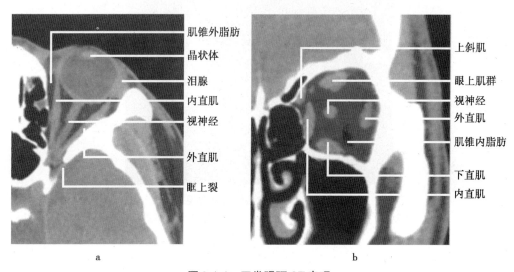

图 3-1-1 正常眼眶 CT 表现
a. 横断面；b. 冠状面

（二）MR

T_1WI 表现：视神经、眼外肌和泪腺呈等信号，眶内脂肪呈高信号，眼球壁呈等信号，晶状体周边呈略高信号，中央呈低信号，前房、后房和玻璃体呈低信号（图 3-1-2）；T_2WI 表现：视神经、眼外肌呈略低信号，泪腺呈等信号，眶内脂肪呈高信号，眼球壁、晶状体呈低信号，前房、后房和玻璃体呈高信号。

（三）超声

眼球前壁及角膜为半圆形细带状回声，后壁呈强回声弧形光带，晶状体壁呈弧形光带，内部无回声，玻璃体呈均匀暗区；眼外肌为弱回声，视神经为边界清楚的弱或无回声区；球后脂肪为强回声光团（图 3-1-3）。

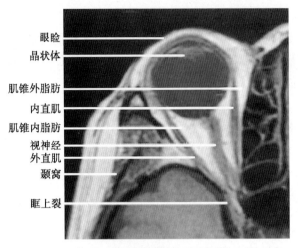

眼睑
晶状体

肌锥外脂肪
内直肌
肌锥内脂肪
视神经
外直肌
颞窝

眶上裂

图 3-1-2　正常眼眶 T₁WI 表现

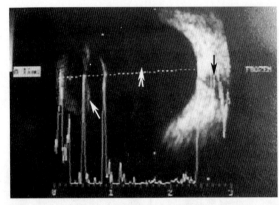

图 3-1-3　正常眼眶超声表现

晶状体（白箭）、玻璃体腔（白尾箭）、球后组织和视神经（黑箭）

三、基本病变影像表现

（一）眼眶

1. 眼外肌　①肌腹增粗，见于 Graves 眼病和眼眶骨折后改变等；②肌腹和肌腱均增粗，见于炎性假瘤、淋巴瘤和颈动脉海绵窦瘘等；③眼外肌呈结节状增粗，见于转移瘤等；④变细，见于眼运动神经麻痹或发育不良。

2. 肿块　①圆形或椭圆形肿块，常见于皮样囊肿、海绵状血管瘤、泪腺良性混合瘤和神经鞘瘤等；②不规则肿块，常见于淋巴管瘤、神经纤维瘤、转移瘤、横纹肌肉瘤和泪腺恶性上皮性肿瘤等。

3. 视神经可呈梭形、球形增粗，见于视神经鞘脑膜瘤、视神经胶质瘤、视神经转移瘤和视网膜母细胞瘤视神经侵犯等。

4. 泪腺增大　①形态不规则，常见于炎性假瘤、淋巴瘤和部分泪腺恶性上皮性肿瘤等；②圆形或椭圆形肿块，常见于泪腺良性混合瘤和部分泪腺恶性上皮性肿瘤等。

5. 钙化 常见于静脉性血管瘤、视神经鞘脑膜瘤等。

6. 骨质改变 ①骨皮质连续性中断和(或)移位,常见于眼眶骨折和先天缺损等;②骨质破坏,常见于转移瘤、泪腺恶性上皮性肿瘤、朗格汉斯细胞组织细胞增生症和部分横纹肌肉瘤等;③骨质受压凹陷或部分骨质缺损但边缘规则,常见于泪腺良性混合瘤、肌锥外间隙的神经鞘瘤和海绵状血管瘤等;④骨质增生,常见于脑膜瘤等;⑤骨质增厚呈毛玻璃样改变,主要见于骨纤维异常增殖症等。

7. "扩散型"强化(progressive enhancement pattern) 注射对比剂后肿块内开始为点片状强化,随时间延长,强化范围逐渐增大,最后全部强化;为海绵状血管瘤的特异性征象,MR 动态增强扫描显示此征象最可靠。

8. 双轨征(tram-track sign) 增强扫描表现为肿块明显强化而中央视神经不强化,常见于视神经鞘脑膜瘤;采用脂肪抑制后的增强 T_1WI 显示最佳。

(二)眼球

1. 球壁增厚 ①局限性增厚,常见于脉络膜血管瘤、较小的视网膜母细胞瘤或葡萄膜黑色素瘤、转移瘤等肿瘤;②弥漫性增厚,常见于炎症等。

2. 球内异常密度或信号影 ①新月形或"V"形异常密度或信号影,常见于视网膜脱离等;②弥漫性异常密度或信号影,常见于玻璃体出血等;③肿块,常见于视网膜母细胞瘤和葡萄膜黑色素瘤等各种肿瘤;④钙化,常见于视网膜母细胞瘤和各种眼球病变的晚期改变等。

3. 大小异常 ①小眼球,常见于先天性小眼球、永存原始玻璃体增殖症和视乳头缺损等;②大眼球,常见于神经纤维病Ⅰ型、青光眼和近视眼等。

四、常见疾病影像诊断

(一)眼眶骨折

【概述】

眼眶骨折(orbital fracture)通常由眶面部外伤所致。薄层多体位骨算法重组的 CT 显示眼眶骨折最佳。

【影像学表现】

1. 眶壁的骨质连续性中断、粉碎或移位。

2. 骨折周围软组织改变包括 ①眼外肌增粗、移位或嵌顿;②眶内容脱出或血肿形成;③玻璃体出血和(或)晶状体脱位(图3-1-4)。

(二)甲状腺相关性眼眶病

【概述】

甲状腺相关性眼眶病(thyroid associated orbitopathy,TAO),又称为 Graves 眼病和内分泌性眼病,是眼球突出的常见病因。TAO 为自身免疫性炎症,常见于 30～50 岁,女性多于男性。常伴有甲状腺功能亢进。

【影像学表现】

1. 眼外肌增粗 ①表现为单侧或双侧眼外肌增粗,双侧多见(图3-1-5);②眼外肌增粗主要为肌腹增粗而肌腱不增粗;③可累及多条眼外肌,常同时累及下直肌、内直肌和上直肌。

2. CT 增粗的眼外肌呈等密度。

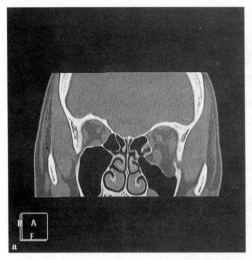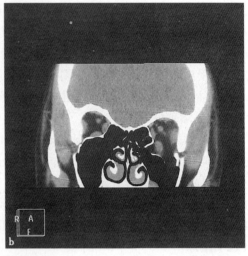

图 3-1-4 眼眶骨折

a. 冠状面 CT 骨窗示左侧眼眶下壁骨质连续性中断；b. 冠状面 CT 软组织窗示左侧下直肌增粗并
向下移位

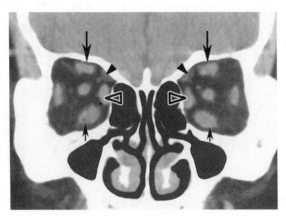

图 3-1-5 甲状腺相关性眼眶病

冠状面 CT 显示双侧下直肌（小箭）、内直肌（大箭头）、
上直肌群（大箭）和上斜肌（小箭头）增粗

3. MR ①急性期为水肿，呈长 T_1 长 T_2 信号影；②晚期为纤维化，T_1WI 和 T_2WI 上均呈
低信号；③ STIR 或脂肪抑制后 T_2WI 信号反映 TAO 是否为活动性病变，呈高信号代表为活动
性病变。

【鉴别诊断】

眼眶炎性假瘤和淋巴瘤。

（三）视网膜母细胞瘤

【概述】

视网膜母细胞瘤（retinoblastoma，Rb）为婴幼儿最常见的眼球内原发恶性肿瘤；好发于 2～
5 岁，主要临床表现为"白瞳症"。该瘤源于视网膜，向玻璃体腔内或视网膜下生长，呈团块状，
大多呈灰白色，常有钙化和坏死。

【影像学表现】

1. 影像学分为四期 ①球内期,表现为眼球大小正常,眼球内有肿块;②青光眼期,眼球玻璃体内甚至前房充满肿块,眼球增大;③眼球外期,表现为肿块侵犯眼球外,并可沿视神经侵犯视神经和颅内;④远处转移期,表现为肿瘤转移至肺、肝等全身器官。

2. 眼球内期和青光眼期的 CT 表现为眼球内高密度肿块,内有斑片状或团块状钙化是本病的特征性表现(图 3-1-6)。

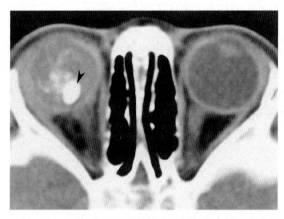

图 3-1-6 视网膜母细胞瘤

横断面 CT 显示右侧眼球内不规则高密度肿块影,内有
片状钙化(箭头),晶状体脱位;右侧视神经前部略增
粗,眼球后眼眶内可见小片状等密度影

3. MR T_1WI 呈略高信号,T_2WI 呈明显低信号,增强后中度至明显强化。

4. 眼球外期的 CT 或 MR 表现为眼球外的不规则肿块,视神经、视交叉等不规则增粗,增强后明显强化。

【鉴别诊断】

永存原始玻璃体增殖症和渗出性视网膜炎(Coats 病)。

第二节 颞 骨

颞骨由鳞部、鼓部、乳突部、岩部和茎突组成。构成外耳、中耳、内耳。外耳道长 2.5～3.0cm,外 1/3 为软骨部、内 2/3 为骨部。中耳由鼓室、乳突窦、咽鼓管、乳突组成。内耳位于岩骨内,又称迷路,由致密骨构成,包括前庭、三个半规管、耳蜗及前庭水管、耳蜗水管等;内耳道内含第Ⅶ、Ⅷ对脑神经。面神经、颈内动脉颅底段走行于颞骨内。颞骨与颈静脉及乙状窦关系密切。

一、检 查 技 术

(一)X 线检查

1. X 线平片现仅用于人工耳蜗植入术后判断电极的情况。

2. DSA 主要用于鼓室球瘤和颈静脉球瘤术前栓塞治疗。

（二）CT

1. 采用 HRCT 螺旋扫描，一般重组横断面、冠状面或斜矢状面等多个方位观察，广泛地用于颞骨病变。

2. 曲面重建可显示面神经管全程和听小骨等；SSD 和 VRT 重组的三维图像主要用于显示听小骨、内耳的耳蜗、半规管和前庭等结构；CT 仿真内镜可显示中耳乳突腔和内耳迷路等结构。

3. 根据具体病变选择 CT 平扫和（或）CT 增强扫描。

（三）MR

1. 采用高分辨率 MR，主要用于显示内耳迷路、听神经、面神经、桥小脑角、软组织病变及颞骨邻近的颅内结构改变。

2. MR 水成像更清楚地显示内耳迷路、内耳道内听神经和面神经以及桥小脑角。

3. 根据具体病变选择 MR 平扫和（或）MR 增强扫描等。

二、影 像 解 剖

外中耳结构在 CT 上显示较好。内耳骨迷路由致密的骨质构成，由前向后可分为前庭、耳蜗、骨半规管三部分；膜迷路是位于骨迷路内的膜性管和囊。CT 显示骨迷路较好，MR 显示迷路腔较好。内耳道内有面神经、前庭蜗神经和迷路动脉（图 3-2-1）。

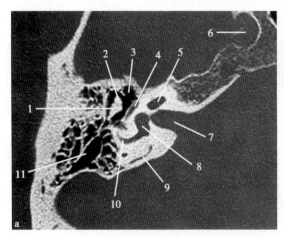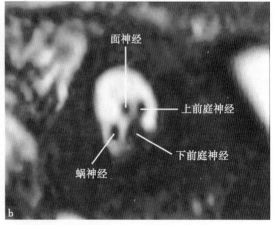

图 3-2-1 正常颞骨

a. 横断面 CT；b. 内听道斜矢状面 MR

CT 正常结构标注：1. 砧骨短脚；2. 锤骨头；3. 鼓室；4. 面神经管鼓室段；5. 耳蜗；6. 颈动脉管；7. 内耳道；8. 前庭；9. 前庭水管；10. 外半规管；11. 乳突窦

三、基本病变影像表现

1. 外耳道异常

（1）外耳道闭锁：见于先天性外耳道骨性闭锁、先天性外耳道膜性闭锁和获得性外耳道膜性闭锁等。

（2）外耳道狭窄：见于先天性外耳道骨性狭窄、先天性外耳道膜性狭窄和获得性外耳道狭窄等。

（3）骨性高密度肿块：见于骨瘤和外生性骨疣等。

（4）软组织肿块：见于外耳道胆脂瘤、坏死性外耳道炎和外耳道癌等。

2. 中耳异常

（1）中耳腔或岩尖蜂房密度异常：见于炎症、积液等。

（2）中耳腔形态异常：鼓室小，常见于外耳道闭锁伴随的中耳畸形等，鼓室或乳突窦扩大，见于中耳腔胆脂瘤、中耳腔良性肿瘤和中耳癌等。

（3）听小骨异常：畸形多伴发于外耳道闭锁，骨质破坏多见于中耳腔胆脂瘤、化脓性中耳炎和中耳癌等，骨折或脱位多见于外伤或手术。

（4）肿块：圆形或椭圆形肿块常见于胆脂瘤、骨瘤、鼓室球瘤，较小的听神经瘤或面神经瘤等良性肿瘤，不规则肿块常见于恶性肿瘤、颈静脉球瘤和坏死性外耳道炎等。

（5）骨质改变：骨皮质连续性中断和（或）移位，常见于颞骨骨折、颞骨部分骨性结构先天缺损或术后缺损等，溶骨性骨质破坏常见恶性肿瘤、骨疡型中耳乳突炎和坏死性外耳道炎等，骨质膨胀性改变、侵蚀性改变或部分骨质缺损但边缘规则常见于良性肿瘤，骨质增生硬化常见于慢性炎症和胆脂瘤等，骨质增厚呈毛玻璃样改变主要见于骨纤维异常增殖症等。

（6）气液平面：常见于急性中耳炎、慢性中耳炎急性发作和外伤后积血或积液等。

（7）前庭水管扩大，CT 表现为前庭水管中点最大径大于 1.5mm，常见于大前庭水管综合征等。

3. 内耳异常

（1）耳蜗异常：表现为耳蜗缺如、耳蜗呈囊性或耳蜗阶间隔发育不全等，见于各种耳蜗畸形等。

（2）前庭异常：表现为前庭扩大或缺如等，常伴随各种耳蜗畸形发生。

（3）半规管异常：表现为半规管缺如、半规管发育不全，常伴随各种内耳畸形发生；表现为半规管骨质破坏或缺损，常见于胆脂瘤和肿瘤累及或先天性半规管瘘等。

（4）骨迷路密度减低：见于耳硬化症、Paget 病、迟发性成骨不全、骨纤维异常增殖症和耳梅毒等。

（5）迷路腔异常信号：见于迷路内出血、迷路炎和迷路内神经鞘瘤等。

四、常见疾病影像诊断

（一）骨疡型中耳乳突炎

【概述】

骨疡型中耳乳突炎（coalescent otomastoiditis）是化脓性中耳炎一个类型，慢性化脓性中耳形成的骨疡型中耳乳突炎相对常见。主要临床表现为外耳道持续流脓，脓液黏稠，可有臭味，可有流血或脓内混有血液。可并发骨膜下脓肿、乙状窦血栓形成、脑膜炎和脑脓肿、迷路炎和岩尖炎等。

【影像学表现】

1. CT 表现　①中耳乳突内软组织密度影；②乳突间隔等骨质呈虫蚀样破坏，乙状窦周围骨质亦可侵蚀(图3-2-2)。

2．MR表现　①鼓室、乳突蜂房及乳突窦软组织在T_1WI上呈低信号，在T_2WI上呈高信号；②增强后软组织弥漫性强化；③邻近的颞叶底和小脑前、桥小脑角脑膜受累表现为脑膜增厚强化；④乙状窦受累表现为乙状窦信号流空影消失并强化(图3-2-2)。

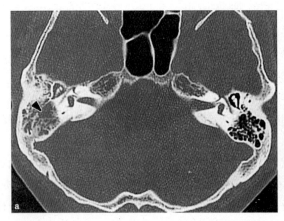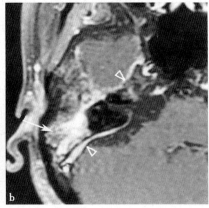

图3-2-2　骨疡型中耳乳突炎

a．横断面HRCT；b．横断面脂肪抑制后增强T_1WI横断面HRCT显示右侧鼓室、乳突蜂房软组织密度影，乳突蜂房间隔呈虫蚀样破坏(黑箭头)；横断面脂肪抑制后增强T_1WI显示右侧鼓室、乳突蜂房及乳突内病变强化(箭)，右侧颞叶底、小脑前脑膜增厚、强化以及乙状窦区强化(箭头)

【鉴别诊断】

需要与单纯型中耳炎、胆脂瘤、胆固醇肉芽肿鉴别。

（二）获得性胆脂瘤

【概述】

获得性胆脂瘤(acquired cholesteatoma)是鼓膜穿孔或退缩导致中耳内层状的鳞状上皮细胞堆积而形成的，继发于慢性化脓性中耳炎；主要临床表现为慢性耳漏和传导性耳聋。

【影像学表现】

1．CT表现　①中耳内软组织肿块影；②听小骨破坏或受压移位；③鼓室壁破坏(图3-2-3)。

2．MR表现　①中耳内肿块与脑脊液信号相同；②增强后肿块的周边强化而其余部分无强化；③硬脑膜受累显示为增厚强化。

【鉴别诊断】

需要与中耳胆固醇肉芽肿、鼓室球瘤和先天性胆脂瘤等鉴别。

（三）鼓室球瘤

【概述】

鼓室球瘤(glomus tympanicum tumors)起源于下鼓室神经的球体副神经节，为非嗜铬性副神经节瘤。主要临床表现为单侧搏动性耳鸣和传导性耳聋，耳镜检查见蓝鼓膜。

【影像学表现】

1．CT表现　①较小的肿瘤表现为下鼓室的小肿块(图3-2-4)；②较大肿瘤可充满中耳腔，破坏听小骨，但鼓室下壁骨质保持完整；③鼓室上隐窝阻塞和(或)肿瘤蔓延导致乳突蜂房内

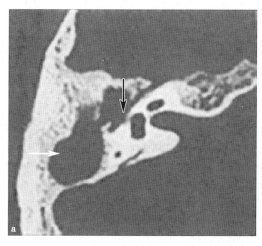
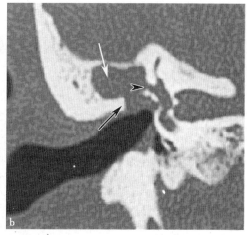

图 3-2-3 鼓膜松弛部胆脂瘤

a. 横断面 CT；b. 冠状面 CT 横断面 CT 显示右侧鼓室、乳突窦内软组织密度影，呈膨胀性生长（白箭），周围骨质和面神经管鼓室段破坏（黑箭），无破坏的骨质边缘呈硬化改变；听小骨完全破坏；冠状面 CT 显示右侧鼓室内软组织密度影（白箭），鼓室盾板破坏、变钝（黑箭）；外半规管破坏（黑箭头），面神经管鼓室段骨质破坏

充满密度增高影。

2. MR 表现 ①鼓室内肿块呈等 T_1 长 T_2 信号，乳突蜂房内可见长 T_2 信号影，颈静脉窝无异常软组织影；②增强后肿块明显强化（图 3-2-4），乳突蜂房内异常信号影无强化时为阻塞性改变，明显强化为肿块。

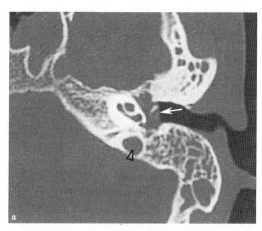
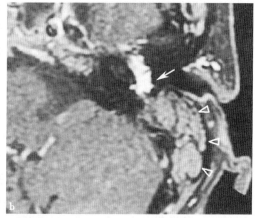

图 3-2-4 鼓室球瘤

a. 横断面 CT；b. 横断面增强后 T_1WI 横断面 CT 示左侧耳蜗岬外缘的鼓室内软组织影（箭），左侧颈静脉窝高位，壁完整（箭头），左侧乳突蜂房内充满密度增高影；横断面增强后 T_1WI 显示肿块明显强化（箭），而乳突蜂房内异常信号影未见强化（箭头）

【鉴别诊断】

需要与颈静脉球高位、中耳胆固醇肉芽肿和先天性胆脂瘤等鉴别。

第三节　鼻腔与鼻窦

鼻腔为一顶窄底宽、前后径大于左右径的不规则狭长间隙,起自前鼻孔,止于后鼻孔,并与鼻咽部相通,鼻中隔将其分成左右两部分。鼻腔内有上中下三对鼻甲及相应鼻道。鼻窦分别为上颌窦、额窦、筛窦和蝶窦,窦口鼻道复合体(ostiomeatal complex,OMC)是前中组鼻窦的引流结构,指以筛漏斗为中心的附近区域,包括筛漏斗、钩突、中鼻甲及其基板、中鼻道、前中组筛窦开口、额窦开口及额隐窝、上颌窦自然开口和鼻囟门等一系列结构。

一、检 查 技 术

(一)X线检查

准确性较差,现在完全被CT取代,不再提倡使用。

(二)CT

1. HRCT　广泛地用于鼻部病变,一般需要重组横断面、冠状面或矢状面等多个体位。

2. 由于鼻内镜下对鼻部病变容易进行活检并获得病理学结果,因此,CT的主要作用是显示每个病人鼻腔和鼻窦的窦腔及引流通道等结构的发育特点、病变的范围和累及的结构。

3. SSD　主要用于鼻部骨折及整复术前后的评估;CT仿真鼻内镜可显示鼻腔和鼻窦的窦腔及引流通道。

4. 根据具体病变选择CT平扫和(或)CT增强扫描。

(三)MR

1. 主要用于显示鼻部病变累及的范围和结构及部分软组织病变的鉴别诊断。

2. MR脑池造影(MR水成像)用于显示脑脊液鼻漏的瘘口和脑膜膨出等。

3. 根据具体病变选择MR平扫和(或)MR增强扫描、MR脑池造影等。

(四)USG

对鼻部病变没有价值,一般不使用。

二、影 像 解 剖

1. HRCT　鼻腔和鼻窦内含气体,呈低密度。骨性鼻中隔、鼻甲和窦壁骨质呈高密度。正常鼻腔、鼻窦黏膜呈纤细线状软组织影(图3-3-1)。

2. MR　鼻腔和鼻窦内的气体,呈无信号。骨性鼻中隔和窦壁骨皮质呈无信号或低信号黑线,骨髓腔呈短 T_1 稍长 T_2 信号。正常鼻甲内层软骨呈中等信号。正常鼻腔、鼻窦黏膜呈纤细线状等 T_1 长 T_2 信号,增强扫描黏膜强化。

三、基本病变影像表现

1. 异常密度等或低密度　常见于炎性组织(包括息肉)和潴留液等;骨性高密度影常见于

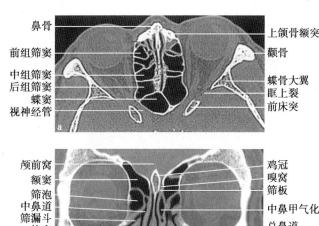

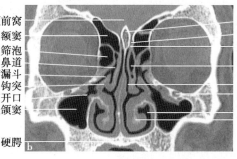

图 3-3-1 正常鼻部 CT 表现

a. 横断面；b. 冠状面

骨瘤、骨化性纤维瘤和骨纤维异常增殖症等；其他异常高密度影，主要见于真菌性鼻窦炎。

2. 肿块 ①圆形或椭圆形肿块，常见于骨瘤和海绵状血管瘤等良性肿瘤；②不规则肿块，常见于内翻性乳头状瘤、恶性上皮性肿瘤、淋巴瘤、嗅神经母细胞瘤和横纹肌肉瘤等。

3. 黏膜增厚黏膜厚度超过 4mm 判断为黏膜增厚。黏膜增厚能否诊断为鼻窦炎主要根据临床表现来综合判断。

4. 气液平面 常见于急性鼻窦炎、慢性鼻窦炎急性发作和外伤后积血或积液等。

5. 骨质改变 ①骨皮质连续性中断和（或）移位，常见于鼻骨骨折、鼻窦骨折和鼻窦壁先天缺损等；②骨质破坏常见于恶性上皮性肿瘤、嗅神经母细胞瘤和横纹肌肉瘤等恶性肿瘤；③骨质膨胀性改变、侵蚀性改变或部分骨质缺损但边缘规则，常见于内翻性乳头状瘤、黏液囊肿、海绵状血管瘤和真菌性鼻窦炎等；④骨质增厚呈毛玻璃样改变，主要见于骨纤维异常增殖症等。

6. 窦腔扩大 常见于鼻窦肿瘤和鼻窦黏液囊肿等。

7. 鼻窦开口扩大 常见于良恶性肿瘤、息肉和真菌性鼻窦炎等。

四、常见疾病影像诊断

（一）慢性鼻窦炎

【概述】

慢性鼻窦炎（chronic sinusitis）是由于急性鼻窦炎治疗不及时或不彻底，反复发作迁延而致。可继发于感染、过敏或免疫状态改变等，也可以是以上几种因素共同作用形成。可发生于任何年龄。主要病理改变为黏膜增生、息肉样肥厚、部分萎缩和纤维化、黏膜下囊肿和窦壁骨质增生硬化等。主要临床表现为鼻阻、反复流涕、鼻出血、嗅觉减退、头痛和面部疼痛等。

【影像学表现】

1. CT ①黏膜肥厚；②窦腔内密度增高影；③黏膜下囊肿；④窦壁骨质增生肥厚（图3-3-2）。

2. MR 病变表现为长 T_1 长 T_2 信号影，增厚的黏膜明显强化，积液不强化。

【鉴别诊断】

需要与真菌性鼻窦炎、良恶性肿瘤鉴别。

（二）鼻及鼻窦恶性上皮性肿瘤

【概述】

鼻及鼻窦恶性上皮性肿瘤（malignant epithelial tumor）又称为鼻腔癌或鼻窦癌，最常发生于上颌窦，其次为筛窦，额窦和蝶窦罕见。主要组织学类型包括鳞状细胞癌、腺样囊性癌、未分化癌和腺癌等。常发生于中老年人。主要临床表现有面部疼痛和麻木、鼻阻和持续血涕、牙齿松动、突眼、溢泪、头痛。

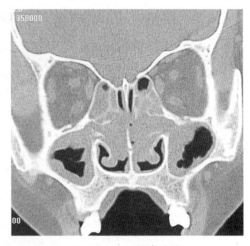

图 3-3-2 慢性鼻窦炎

冠状面 HRCT 显示双侧鼻腔内、筛窦和窦口鼻道复合体有软组织密度影，双侧上颌窦黏膜增厚

【影像学表现】

1. CT ①鼻腔和鼻窦内不规则软组织肿块；②密度不均匀，可伴有出血、囊变，少数可有钙化；③边界不清；④周围的骨质呈溶骨性破坏；⑤侵犯邻近结构如眼眶、翼腭窝、颅前窝、咽旁间隙和海绵窦等；⑥不均匀强化（图3-3-3）。

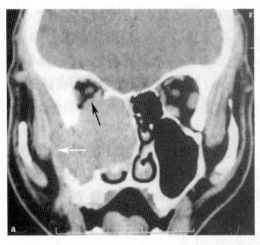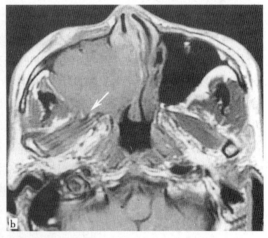

图 3-3-3 右侧上颌窦鳞状细胞癌

a. 冠状面 CT；b. 横断面 T_1WI。a 右侧上颌窦内肿块，右侧眼眶内壁和下壁破坏（黑箭）、上颌窦内壁和外壁（白箭）破坏，右侧眼眶、筛窦、鼻腔、颞窝和颞下窝受侵；b 右侧上颌窦肿块呈等信号，右侧鼻腔、翼腭窝、上颌窦后脂肪间隙和颞下窝（白箭）受侵

2. MR ①肿块呈等 T_1 信号等或长 T_2 信号，信号不均匀；②增强后肿瘤不均匀强化（图3-3-2）。

3. 肿瘤沿神经周围扩散 ①表现为受累的神经增粗并强化，最常见于三叉神经的分支——下颌神经和上颌神经；②CT 和 MR 均可显示，采用脂肪抑制技术的增强后 T_1WI 显示最佳。

4. 淋巴结转移 ①主要转移到咽后组和颈深上组淋巴结；②CT 和 MR 表现为淋巴结增大（大于 1cm）或（和）淋巴结中心坏死区。

【鉴别诊断】

需要与内翻性乳头状瘤和海绵状血管瘤等良性肿瘤鉴别。

第四节 咽　　部

一、检 查 技 术

（一）X 线检查

观察咽腔形态及吞咽运动等功能改变。主要用于腺样体增生。

（二）CT

CT 检查为咽部及其病变的常规检查技术，可以清晰显示咽腔、咽壁及咽周间隙改变。CT 采用薄层连续扫描，MPR 多方位重组，选用软组织窗观察横断面、冠状面及矢状面，尤其后两者对咽部的观察更为重要。颅底部选用骨窗进行观察。发现病变时应行增强检查。

（三）MR

MR 检查由于任意方位成像及优越的软组织对比能力，临床应用越来越多。对可疑血管性病变、肿瘤侵入颅内、需确定肿瘤形态、大小及邻近组织的浸润范围时行增强扫描。

（四）US 及 DSA

在咽部较少应用。

二、影 像 解 剖

鼻咽部位于鼻腔后方，下至硬腭。前壁为鼻后孔及鼻中隔后缘；顶壁由蝶枕骨构成，与颅底关系密切；后壁为枕骨基底部及第 1、2 颈椎椎体；外壁为咽鼓管咽口、圆枕、侧隐窝。侧位平片显示顶壁软组织厚度平均 4.5mm，后壁 3.5mm。CT 和 MR 见两侧咽隐窝对称，咽鼓管圆枕和咽鼓管咽口清楚，可区分鼻咽黏膜、黏膜下层及其外侧肌群形态、咽旁间隙组织等结构。

口咽部上起软腭，下至会厌游离缘。侧位片显示咽后壁软组织光滑，厚度平均 3mm，超过 5mm 具有病理意义；前方软腭下为舌面，连续为舌根、会厌组织。CT 和 MR 横断面扫描可显示口咽黏膜、黏膜下咽缩肌、咽旁间隙、扁桃体组织。

喉咽部又称为下咽部，上起会厌游离缘，下至环状软骨下缘，由下咽侧壁、两侧梨状隐窝及环后间隙组成。侧位片显示下咽后壁厚度不超过 10mm。两侧梨状隐窝在吞钡时显示清晰。CT 和 MR 横断面清楚的显示下咽后壁黏膜，黏膜下颈长肌群；两侧梨状隐窝对称，大小一致，黏膜面光滑整齐。食管上开口部呈软组织密度位于环状软骨后区及气管后。

三、基 本 病 变 影 像 表 现

1. 咽腔狭窄或闭塞 见于肿瘤、外伤等病变。

2．咽壁增厚或不对称　见于炎症、肿瘤。

3．咽腔或咽周异常密度影　见于炎症、肿瘤。

4．咽周间隙的移位或消失　见于炎症、肿瘤。

四、常见疾病影像诊断

（一）腺样体增生

【概述】

腺样体（咽扁桃体）是位于鼻咽顶部的一团淋巴组织，在儿童期可呈生理性肥大，腺样体增生（adenoid hypertrophy）5 岁时最明显，以后逐渐缩小，15 岁左右达成人状态。腺样体肥大可引起呼吸道不畅或反复性上呼吸道感染，临床主要表现有鼻塞、张口呼吸、打鼾，影响咽鼓管时导致分泌性中耳炎。

【影像学表现】

1．X 线检查侧位平片可见鼻咽顶后壁局限性软组织影增厚，突入鼻咽腔，气道狭窄。

2．CT　①顶壁、后壁软组织对称性增厚，②增强后均匀强化，③两侧咽隐窝受压狭窄，④咽旁间隙、颈长肌等结构形态密度正常，⑤颅底无骨质破坏。

3．MR 多方位检查有利于显示肥大的腺样体，呈等 T_1 长 T_2 信号。

（二）鼻咽癌

【概述】

鼻咽癌（nasopharyngeal carcinoma）是我国常见恶性肿瘤之一，男性多见，临床主要有涕血、鼻出血、耳鸣、听力减退、鼻塞、头痛。晚期可侵犯脑神经。颈淋巴结转移率高达 79.37%。

【影像学表现】

1．CT　①咽隐窝闭塞、消失、隆起；②咽顶、后、侧壁肿块突向鼻咽腔；③可广泛侵及周围结构，CT 对显示颅底骨质破坏较好；④颈深链淋巴结肿大。⑤病变呈不均匀明显强化。

2．MR　①肿块 T_1WI 呈低 - 中等信号，T_2WI 呈中 - 低信号，②呈明显强化，③MR 检查有利于发现斜坡转移、海绵窦受侵、下颌神经受侵等；④MR 对其颅内侵犯观察优于 CT（图 3-4-1）。

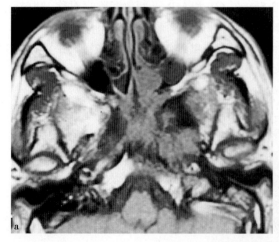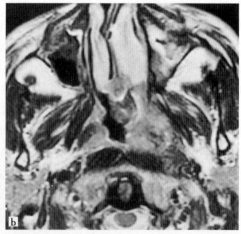

图 3-4-1　左侧鼻咽癌

a、b. 为 MR 横断面 T_1WI、T_2WI

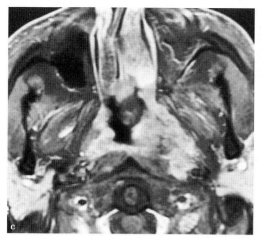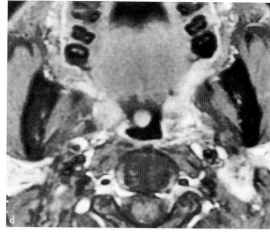

图 3-4-1 左侧鼻咽癌(续)

c、d. 增强横断面 T_1WI。显示左侧鼻咽部不规则肿块，T_1WI 呈略低信号，T_2WI 呈等信号，增强明显强化。病变向邻近结构侵犯，累及左侧鼻腔后部、咽旁间隙、蝶窦及左侧海绵窦，颅底骨质破坏

3. USG 主要用于观察颈部转移淋巴结。

【鉴别诊断】

需要与咽部脓肿、淋巴瘤鉴别。

第五节 喉 部

喉部位于舌骨下颈前部，上通咽部、下接气管，喉腔分为声门上区、声门区（喉室）和声门下区。

一、检 查 技 术

（一）CT

1. 常规 CT 检查为喉部及其病变的常规检查技术；薄层连续扫描，软组织重建，可多方位观察病变。

2. 可以清晰显示喉腔、喉壁各层结构及喉周间隙改变。

3. 加大窗宽有利于显示声带及喉室情况。

4. 发现病变时加做增强扫描。

（二）MR

1. MR 检查由于任意方位成像及优越的软组织对比能力，临床应用也逐渐普及。

2. 发现病变应做增强扫描。

3. 可发现早期病变。

4. 显示病变范围及周围侵犯情况、定位及定性诊断优于 CT。

二、影 像 解 剖

（一）X 线
侧位观察喉部结构，正位主要观察喉外伤和异物。

（二）CT
可观察会厌、喉前庭、杓会厌皱襞、梨状隐窝、假声带、真声带、声门下区的形态结构；显示舌骨、甲状软骨、杓状软骨、环状软骨的位置、形态及其关系；喉旁间隙的形态与密度；喉外肌肉、血管、间隙等结构。

（三）MR
喉软骨在未钙化前在 T_1WI、T_2WI 呈中等信号，钙化后呈不均匀低信号；喉肌 T_1WI 和 T_2WI 呈偏低信号；喉黏膜 T_1WI 呈中等信号，T_2WI 呈明显高信号；喉旁间隙在 T_1WI 和 T_2WI 均呈高信号影；喉前庭、喉室和声门下区则均呈极低信号。

三、基本病变影像表现

1. 喉腔狭窄或闭塞　见于肿瘤、外伤、声带麻痹等病变。
2. 喉壁增厚或喉周异常密度影　见于炎症、肿瘤。
3. 喉周间隙的移位或消失　见于炎症、肿瘤。

四、常见疾病影像诊断

喉癌

【概述】

喉癌（carcinoma of the larynx）是常见的恶性肿瘤之一，占全身恶性肿瘤的 2%，多见于 40 岁以上男性，93%～96% 为鳞癌。多发生于声门区，声门上区次之，声门下最少。临床表现为喉异物感、喉痛、声嘶、呼吸困难、喉部肿块，颈部淋巴结肿大等。

【影像学表现】

1. 常见征象　①喉区肿块；②喉腔变窄或闭塞；③声带或室带活动度减弱固定；④侵犯周围组织；⑤颈部淋巴结肿大；⑥肿瘤强化明显。

2. CT　肿块不均匀等密度（图 3-5-1）。

3. MR 肿瘤呈等 T_1 长 T_2WI 信号。MR 检查显示肿瘤累及的范围更加准确。

4. USG 对颈部淋巴结转移具有重要价值，是喉癌术前必不可少的检查手段。

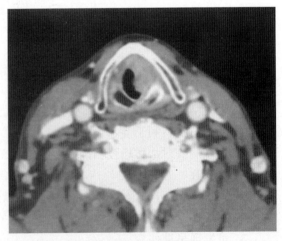

图 3-5-1　左侧喉癌

CT 横断面增强，示左侧声带肿块，向内突向喉腔，向外累及喉旁间隙，喉部软骨未见破坏

【鉴别诊断】

需要与喉息肉、乳头状瘤、喉结核、喉淀粉样瘤等鉴别。

第六节　颈　　部

颈部解剖复杂,包括皮肤、皮下、肌肉、血管、神经、淋巴结、筋膜结缔组织等,颈部筋膜将上述结构分隔成十二个间隙,相邻的间隙之间可以相互沟通,病变沿间隙蔓延扩散。颈部间隙内有丰富淋巴结。颈部还包括甲状腺、甲状旁腺。

一、检　查　技　术

（一）X 线

已较少使用。

（二）CT

1. 增强 CT 检查为颈部及其病变的常规检查技术。

2. 通过 MPR 多方位观察颈部各种软组织结构。

3. 必要时选择骨窗观察颈椎或颈部软骨结构。

（三）MR

1. MR 检查由于任意方位成像及优越的软组织分辨能力,颈部应用逐渐增多。

2. 可疑血管侵犯时可行 MRA 检查。

3. 发现病变时行增强检查。

（四）US

1. 一般不需要检查前准备。

2. 主要用于颈部淋巴结、甲状腺病变的检查,病人仰卧位。

（五）DSA

1. 观察病变与血管关系并了解病变的血供情况。

2. 可进行术前肿瘤栓塞治疗。

二、影　像　解　剖

（一）基本表现

1. DSA　显示颈部血管及其分支形态、走行情况及有无异常血管形成或染色。

2. CT 平扫　可分辨颈部软组织,皮下脂肪为低密度影,肌肉、血管、神经、淋巴结均呈中等密度,筋膜不能分辨。组织间隙内有脂肪组织充填,呈低密度。CT 增强可观察血管形态和走行。

3. MR 扫描　T_1WI 或 T_2WI 肌肉、神经、淋巴结呈中等信号,动脉、静脉呈流空信号,间隙内脂肪呈高信号。

（二）甲状腺

左右叶上下径 50～60mm，前后径 10～25mm，左右径 20～30mm。X 线平片不能显示甲状腺形态及结构；CT 平扫因甲状腺内碘成分蓄积致甲状腺密度明显高于肌肉组织，密度均匀，境界清楚，CT 强化扫描腺体均匀明显强化；MR 扫描 T_1WI 和 T_2WI 甲状腺均呈中等偏高信号。

（三）甲状旁腺

正常时因腺体较小难以显示。

（四）颈部淋巴结

分为七区，分别为 I 区颌下及颏下淋巴结，II 区颈内静脉链上组，III 区颈内静脉链中组，IV 区颈内静脉链下组，位于颈内静脉链周围，V 区：颈后三角区淋巴结，即胸锁乳突肌后缘、斜方肌前缘及锁骨构成的三角区内的淋巴结，VI 区：中央区淋巴结，包括喉前、气管前和气管旁淋巴结，VII 区：上纵隔淋巴结。

三、基本病变影像表现

1. 淋巴结肿大

（1）一般正常淋巴结小于 5mm，5～8mm 提示可疑淋巴结增大，大于 8mm 则认为是淋巴结增大，常见有炎症，结核、转移瘤、淋巴瘤等。

（2）US：表现为类圆形，中央髓质为强回声，周边皮质为低回声。

（3）CT：为等密度肿块，位于颈部各间隙内，强化后均匀或不均匀或环形强化。

（4）MR：T_1WI 呈较低信号、T_2WI 呈较高信号。颈部淋巴结全面准确的显示，对恶性肿瘤的分期具有重要价值（图 3-6-1）。

2. 软组织肿块　见于各种肿瘤、炎症。

3. 正常结构移位　见于各种占位性病变。

4. 气管、血管狭窄闭塞　见于外伤、肿瘤、气管软骨坏死等。

四、常见疾病影像诊断

（一）颈动脉体瘤

【概述】

颈动脉体位于颈动脉分叉部后上方，椭圆形，纵径 5mm。颈动脉体瘤（carotid body tumor）为副神经节瘤，女性多见，好发于中年，临床较少见。临床表现颈部肿块，头晕，头痛，晕倒。可合并迷走神经压迫症状如音哑、呛咳；交感神经压迫症状如霍纳综合征或舌下神经功能障碍。

【影像学表现】

1. 特征性表现　颈动脉分叉处圆形境界清晰肿块，颈内、外动脉分叉角度增大。

2. CT 肿块呈中等密度，增强后肿瘤明显强化。

3. MR　①肿块 T_1WI 呈均匀中等或中等偏低信号，T_2WI 明显高信号，肿瘤增大时信号不均匀，可见流空信号征。②肿瘤强化明显，其内见血管流空影，称为"椒盐征"。

4. DSA　血供丰富的肿瘤。

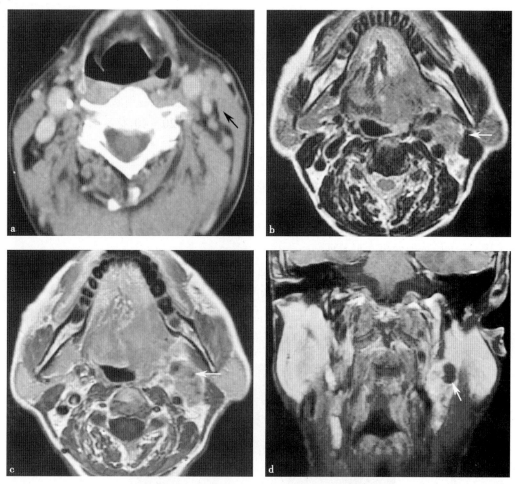

图 3-6-1 左侧颈部淋巴结转移（舌癌转移）

a. 为 CT 增强横断面，示左侧颈部淋巴结增大（箭）；b. 为 MR 横断面 T_2WI，c. 增强横断面 T_1WI；
d. 增强冠状面 T_1WI。示左侧颈部淋巴结增大呈等信号，增强后不均匀强化。同时可见舌根区肿块

【鉴别诊断】

需要与神经纤维瘤、神经鞘瘤、淋巴结肿大等鉴别。

（二）甲状腺肿

【概述】

甲状腺肿（goiter）是甲状腺激素合成不足，引起垂体促甲状腺激素增多，刺激甲状腺滤泡上皮增生，滤泡肥大所致，一般不伴有明显的功能异常，多见于缺碘地区。约有 3% 伴有甲状腺癌。好发于 20～40 岁女性，偶然发现或表现为颈前肿块，较大时可有气道压迫症状。

【影像学表现】

1. US ①甲状腺增大，②不均匀中低回声，可见单发或多发结节，③彩超见结节周边绕行的血流信号。

2. CT ①低密度结节，较小时密度均匀，较大时密度不均匀，②多结节甲状腺肿表现为多发低密度区，有时边缘可见钙化，③腺瘤样增生结节可有轻度强化，④一般不侵犯邻近器官或结构。

3. MR　结节呈长 T_2 信号，T_1WI 信号强度则根据胶体中蛋白质含量而定，信号由低信号到高信号不等。

（三）甲状腺肿瘤

【概述】

甲状腺肿瘤（thyroid tumor）分为良、恶性，良性主要为腺瘤，占甲状腺肿瘤的 60%；恶性为甲状腺癌，约占 34.2%，以乳头状癌为多见。女性多见，以 20～40 岁多见，可引起音哑、呼吸困难，恶性肿瘤易发生淋巴结转移。

【影像学表现】

1. 特征　甲状腺区肿块，腺瘤呈圆形、类圆形，境界清楚，癌则呈形态不规则、边界不清，颈部淋巴结肿大。

2. US　一般偏低回声，边界清楚、回声均匀、缺乏血流信号提示为良性肿瘤，边界不清、回声不均、血流信号丰富提示为恶性肿瘤。

3. CT　①腺瘤低密度影，不强化或轻度强化；②癌不均匀低密度影，其内可见散在钙化及更低密度坏死区，不均匀明显强化，③转移淋巴结多呈环状强化。

4. MR　T_1WI 腺瘤呈境界清楚的低、等或高信号结节，滤泡型腺瘤内胶样物多为高信号；腺癌呈境界不规则的低 - 中等信号。T_2WI 均呈高信号（图 3-6-2）。

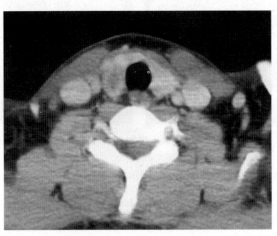

图 3-6-2　右侧甲状腺癌

CT 增强横断面，甲状腺右叶区可见不规则低密度（与甲状腺相比）肿块，边界不清楚

📖 学习小结

检查方法的选择对显示头颈部的正常结构及病变至关重要。

头颈部解剖结构细小，需正确掌握、理解诸正常解剖及变异的影像学表现。

头颈部诸多器官邻近，因此需要正确对累及邻近结构的病变进行定量诊断。

（王振常　鲜军舫　姜　虹）

第 四 章

胸 部

学习目标

1. 掌握 支气管阻塞性改变、肺部病变、纵隔改变；支气管扩张、肺炎、肺脓肿、肺结核、肺肿瘤、气胸和液气胸的影像学表现。心脏大血管影像解剖及常见疾病的影像学表现。乳腺癌的影像学表现及其与良性病变的鉴别。

2. 熟悉 胸部影像检查方法；胸部 X 线和 CT 解剖；胸膜病变及纵隔的改变；原发性纵隔肿瘤的影像学表现；结核病的分类。

3. 了解 各种检查的特点和选择检查的原则；MRI 解剖；肺挫伤、肺撕裂伤及肺血肿、气管及支气管裂伤、纵隔气肿及血肿的影像学表现；肺和纵隔疾病的病理和临床表现。循环系统疾病常用影像学检查方法的优缺点。

第一节 肺 与 纵 隔

一、检 查 技 术

（一）X 线检查

是肺和纵隔疾病的基本检查方法，包括胸部 X 线摄影、胸部透视、特殊、高千伏摄影、和造影检查。

（二）CT 检查

是胸部疾病的主要检查方法，尤其是对于早期肿瘤的普查应首选 CT，具有较普通 X 线高的密度分辨率，能提供更多的诊断信息，包括平扫、增强扫描、高分辨率 CT 扫描、动态扫描、CT 灌注成像、多层面 CT 扫描等。

（三）MR 检查

通常不做为肺部疾病常规检查，仅作为常规 X 线和 CT 检查的补充，因 MR 上血管具有流空效应，不用对比剂也能显示心脏和大血管，故对纵隔疾病及肺癌纵隔淋巴结转移的诊断具有优越性。

75

二、影 像 解 剖

（一）胸廓

由骨性胸廓及胸壁软组织构成，正常两侧对称。

1. X线

（1）骨性胸廓：由肋骨、肩胛骨、锁骨、胸骨及胸椎组成。1～10肋骨前端有肋软骨，在X线上不显影，肋骨前缘呈游离状。在25岁以后第一对肋软骨首先钙化，然后自下而上其他肋软骨依次钙化，X线表现为条状和斑点状致密影，勿误认为肺内病变。肋骨常见的先天变异有颈肋、叉状肋、肋骨联合等。

（2）胸壁软组织：由胸锁乳突肌及锁骨上皮肤皱褶、胸大肌、女性乳房和乳头等组成。女性乳房可见两肺下野形成下缘清楚、上缘不清且密度逐渐变淡的半圆形致密影，其下缘向外与腋部皮肤连续。在第5前肋间附近有时可见小圆形的致密乳头影，一般左右对称，常见于年龄较大妇女，亦可见于男性。勿误诊为肺内病变。

2. CT　可以区分胸壁各肌肉，清晰地显示肌肉周围的脂肪层。还可以清晰显示骨骼的解剖形态及关节间隙。纵隔窗观察，骨骼呈显著高密度，肌肉呈中等密度，脂肪呈低密度。

3. MR　MR横断面解剖与CT相同，MR冠状面主要显示肺尖和左、右侧胸壁，而矢状面主要显示前后胸壁。胸壁脂肪呈短T_1和较长T_2信号，肌肉呈中等信号，骨皮质呈低信号，骨髓呈高信号。

（二）纵隔

1. X线

（1）位于两肺之间，有心、大血管、气管、食管、主支气管、淋巴组织、胸腺、神经及脂肪等器官和组织。

（2）气管及主支气管可以分辨，其余均为软组织密度，缺乏对比，只能观察轮廓。正常时纵隔居中，气管及支气管呈低密度影，位于纵隔之间。

（3）常用九分区法对纵隔病变进行定位。即在侧位胸片上将纵隔划分为前、中、后及上、中、下共九个区（图4-1-1）。前纵隔系胸骨之后，心、升主动脉和气管之前狭长的三角区；中纵隔相当于心、主动脉弓、气管及肺门所占据的区域；食管前壁为中、后纵隔的分界线，食管以后和胸椎旁区为后纵隔。自胸骨柄、体交界处至第4胸椎下缘连一水平线，其上为上纵隔，其下至第8胸椎下缘的水平线为中纵隔，第8胸椎下缘至膈为下纵隔。

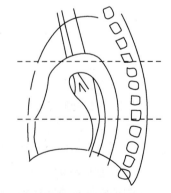

图4-1-1　纵隔分区

2. CT　纵隔内大血管及其分支断面呈圆形或椭圆形，为中等密度。气管及其分支呈类圆形，其内为低密度气体，气管壁呈中等密度。食管内有或无气体影，位于后纵隔。心脏在不同层面呈不同的形状，边缘清楚。非增强扫描难以分辨心腔和心壁。下面选择5个主要的纵隔平面，详细论述（图4-1-2）。

（1）胸骨柄平面：气管居中在胸椎前方，气管与胸椎间略偏左为食管断面。气管右前方较粗的血管断面为无名动脉，气管左侧为左颈总动脉，其外后方为左锁骨下动脉。无名动脉与

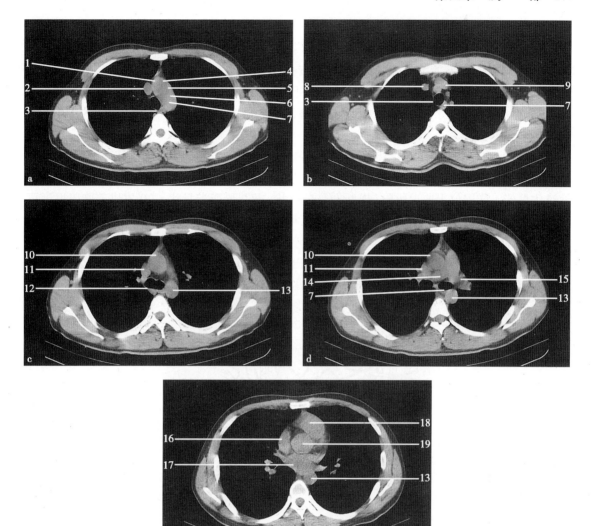

图 4-1-2　正常纵隔不同层面 CT 表现

a. 胸骨柄层面；b. 主动脉弓层面；c. 主动脉窗层面；d. 气管分叉层面；e. 左心房层面

1. 无名动脉；2. 右侧头臂静脉；3. 气管；4. 左侧头臂静脉；5. 左颈总动脉；6. 左锁骨下动脉；7. 食管；8. 上腔静脉；9. 主动脉弓；10. 升主动脉；11. 下腔静脉；12. 奇静脉弓；13. 降主动脉；14. 右肺动脉；15. 左肺动脉；16. 右心房；17. 左心房；18. 右心室；19. 升主动脉

左颈总动脉之前外方分别为右及左侧头臂静脉。右头臂静脉呈圆形断面，左头臂静脉可呈水平走行于无名动脉前方。

　　（2）主动脉弓层面：可见主动脉弓自气管前方沿气管左壁斜向左后方走行。气管的右前方，主动脉的右侧为上腔静脉。气管左后方、主动脉弓右侧为食管。

　　（3）主动脉窗层面：升主动脉在气管的右前方，其右侧为上腔静脉，上腔静脉后方可见自胸椎前弯向右前方走行的奇静脉弓。气管左侧为主动脉窗内的脂肪组织，胸椎左前方为降主动脉，其右侧为食管。

　　（4）气管分叉层面：可见隆突与左、右主支气管，肺动脉干位于左主支气管的左前方，两侧肺动脉呈人字形分叉，左肺动脉向左后方斜行位于左主支气管的前外方。右侧肺动脉向右后方走行,介于升主动脉与右主支气管之间。

（5）左心房层面：脊椎左前方为降主动脉,降主动脉前方偏右为左心房,左心房前方正中为升主动脉根部,其右侧为右心房,左前方为右心室及流出道。

CT 在上述血管间隙可显示正常大小的淋巴结,其直径多小于 10mm。前纵隔淋巴结较多,气管旁较少,隆突下淋巴结较大,通常将淋巴结直径 11~14mm 视为临界值,大于 15mm 的淋巴结为病理性。

3. MR 纵隔内的大血管结构均呈低信号。在 T_1WI 上呈高信号的脂肪与低信号的血流形成清晰的对比。纵隔和肺门淋巴结呈中等信号,与高信号的脂肪和低信号血管、气管、支气管对比良好。胸腺位于前上纵隔,横断面呈分叶状、椭圆形或半月状。20 岁以前胸腺厚度可达 1.8cm,12 岁以后逐渐以脂肪形式蜕化,中老年以脂肪组织形式存在。

（三）肺门

1. X 线 肺门影是动、静脉,支气管及淋巴组织的总和投影,位于两肺野内带 2~5 肋间水平,左侧肺门比右侧肺门高 1~2cm(图 4-1-3)。

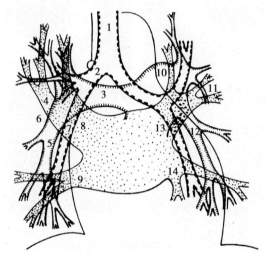

图 4-1-3 肺门结构示意图

1. 气管; 2. 右主支气管; 3. 右肺动脉; 4. 上后静脉干; 5. 右下肺动脉; 6. 肺门角;
7. 中间支气管; 8. 右上肺静脉; 9. 右下肺静脉; 10. 左肺动脉; 11. 舌叶动脉;
12. 左下肺动脉; 13. 左上肺静脉; 14. 左下肺静脉

2. CT 肺门分为上下两部。两上叶支气管、肺动脉上干分支及肺静脉上干的肺上静脉为肺门上部。右中叶支气管、右下叶支气管、右侧叶间动脉、右中叶肺动静脉、右下叶肺段支气管及相应肺动脉起始部为右肺门下部。左舌叶肺段支气管起始部、左下叶肺段支气管起始部及相应左舌叶肺动脉以及相应左下叶肺动脉为左肺门下部。

3. MR 肺血管和支气管在 SE 序列的 T_1WI 和 T_2WI 上均呈低信号。

（四）肺野及肺纹理

1. X 线 肺野是含有空气的肺在胸片上所显示的透明区域。两侧肺野透度相同,将一侧肺野纵行分为三等份,称为内、中、外带,又分别在第2、4肋骨前端下缘画一水平线,将肺野分为上、中、下野(图 4-1-4)。肺纹理为自肺门向肺野呈放射分布的树枝状影,由肺动、静脉及淋巴管构成。

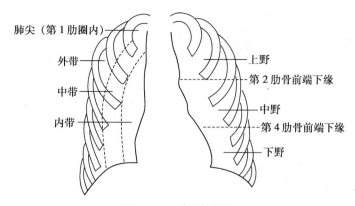

图 4-1-4 肺野的划分

2．CT 正常肺组织为含气的低密度影，肺窗观察肺纹理为高密度，呈点状或树枝状，边缘光滑清楚；纵隔窗观察肺部呈均匀一致的低密度区。

3．MR 正常肺组织在各扫描序列上均为极低信号（黑色），肺门周围可见条状影，为肺纹理。正常叶间胸膜和小叶间隔 MR 不能显示。

三、基本病变影像表现

肺部病变

（一）支气管阻塞

1．阻塞性肺气肿（obstructive emphysema） 指支气管部分性阻塞产生活塞作用，空气只能吸入，不能完全呼出，该支气管所分布的肺泡过度充气，逐渐膨胀形成肺气肿。

（1）X 线：局限性肺气肿表现为局部透明度增加，肺纹理稀疏。弥漫性肺气肿表现为两侧肺野透过度增加，肺纹理稀疏，同时伴有桶状胸，胸廓前后径增加；肋骨走形变平、肋间隙变宽；膈肌低平并可呈波浪状；垂位心。

（2）CT：显示肺气肿更加敏感，对肺气肿的检出率更高且可分辨不同病理类型的肺气肿，包括小叶中心型、全小叶型、间隔旁型、瘢痕旁型。

2．阻塞性肺不张（obstructive atelectasis） 指肺内无气体和肺体积缩小、密度增高。多为支气管完全阻塞所致。

（1）X 线

1）一侧肺不张：患侧肺野均匀致密，纵隔向患侧移位，肋间隙变窄，患侧膈肌升高，健侧可有代偿性肺过度充气。

2）肺叶不张：不同肺叶不张表现不同，但共同特点为：肺叶缩小，密度均匀增高，叶间裂呈向心性移位。纵隔和肺门可有不同程度的向患侧移位。邻近肺叶可出现代偿性过度充气（图 4-1-5）。

（2）CT

1）一侧肺不张：不张侧肺缩小，呈均匀软组织密度结构，增强扫描可见明显强化。

2）肺叶不张

①右上叶肺不张：斜裂上部向内前方移位，不张的上叶紧靠在纵隔旁，呈长条形。中叶代

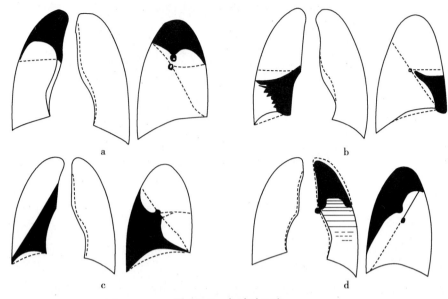

图 4-1-5 各肺叶不张

a. 右肺上叶不张；b. 右肺中叶不张；c. 右肺下叶不张；d. 左肺上叶不张

偿性膨胀，向上位于右上叶的侧方。肺门部有肿块存在时，与右上叶不张的肺边缘构成横"S"征。右下叶则向后上过度膨胀，经常延伸至肺尖。

②左上叶不张：所见与右上叶大致相似，左肺上叶向前内方萎缩，紧靠在纵隔旁。左下叶背段贴着左纵隔向内上插入，将不张的左上叶内后部向外推开而呈"V"形。有时不张的右上叶也可以有同样改变。

③中叶肺不张：中叶萎缩呈三角形，底边贴近纵隔，尖端指向胸壁。其前外侧水平裂的前上方是右上叶，后外侧斜裂的后下方是右下叶，过度膨胀的右上及下叶常将不张的中叶向内推转离开侧胸壁。

④下叶肺不张：双下叶肺不张形态大体相同，斜裂均向后内侧移位，使不张的下叶紧贴后纵隔，并向下与内侧横膈相连。

3）肺段不张：常见于右肺中叶的内、外段，表现为右心缘旁三角形软组织密度影，边缘内凹。

4）小叶不张：多发斑片状密度增高影，不易与肺炎的片状影区别，多见于支气管哮喘及支气管肺炎。

（二）肺实变

渗出性病变（exudation lesion）是指在急性炎症反应过程中，肺泡腔内的气体被渗出的液体所取代。见于各种肺炎和肺结核。影像学表现为边缘模糊、形态各异、大小不一的密度增高影，病变密度与渗出成分及渗出量有关；病变中心的密度高而均匀，边缘部分较淡，与周围组织分界不清；可在密度增高的阴影中见含气的支气管影，称为空气支气管征或支气管气象（air bronchogram），此征象可除外肿瘤性病变（图 4-1-6），CT 比 X 线更容易见到；经恰当治疗后，病变变化较快，可逐渐吸收。

（三）空洞和空腔

空洞（cavity）为肺内病变组织发生坏死，坏死组织经引流支气管排出并吸入气体而形成。

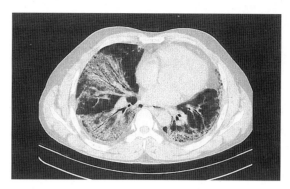

图 4-1-6　空气支气管征

X 线表现为大小与形状不同的透亮区，CT 为低密度区，且比 X 线发现空洞更敏感，还可以清晰显示空洞壁的状况。

1．虫蚀样空洞　又称无壁空洞，表现为实变区内多发小的透光区，轮廓不规则，洞壁为坏死组织。在大片阴影区内见多发的边缘不规则的虫蚀状透明区，见于干酪样肺炎。

2．薄壁空洞　壁厚小于 3mm，表现为境界清楚、内壁光滑的圆形、椭圆形或不规则环形透光区。常见于肺结核、肺脓肿，肺转移瘤也可呈薄壁空洞。

3．厚壁空洞　壁厚大于 3mm，表现为形状不规则的透光区，周围有密度高的实变区，其内可有液平面或液气平面。内壁凸凹不平或光滑整齐。多为新形成的空洞。可见于肺脓肿、肺结核和肺癌。急性脓肿的空洞常表现为洞腔较大，内壁光滑或略不光滑，内有液平面，洞壁外面为边缘模糊片状阴影。肺结核洞腔较小，很少有液平，常为多发，内壁不整齐，空洞壁外面整齐清楚。癌性空洞常表现为内壁不规则，可有壁结节，一般无液平面，空洞壁外缘有分叶和毛刺。

空腔（air containing space）是肺内生理腔隙的病理性扩大，如肺大疱、含气肺囊肿及肺气囊等。影像学表现与薄壁空洞相似，但空腔壁更薄且均匀，腔内一般无液平面，周围无实变。合并感染时，腔内可见液平面，空腔周围也可见实变影。

（四）结节与肿块

1．肿块（mass）　病灶直径大于 2cm 者，肺内的良、恶性肿瘤均以形成肿块为特征，可单发也可多发。良性肿瘤多有包膜且生长缓慢，故呈边缘锐利光滑的球形肿块，中心一般无坏死，在 PET 上通常无或轻度放射性摄取。恶性肿瘤多无包膜，呈浸润性生长，边缘多不锐利，并可有短细的毛刺，因生长不均衡，常为分叶状；因生长较快，中心可发生坏死而呈低密度。肉瘤和转移瘤虽为恶性肿瘤，但多呈球形。在 PET 上恶性肿瘤一般表现为异常放射性摄取，中心坏死区一般表现为放射性缺损。CT 增强扫描时，良性肿瘤无强化或轻微均匀强化，恶性肿瘤强化较明显，且常呈一过性强化。非肿瘤性病变也可形成肿块，如结核球及炎性假瘤。

2．结节（nodule）　指病灶直径小于 2cm 者。直径小于 1cm 称腺泡大小的结节，直径小于 4mm 称粟粒状结节。结节与肿块除了大小不同外，其他表现相同。

3．增殖性病变（proliferative lesion）　是指慢性炎症在肺内形成的肉芽组织。见于各种慢性炎症、肺结核、矽肺等，其成分多为细胞和纤维。影像学表现为病变较局限，密度较高，边缘较清楚，无明显的融合趋势；形状可为结节状、肿块状、肺段或肺叶密度增高影；动态变化缓慢。

（五）网状、细线状及条索状影

纤维性病变（fibrotic lesion）是慢性炎症或增殖性病变在修复过程中，纤维成分逐渐替代细胞成分而形成瘢痕。以其发生原理及对肺功能影响不同，分为局限型和弥漫型两类。局限型：小的可以表现为密度高的索条影，僵直，于正常肺纹理不同；大者表现为结节、肿块、肺段及肺叶阴影，同增殖性病变不能鉴别；还可引起气管和纵隔向患侧移位，上叶纤维化可拉肺门上提，下肺野的纹理被牵拉伸直呈垂柳状。弥漫型者表现为弥漫分布的网状、线状及蜂窝状影，肺纹理增粗，自肺门区向外伸展至肺野外带；在网状纤维化背景上可有散在颗粒状或小结节状影，称网状结节病变，多见于尘肺和慢性间质性肺炎。

（六）钙化

钙化病变（calcification lesion）：在病理上属于变质性病变，是破坏的组织脂肪酸分解而引起局部酸碱度变化时，钙离子以磷酸钙或碳酸钙的形式沉积下来形成的。多发生在退行性变或坏死组织内。表现为高密度影，边缘锐利，形状不一，可为斑点状、块状或球形。CT 值在100Hu 以上。

胸膜病变

（一）胸腔积液

病变累及胸膜时可产生胸腔积液。影像学检查可明确胸腔积液的存在，但不能鉴别其性质。

1. 游离性胸腔积液

（1）少量积液：最先积聚在位置最低的后肋膈角，站立后前位检查多难以发现，当积液量达 250ml 左右时，站立前后位可见肋膈角变钝、变浅或填平。透视时液体随呼吸和体位的变化而移动。随着液体的增加，其上缘低于第 4 肋前端，呈外高内低的弧形凹面。CT 可以发现100ml 以下的积液，表现为沿胸廓背侧内缘走行的低密度区。

（2）中量积液：积液上缘在第 4 肋前端平面以上，第 2 肋前端平面以下。液体上缘呈外高内低，边缘模糊的弧线状，称为渗液曲线（图 4-1-7）。CT 表现为液体沿胸壁包绕肺组织。

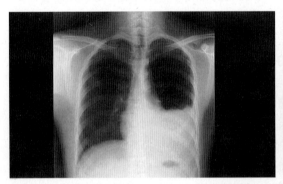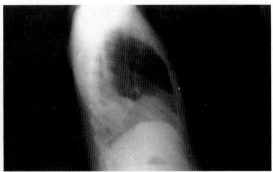

图 4-1-7 胸腔积液
X 线胸片正、侧位左下胸腔见外高内低的边缘模糊的弧线影，纵隔无明显移位

（3）大量积液：积液上缘达第 2 肋前端以上，患侧肺野呈均匀致密阴影，有时仅见肺尖部透明，且可见肋间隙增宽，膈下降，纵隔向健侧移位。

2. 局限性胸腔积液 胸膜炎时，脏、壁层胸膜发生粘连可使积液局限于胸膜腔的某一部位，称为包裹性积液；局限于水平裂或斜裂内时，称为叶间积液；积液位于肺底部与膈之间时称为肺下积液,多见于右侧。表现为积液部位的高密度影。

(二)气胸与液气胸

1. 气胸(pneumothorax)　空气进入胸膜腔内称为气胸。气胸区无肺纹理。少量气胸肺外带呈线状或带状透光影,同时可见被压缩肺的边缘,呼气时显示较清楚;大量气胸时,可将肺完全压缩在肺门区,呈均匀的软组织影,纵隔可向健侧移位,患侧膈下降,肋间隙增宽,健侧可见代偿性肺气肿。如脏壁层胸膜粘连,可形成局限性或多房局限性气胸。CT(肺窗)根据气体量的多少,可见肺外围宽窄不同的无肺纹理的含气带。

2. 液气胸　胸腔内液体与气体并存称为液气胸,外伤、胸腔穿刺和手术均可引起。表现为一侧胸腔的气液平面。

(三)胸膜肥厚、粘连、钙化

局限性胸膜增厚粘连多发生于肋膈角区,表现为肋膈角变浅、变平,呼吸时膈运动轻度受限,膈上缘幕状突起。广泛的胸膜肥厚粘连时,可见患侧胸廓塌陷,肺野密度增高,沿胸壁内缘带状致密影,肋间隙变窄,肋膈角近似直角或闭锁,膈升高切膈顶变平,膈运动减弱或消失。

胸膜钙化表现为肺野边缘片状、条状或斑块状高密度影。

(四)胸膜肿块

X线和CT表现为半球形、扁丘状或不规则形肿块,密度均匀,边缘清楚,与胸壁呈钝角相交,胸膜外脂肪层完整。常见于胸膜间皮瘤、肉瘤和转移瘤。弥漫性间皮瘤可伴胸腔积液,转移瘤常伴肋骨破坏。肿块多有明显强化。有些包裹性胸腔积液、胸膜结核球可与胸膜肿瘤表现相似。

纵隔病变

(一)形态的改变

最常见的是纵隔增宽,炎症、出血、肿瘤、淋巴结及血管迂曲等均可引起纵隔增宽。严重肺气肿可使纵隔变薄,甚至呈线状。

(二)肿块

起源于纵隔某种组织的肿瘤,常有其好发部位。根据肿瘤的部位常可提示肿瘤的类别,如胸腺瘤、畸胎瘤和胸内甲状腺肿多发生在前纵隔,淋巴瘤和支气管囊肿多发生在中纵隔,神经源性肿瘤多发生在后纵隔。分叶状及边缘不规则肿块常为恶性表现,如淋巴肉瘤多呈向两侧突出的分叶状肿块。支气管囊肿则边缘光滑锐利,密度均匀。畸胎瘤密度可不均匀,内部可有钙化、骨骼及牙齿。

(三)位置的改变

胸腔、肺内和纵隔病变均可使纵隔移位。引起肺容积缩小的病变,如肺不张、肺纤维化和胸膜增厚等可牵拉纵隔向患侧移位。引起胸腔容积增大的病变,如胸腔积液、胸膜肿瘤、肺内巨大肿瘤等可推压纵隔向健侧移位。

四、常见疾病影像诊断

(一)支气管扩张症

【概述】

支气管扩张症(bronchiectasis)是指支气管内径的异常增宽,为较常见的一种慢性支气管疾病，常继发于支气管、肺的化脓性炎症、肺不张和肺纤维化，少数患者为先天性，支气管内径呈不同程度的异常扩张。发病年龄以儿童及青少年多见。

根据形态，支气管扩张可分为：①柱状支气管扩张：扩张的支气管远段与近段宽度相似；②囊状支气管扩张：扩张的支气管远段宽度大于近段，远段呈球囊状；③静脉曲张型支气管扩张：扩张的程度稍大于柱状，管壁有局限性收缩致支气管形态不规则，形似静脉曲张。三种形式可同时混合存在或以其中某一种形式为主。

临床主要有三个症状：咳嗽、咳大量脓性痰、咯血。常有呼吸道感染及反复发热，可有杵状指，常伴有肺部炎症。

【影像学表现】

1. X线 早期轻度的支气管扩张在平片上可无异常发现，较明显者在平片上可发现某些直接或间接征象。X线胸片在粗乱的肺纹理中如果见到杵状、囊状或蜂窝状影透亮影，为支气管扩张较为特征的表现。

2. CT

（1）柱状支气管扩张：当扩张的支气管水平走行时可表现为"双轨征"，即扩张增厚的支气管壁呈平行排列的轨道状；当支气管呈垂直走行时可表现为厚壁的圆形透亮影，此时，扩张的支气管与伴行的肺动脉表现为印戒状，称为"印戒征"，正常时肺动脉直径稍大于伴行的同级支气管的直径，当关系倒转时，表明支气管扩张。

（2）囊状支气管扩张：表现为一组或多发含气的囊肿。囊内充满液体则呈一串葡萄状，合并感染时囊内出现液平面，是囊状支气管扩张最具特异性的征象。

（3）静脉曲张型支气管扩张：表现与柱状相似，只是管壁不规则，管腔呈不均匀增宽，可呈串珠状。

（二）大叶性肺炎

【概述】

大叶性肺炎（lobar pneumonia）为细菌引起的急性肺部炎症，主要致病菌为肺炎双球菌。炎症常累及多个整肺叶，也可仅累及肺段。

病理改变分为4期：①充血期：肺部毛细血管扩张、充血，肺泡内有浆液性渗出物，肺泡腔内仍存有空气；②红色肝样变期：肺泡内充满大量纤维蛋白及许多红细胞等渗出物，切面呈红色肝样；③灰色肝样变期：肺泡内红细胞减少而代之以大量的白细胞，切面呈灰色肝样；④消散期：在发病1周后肺泡内的纤维性渗出物开始溶解而被吸收、消散，肺泡重新充气。

青壮年常见，临床起病急，寒战、高热、胸痛、咳嗽、咳铁锈色痰为其临床特征；白细胞总数及中性粒细胞明显升高。

【影像学表现】

1. X线与病理分期密切相关，通常X线征象较临床症状出现晚。基本X线：不同形状及范围的渗出与实变。①充血期由于很多肺泡尚充气可无明显阳性征象，或只表现肺纹理增多，透过度减低。②肝样变期表现为密度均匀的大片状致密影，有时见空气支气管征，累及肺段表现为片状或三角形致密影，累及肺叶则表现为以叶间裂为界限的大片状致密影（图4-1-8）。③消散期病变影密度减低且不均匀，呈大小不等、分布不规则的散在斑片影。④病变多于两周内吸收，少数病灶可延迟1～2个月吸收，偶可因长期不吸收机化演变为机化性肺炎。

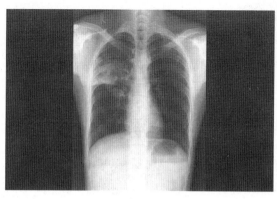
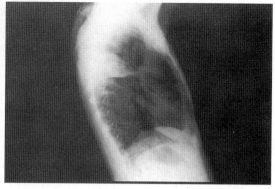

图 4-1-8　大叶性肺炎
X 线胸片正、侧位右肺中叶大片状实变影,密度不均

2. CT　早期炎症改变较 X 线敏感,充血期:病变呈磨玻璃样影,边缘模糊。肝样变期:可见呈大叶性或肺段性分布的致密影,支气管气象显示更清楚。消散期:实变影密度减低,呈散在大小不等的斑片状阴影。最后多可完全吸收。

(三)小叶性肺炎

【概述】

小叶性肺炎(lobular pneumonia)又称为支气管肺炎(bronchopneumonia),多见于婴幼儿、老年人、极度衰弱的患者,或手术后及长期卧床者,使两肺下部血液瘀滞诱发感染。常见的致病菌为链球菌、葡萄球菌和肺炎双球菌等。

病理变化为小支气管壁充血、水肿,肺间质内炎性浸润以及肺小叶渗出和实变的混合病变。病变范围是小叶性的,但可融合成大片。由于细支气管炎性充血水肿及渗出,易导致细支气管不同程度的阻塞,可出现小叶性肺气肿、小叶性或节段性肺不张。

临床上有发热、咳嗽、呼吸困难、发绀、胸痛及咳泡沫状黏液脓性痰,极度衰弱者体温可不升高。

【影像学表现】

1. X 线　病变多位于双肺中、下野的内、中带。肺纹理增多、增粗、模糊。沿支气管分布斑片状边缘模糊的致密影,密度不均,密集的病变可融合成较大的片状。治疗后可完全吸收消散(图 4-1-9)。

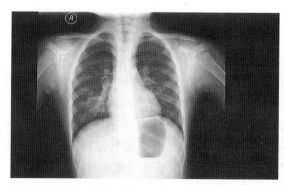
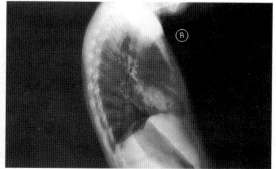

图 4-1-9　小叶性肺炎
X 线胸片正、侧位右肺下野心缘旁肺纹理增粗、模糊,沿支气管走行分布的散在小斑片状影

2．CT 肺纹理增多、增粗、模糊，病灶呈弥散的大小不同的结节状或斑片状阴影，典型者呈腺泡样形态，边缘较模糊，或呈分散的小片状实变影，周围常伴阻塞性肺气肿或肺不张。阻塞性肺不张的邻近肺野可见代偿性肺气肿表现。

（四）间质性肺炎

【概述】

间质性肺炎（interstitial pneumonia）可由细菌或病毒感染所致。多见于小儿，常继发于麻疹、百日咳或流行性感冒等急性传染病。

病理特征为炎症主要累及支气管和血管、肺泡间隔、肺泡壁、小叶间隔等肺间质，而肺泡则很少或不被累及，肺间质内有水肿和淋巴细胞的浸润，炎症可以沿间质内的淋巴管蔓延引起局限性的淋巴管炎和淋巴结炎。终末细支气管炎可引起细支气管部分或全部阻塞，导致局限性肺气肿或肺不张。病变常广泛累及双肺各叶。慢性者，多伴有不同程度的纤维结缔组织增生。

临床上常有气急、发绀、咳嗽等症状，症状明显而体征较少。

【影像学表现】

1．X线 病变分布广泛，好发于双肺门区及肺下野。肺纹理增粗、模糊，表现为纤细的条状、短条状或广泛分布的细小结节状密度增高阴影，可伴肺气肿或肺不张；炎症浸润及淋巴结炎可引起肺门阴影增大，结构不清，肺门边缘轮廓模糊。炎症吸收消散时肺野恢复正常。

2．CT 早期表现为双肺纹理增粗、模糊，并伴有磨玻璃样阴影，以下肺野明显，较重者则伴有小叶性肺实变阴影。肺门及纵隔淋巴结可增大。

（五）肺脓肿

【概述】

肺脓肿是多种化脓性细菌引起的坏死性炎性病变，分为急性与慢性肺脓肿。按感染途径分为：①吸入性：细菌经呼吸道吸入至远侧支气管而发病，是最常见的感染途径。②血源性：常继发于金黄色葡萄球菌引起脓毒血症，常为多发。③直接蔓延：由胸壁感染、膈下脓肿或肝脓肿直接蔓延累及肺部。

病理为细支气管受感染物阻塞，小血管炎性栓塞，肺组织化脓性炎症、坏死，形成肺脓肿，继而坏死组织液化破溃到支气管，脓液部分排出，气体进入，形成有气液平面的脓腔，空洞壁表面常见残留的坏死组织。

病人有寒战、高热、咳嗽、胸痛等症状，可咳出组织和大量脓性痰，有腥臭味，放置后常分为三层。

【影像学表现】

1．X线 ①急性炎症表现，呈大片状的致密阴影，密度较均匀，边缘模糊。脓肿形成后，内壁光滑或高低不平，洞内可见液平面。可伴有少量胸腔积液或邻近胸膜增厚。②慢性肺脓肿，周围炎性浸润大部分吸收，纤维结缔组织增生，表现为洞壁较厚的空洞，空洞壁变薄，脓腔也逐渐缩小，可有或无液平，周围有紊乱的条索状及斑片状阴影。③血源性肺脓肿表现为双肺多发类圆形致密影，以外围带较多，病变中心可有小空洞形成，也可有液平（图4-1-10）。

2．CT 单发或多发边缘模糊的大片状致密阴影基础上，病变发展形成空洞，内外缘均不规则，可见支气管与脓腔相通，增强扫描脓肿壁强化多较明显。如脓肿靠近胸壁，则可见胸膜肥厚或少量的胸腔积液（积脓）。

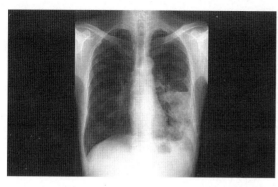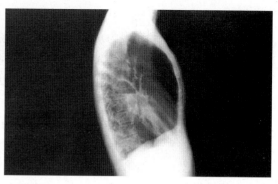

图 4-1-10　肺脓肿
X 线胸片正、侧位左肺上叶密度增高影，边缘模糊，内有空洞，空洞壁光滑，并可见液平

3. MR　较少应用。

（六）肺结核

【概述】

肺结核（pulmonary tuberculosis）是结核杆菌所引起的一种常见慢性、特异性炎性病变。

基本病理改变是渗出、增殖及变质，增殖以结核性肉芽肿为特征，病变进一步进展形成干酪样坏死（caseous necrosis）、液化及空洞形成（liquefaction and cavitation）、播散（dissemination），及时治疗病变可完全吸收，如治疗不规范病变可纤维化或形成钙化。

结核病分为五型：①原发性肺结核；②血行播散型肺结核；③继发性肺结核；④结核性胸膜炎；⑤其他肺外结核。

典型肺结核起病缓慢，病程较长，有低热、盗汗、乏力、食欲减退、咳嗽和少量咯血。

原发性肺结核

【概述】

原发性肺结核（primary tuberculosis）为初次感染结核菌而发生的结核，包括原发综合征和胸内淋巴结结核。肺内原发灶、淋巴管炎及淋巴结炎三种病变合称为原发综合征。

1. 原发综合征

【影像学表现】

（1）X 线：典型表现为肺内原发病灶、肺内淋巴管炎及肺门、纵隔淋巴结肿大，形成哑铃状。原发病灶表现为局限性云絮状阴影，病灶中央较致密，边缘模糊不清。淋巴管炎表现为病灶与肺门之间条索状阴影，不规则，此条索影多在原发病灶形成 2～3 周后出现，后即消失，一般不易见到。肺门及纵隔增大的淋巴结表现为肿块影向肺野突出，多出现于右侧气管旁及气管支气管淋巴结群，表现为内缘与纵隔相连，外缘突出的肿块影，边缘清楚。

（2）CT：可以很好地显示原发病灶、淋巴管炎及肿大淋巴结。肺内的原发病灶表现为小叶性或小叶融合性高密度阴影。

2. 胸内淋巴结结核（tuberculosis of intrathoracic lymph node）　原发综合征的原发病灶病理反应一般较轻，易于吸收及掩盖，因淋巴结内干酪样坏死较严重，故吸收愈合的速度较原发病灶缓慢，当原发病灶完全吸收时，纵隔和（或）肺门肿大的淋巴结成为原发型肺结核的重要表现，称为胸内淋巴结结核。如肿大的淋巴结伴周围组织渗出炎性浸润，称为炎症型。淋巴结周围炎吸收后，在淋巴结周围有一层结缔组织包绕，称为结节型。

【影像学表现】

（1）X线：炎症型表现为从肺门向外扩展的高密度影，略显结节状，其边缘模糊，与周围肺组织分界不清。结节型表现为肺门区域突出的圆形或卵圆形高密度影，边界清楚，以右侧肺门区多见。数个相邻淋巴结均增大可呈分叶状边缘。多个淋巴结增大时，纵隔影增宽，密度增高，边缘呈波浪状。

（2）CT：更好的显示肿大淋巴结的部位与分布、内部结构（干酪坏死或钙化）与周围组织浸润等。由于增大的淋巴结中心为干酪样坏死物质，增强CT时，中心不强化，而周边强化，故肿大淋巴结常呈环形强化。

血行播散性肺结核

【概述】

结核杆菌进入血液循环引起，分为急性粟粒型和亚急性或慢性血行播散型。

【影像学表现】

（1）X线：急性粟粒型表现为两肺野分布均匀、大小一致（1～2mm）、密度相似的粟粒状病灶，双肺野呈磨玻璃样改变，正常肺纹理常不能显示。病变发展时可以发生病灶融合成小片或大片状阴影。经适当治疗，病灶可在数月内逐渐吸收。

亚急性或慢性血行播散型肺结核病灶分布不均，大小不一，密度不同，即所谓"三不均匀"。经治疗后新病灶可以吸收，陈旧病灶多以纤维钙化而愈合。

（2）CT：急性粟粒型表现为两肺广泛分布的粟粒结节影，病灶大小相仿，多在1～2mm之间，病灶密度均匀、边界清楚。CT可早期发现（图4-1-11）。亚急性或慢性血行播散型肺结核分布不均，以双肺上、中肺野为主，表现为多发大小不等的结节影，上肺野病灶一般大于下肺野病灶，病灶密度不均，有的病灶内可有钙化。

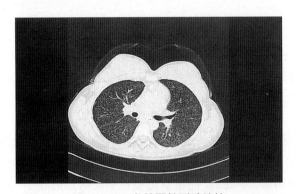

图4-1-11 急性粟粒型肺结核
CT肺窗示双肺布满大小相仿、密度均匀的粟粒样结节，呈面纱样

继发性肺结核

【概述】

继发性肺结核（secondary pulmonary tuberculosis）为肺结核中最常见的一种类型。多数为已静止的原发病灶的重新活动，少数为外源性再次感染。

有多种病理改变，包括浸润性、干酪性、增殖性、空洞性、结核球、纤维化、钙化等不同性质的病灶，影像学表现多种多样、比较复杂。好发部位为上叶尖后段及下叶背段。

【影像学表现】

（1）X线：肺部常为渗出、增殖、播散、纤维化和空洞等多种性质病变同时存在。①渗出性病变：病灶呈斑片状或云絮状影，经治疗可以完全吸收。②干酪型肺炎：表现为一个肺段或肺叶呈致密性实变，密度较高，轮廓较模糊，肺叶体积常因肺组织广泛破坏而缩小，病灶内可见多发虫蚀样空洞影。③结核球：为干酪样肺炎的局限化，周围有纤维组织包绕成为球形，或者空洞的引流支气管阻塞，干酪性物质充填形成。表现为球形病变，密度较高且较均匀，边缘清楚，有时其内可见空洞或层状、环状、斑点状钙化。多数为单发，少数可多发。周围常有散在的纤维性或增殖性病灶，称为卫星灶（图4-1-12）。④结核性空洞：干酪性空洞多为不规则形，壁厚薄不均。慢性纤维空洞常与纤维化及支气管播散病灶并存，空洞不规则，壁厚薄不均，周围常伴有广泛的条索状纤维性改变和散在新老不一的病灶。由于广泛的纤维收缩，常使同侧肺门上提，肺纹理垂直向下呈垂柳状，可合并支气管扩张。⑤纤维、钙化灶：提示病灶愈合。

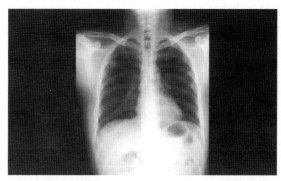

图4-1-12　结核球

右肺上叶球形影，密度均匀，边缘光滑，上缘见浅分叶

（2）CT：①渗出性病变多表现为散在分布的斑片状影，边缘模糊，密度不均，有时病灶内可见小空洞。②干酪性肺炎：呈肺段或肺叶分布的实变影，肺段或肺叶体积缩小，密度多不均匀，可见空气支气管征，有的可见空洞，以上叶多见。下肺常可见沿支气管分布的播散病灶。③结核球为直径≥2cm的单发或多发致密影，多呈圆形或类圆形，边缘多清楚；密度不均，多数可见钙化。少数可见毛刺征及胸膜凹陷征。周围可见卫星灶，有的尚可见引流支气管。增强扫描病灶不强化或仅轻度强化。④空洞：慢性纤维性空洞边界比较清楚，内壁光滑，周围可见扩张的支气管与纤维化改变。纵隔向患侧移位，常伴明显胸膜增厚及相应部位的胸廓塌陷。

结核性胸膜炎

【概述】

由肺内结核直接蔓延或结核菌经血行或淋巴引流播散到胸膜引起，多为单侧。多见于儿童与青少年，临床上分为干性和渗出性胸膜炎。

【影像学表现】

表现为容量不等的胸腔游离积液、包裹性积液、叶间积液征象；可完全吸收，或残留程度不同的胸膜增厚、粘连、钙化，也易引起包裹性胸腔积液。

（七）肺癌

【概述】

肺癌起源于支气管上皮、腺体或细支气管及肺泡上皮。根据肺癌组织学表现分为鳞癌、腺癌、鳞腺癌、小细胞肺癌、大细胞肺癌和肉瘤样癌。鳞癌最常见，约占肺癌的40%，多发生在肺段以上支气管；腺癌约占肺癌的30%，以女性多见，多发生在外围小支气管，发生转移早。小细胞肺癌为肺癌中恶性程度最高的一种，约占肺癌的20%，常发生在较大支气管，生长快，转移早，发病年龄轻，可在40岁以下。大细胞肺癌，多发生在肺外围，有早期转移倾向，较少见。

按照发生部位分为三型：①中心型，指发生于肺段及以上支气管的肺癌；②周围型，指发生于肺段支气管以下的肺癌；③细支气管肺泡癌，指发生于细支气管或肺泡上皮的肺癌。

肺癌生长方式：①管内型：癌瘤向管腔内生长，形成息肉样或蕈样附壁肿块。支气管阻塞而引起阻塞性肺气肿、阻塞性肺炎和阻塞性肺不张。②管壁型：癌瘤沿支气管壁浸润性生长，管壁增厚，管腔狭窄或阻塞。③管外型：癌瘤穿透支气管壁向外生长，在肺内形成肿块；肿瘤的生长使支气管狭窄或阻塞。④肺段以下较小支气管的肺癌，在肺小叶内形成肿块型或肺炎型肺癌。⑤细支气管肺泡癌。初期沿肺泡壁生长，形成孤立结节状肿块，晚期可经支气管及淋巴管播散，形成弥散性斑片状或粟粒状癌灶。

咳嗽为常见的早期症状，随病变发展可出现咯血、胸痛、呼吸困难等症状。间断性痰中带有少量血丝是本病重要的临床表现，也可为早期肺癌的唯一临床表现。

【影像学表现】

1. X线

(1) 中心型肺癌：早期肺癌肿瘤局限于黏膜内，X线检查可无异常表现，易漏诊。

进展期肺癌：直接征象：肺门区肿块，突向肺野，边缘呈分叶状，多有毛刺，中心可发生坏死形成空洞，多为偏心性空洞（图4-1-13）。间接征象：①阻塞性肺气肿。②阻塞性肺炎，其特征为反复发作、吸收缓慢的炎性致密影。③阻塞性肺不张，为累及肺段、肺叶或一侧肺的密度增高影并伴体积缩小，发生在右上叶支气管的肺癌，其肺门部肿块与右上叶不张连在一起可形成反"S"状的下缘，称为反"S"征。

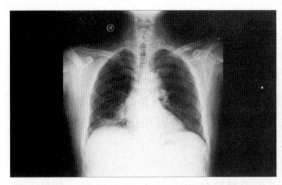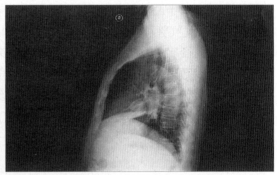

图 4-1-13 中心型肺癌

X线胸片正、侧位右肺下叶近肺门部见肿块影，呈分叶状，远端见阻塞性炎症

(2) 周围型肺癌：早期肺癌：直径多在3cm以下且无转移。表现为肺内结节状阴影，肿瘤边缘模糊、毛糙，可呈分叶状，邻近可见胸膜凹陷征。有的表现为小片状阴影，呈磨玻璃密度。进展期肺癌：肿瘤直径大多在3cm以上（图4-1-14）。可见分叶、毛刺及胸膜凹陷征，毛刺的形成与肿瘤沿血管、间质浸润生长或周围间质增生、反应有关。可累及肺段以上支气管而合并肺段不张或阻塞性肺炎。当肿瘤坏死、液化时可形成空洞，空洞壁多为厚壁，但常厚薄不均，

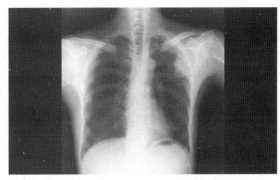

图 4-1-14　周围型肺癌
X 线胸片正位示左肺肿块影,密度浓实

内缘凹凸不平,有的形成结节,空洞外缘呈分叶状。此外还可有肺门和纵隔淋巴结肿大、胸腔积液、胸膜结节及心包积液等征象。

(3)弥漫型肺癌:表现为两肺多发弥漫结节或斑片状影像,或为多发肺叶、段的实变影像。结节呈粟粒大小至 1cm 不等,以两肺中下部较多。

2. CT

(1)中心型肺癌:表现为支气管壁不规则增厚,支气管腔狭窄或截断。支气管管壁增厚与中央型肺癌的管外肿块或合并淋巴结肿大形成肺门区肿块,表现为分叶状或边缘不规则的肿块,肿块远端常同时伴有散在分布的阻塞性肺炎或呈肺叶、肺段分布的均匀性密度增高的肺不张征象。增强扫描可见肺不张内的肿块轮廓,其密度较肺不张增强的密度低。因不张肺内支气管黏液潴留,出现不强化,而周围不张肺组织强化较明显时可显示不张肺内的黏液支气管征。CT 还可以显示累及纵隔或心脏大血管情况。

(2)周围型肺癌:表现为肺内结节影或肿块影,肿瘤密度一般比较均匀,早期肿块内可见 2mm 左右的空泡征和含气支气管征,进展期肿块有时可见到厚壁空洞,多为偏心性,壁厚薄不均,内壁可有结节,空洞内多无液平。肿瘤边缘常有细小毛刺和分叶征,邻近肿瘤的胸膜常见到线形或三角形的胸膜凹陷征。肺癌增强后的 CT 值一般比平扫增加 20～80Hu 以上(图 4-1-15)。

淋巴结转移:CT 扫描可显示肺门及纵隔有无淋巴结转移,判断淋巴结转移主要根据淋巴结短径的大小。纵隔淋巴结短径大于 10mm 或肺门淋巴结大于 15mm 通常提示为转移。肿瘤

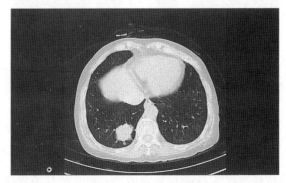

图 4-1-15　周围型肺癌
CT 肺窗示右肺上叶结节,边缘有多发细小毛刺,相邻胸膜受牵拉

91

侵犯淋巴道形成癌性淋巴管炎，表现为支气管血管束增粗，有小结节及不规则线状、网状影。胸膜转移表现为胸膜结节和胸腔积液。

（3）弥漫型肺癌：两肺弥漫分布的结节影，可伴肺门、纵隔淋巴结转移。在实变影中可见空气支气管征，但其走形迂曲、僵硬，可见不规则狭窄，细小分支消失截断。由于肿瘤细胞沿细支气管及肺泡壁伏壁生长蔓延，细支气管及肺泡内残存有气体，故实变影像中可见大小不一的气体密度腔隙。CT 增强检查时在肺叶或肺段实变病变中出现血管强化的影像，称为"血管造影征"。

3. MR

（1）中心型肺癌：MR 能清晰显示肺门肿块。T_1WI 上呈中等均匀信号，T_2WI 为高信号，信号多不均匀。MR 可清楚显示肿瘤侵犯血管的范围和程度及肿大淋巴结，T_1WI 呈中等信号，T_2WI 呈略高信号，信号均匀。

（2）周围型肺癌：表现为肺内孤立结节或肿块。T_1WI 呈中等信号，T_2WI 呈中高信号，信号多不均匀。肿块边缘可见分叶或边缘光滑，MR 对肿块边缘的毛刺、胸膜凹陷征、肿块内空泡征、含气支气管征的显示不如螺旋 CT 清晰，而且无法显示钙化。对于肺上沟瘤的冠状及矢状面成像可用于判定臂丛神经受侵，横断面可检查脊椎受侵及肿瘤向椎间孔蔓延的形态。

（八）肺转移瘤

【概述】

肺部是转移瘤好发部位，许多恶性肿瘤可以经血行、淋巴、直接蔓延或支气管播散等多种途径转移至肺部，其中以血行转移最为多见。

【影像学表现】

（1）X 线：血行转移多表现为两肺多发大小不等的结节影。以两肺中下野较常见，病变边缘清楚。少数患者表现为单发结节或肿块影。骨肉瘤及软骨肉瘤的转移灶中可以出现钙化或骨化。淋巴道转移可表现为单侧或双侧肺野呈网状、结节状、小片状或小条状密度增高影，多见于双肺中、下野（图 4-1-16）。

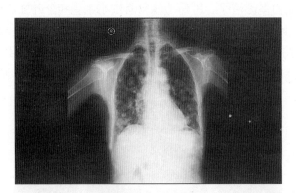

图 4-1-16 转移瘤

X 线胸片正位示双肺野多发大小不等的结节，边缘光滑，以中下肺野为著

（2）CT：CT 发现肺转移瘤较 X 线胸片更为敏感。血行转移多表现为两肺散在分布、大小不等的结节影或肿块影，中下野的胸膜下区较多，边缘光滑，密度均匀。也可表现为单发结节，原发肿瘤多为结肠癌、肾癌、膀胱癌。转移瘤内出现钙化或骨化多见于骨肉瘤、软骨肉瘤和滑

膜肉瘤。高分辨力 CT 显示淋巴道转移有独特的优势,表现为肺门及纵隔淋巴结增大,沿支气管血管束、小叶间隔分布的多数细小结节影,呈"串珠样"改变。

(九)原发性纵隔肿瘤

纵隔原发肿瘤种类很多,其中神经源性肿瘤、恶性淋巴瘤、胸腺瘤、畸胎瘤、胸内甲状腺肿最为多见。胸腺瘤、畸胎瘤、胸内甲状腺肿通常位于前纵隔,恶性淋巴瘤多位于中纵隔,而神经源性肿瘤多位于后纵隔。

1. 胸内甲状腺肿

【概述】

胸内甲状腺肿(intrathoracic goiter)病理上可分为甲状腺肿大、甲状腺囊肿、甲状腺腺瘤和甲状腺癌。其临床上可无症状或有压迫症状。

【影像学表现】

(1)X 线:一侧或两侧上纵隔增宽、密度增高,并有软组织影向两侧或一侧突出,且突出的软组织影与颈部肿物相连,并可随吞咽上下移动,气管受压移位或变形,管腔狭窄。

(2)CT:在中上纵隔区,气管前侧方,向上与颈部甲状腺相连,因肿瘤内含碘量较高,其密度稍高于周围软组织,其内可见囊变、出血及钙化等,增强扫描实质部分强化明显,并可见对比剂在肿块中持续时间较长,气管往往被推压移位,或伴有气管变形。

(3)MR:肿块呈不均匀长 T_1 长 T_2 信号,注射 Gd-DTPA 后明显强化。

2. 胸腺瘤

【概述】

胸腺瘤(thymoma)是前纵隔最常见的肿瘤,被认为是起源于未退化的胸腺组织,由上皮细胞及淋巴细胞组成,根据其主要成分的比例,可分为上皮细胞型、淋巴细胞型及混合型。Maggi等以手术为依据,建议分为非侵袭性胸腺瘤(non-invasive thymoma)和侵袭性胸腺瘤(invasive thymoma)。前者呈膨胀性生长,有完整包膜,手术切除不复发;后者有邻近组织的浸润,手术切除后常复发。发病年龄多超过 35 岁。约有 30%～50% 胸腺瘤患者出现重症肌无力,而重症肌无力患者中约 15% 有胸腺瘤。

【影像学表现】

(1)X 线:较小的胸腺瘤在胸片上难以显示。较大的胸腺瘤 X 线后前位片表现为前上纵隔增宽,侧位片可见前纵隔内肿块影,难以定性。

(2)CT:肿块位于前上纵隔胸腺区,较小的胸腺瘤为类圆形软组织密度阴影,边缘光滑或呈分叶状。较大时可推压邻近大血管变形、移位。

增强扫描时胸腺瘤一般均匀强化,侵袭性胸腺瘤呈浸润性生长,界限模糊,边缘不规则,与周围器官间脂肪间隙消失(图 4-1-17)。侵及胸膜可见胸膜结节及胸腔积液,心包受累可出现心包积液。

(3)MR:类圆形或不规则形软组织肿块,通常边界清楚,其信号均匀,与肌肉信号相似。侵袭性胸腺瘤表现为对周围组织器官的侵犯。

3. 畸胎瘤

【概述】

系先天性肿瘤,来自原始胚胎组织的残留物。分为囊性(皮样囊肿)和实质性两种。肿瘤较小时没有症状,较大时可产生相应的压迫性症状。多在成年后发病。

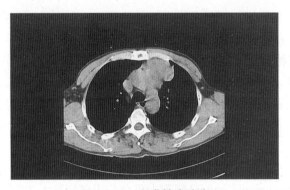

图 4-1-17 侵袭性胸腺瘤
CT 纵隔窗示前纵隔不规则软组织肿块影,密度均匀,
呈分叶状

【影像学表现】

(1) X 线:绝大多数位于前纵隔中部,肿块内的牙齿、骨骼影像是其确诊的特异性征象。皮样囊肿表现为边缘清楚、密度均匀、圆形或类圆形低或等密度肿块。实性畸胎瘤则可为类圆形或不规则形肿块,往往边缘呈分叶状(尤其是恶性畸胎瘤)。

(2) CT:皮样囊肿多为厚壁囊肿;实性畸胎瘤表现为密度不均的类圆形或不规则形软组织肿块,其内可见脂肪和(或)骨密度影像。肿块不均匀强化。

(3) MR:T_1WI 和 T_2WI 多表现为不均匀的混杂信号,T_1 及 T_2 均为高信号的脂肪成分、等信号的软组织成分及长 T_1 长 T_2 的液体成分,典型者含有牙齿和骨块,T_1WI 和 T_2WI 均为极低信号。

4. 淋巴瘤

【概述】

临床表现为无痛性淋巴结肿大,可伴有发热、消瘦、盗汗、乏力、瘙痒、贫血、白细胞减少或增多。有的可仅表现周围淋巴结增大而无纵隔或肺门淋巴结增大,无全身症状。

【影像学表现】

(1) X 线:淋巴瘤多侵及多个淋巴结,累及一个区域或几个区域,以血管前组淋巴结和上腔静脉后组淋巴结肿大多见。肺门淋巴结增大少见。在 X 线上多表现纵隔向一侧或两侧增宽,以上纵隔为主,边缘清楚,呈分叶状,侧位胸片可见肿块但边缘欠清楚。

(2) CT:纵隔淋巴结肿大,以前纵隔和支气管旁组常见。累及肺门者出现肺门增大,肿大的淋巴结可相互融合成块,可侵犯上腔静脉、肺动脉及气管支气管。肿块较大时中心可发生坏死,增强扫描增大淋巴结环状强化对于淋巴瘤定性诊断有帮助(图 4-1-18)。

(3) MR:肿大淋巴结呈等 T_1 中高 T_2 信号影,MRI 平扫可借助流空效应来鉴别淋巴结与血管,能明确显示肿大

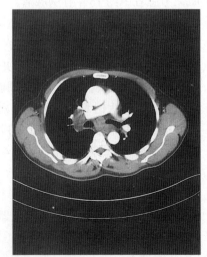

图 4-1-18 淋巴瘤
增强 CT 纵隔窗气管前和主动脉弓旁
肿大淋巴结,融合成团

淋巴结的分布。

5．神经源肿瘤

【概述】

神经源肿瘤(neurogenic tumors)好发生于后纵隔,多出现在脊柱旁沟区,绝大多数为良性,少数为恶性。临床上这类肿瘤多无明显症状及体征,肿瘤较大时可以出现压迫症状。

【影像学表现】

(1) X线:肿瘤位于脊柱旁,呈类圆形或哑铃状,边缘光滑,侧位胸片与脊柱重叠。有时可见椎间孔扩大,邻近骨质有吸收或破坏。

(2) CT:一侧脊柱旁沟内圆形或卵圆形软组织密度肿块,密度多均匀一致,因多数肿瘤含较多脂肪,故总体密度比肌肉密度略低。良性边缘光滑锐利,增强呈中度均匀强化。恶性体积较大,密度多不均且呈不均匀强化,多数轮廓不规则,可破坏邻近骨质。病变侵及椎管内外时,CT可清楚显示病变呈哑铃状形态。

(3) MR:后纵隔病灶呈长 T_1 长 T_2 信号,增强后肿瘤有明显强化。MR 对显示肿瘤与椎管的关系及脊髓是否受压等明显优于 CT 检查。

(十)胸膜病变

1．气胸和液气胸

【概述】

气胸(pneumothorax)是空气进入胸腔所致。胸膜腔内压突然升高,致胸膜破裂形成气胸者,称为自发性气胸。胸壁外伤致胸膜破裂,气体进入胸腔而形成气胸者,称为外伤性气胸。若胸膜裂口呈活瓣样,气体只进不出或易进难出,称为张力性气胸。如果胸腔内气体与液体并存则称为液气胸(hydropneumothorax)。主要临床表现为突发的呼吸困难及胸痛。

【影像学表现】

见基本病变。

2．胸膜间皮瘤

【概述】

胸膜间皮瘤(mesothelioma of pleura)是发生于胸膜的肿瘤。起源于脏层或壁层胸膜的间皮细胞和纤维细胞。

病理上胸膜间皮细胞呈瘤样增生。可分为局限性纤维性肿瘤和弥漫性胸膜间皮瘤,前者多为良性,后者多为恶性。可发生任何年龄,从儿童到老年,男性较女性多见。发病原因不明。

临床表现为进行性胸闷,气短及疼痛。

【影像学表现】

(1) X线:难以显示较小的病灶,若病变较大则表现为突向肺野的肿物,瘤底部一般较宽平,肿瘤边缘光滑清楚,密度均匀,且呼吸时随肋骨运动,而肺内肿块呼吸时随膈肌一起上下移动。弥漫性胸膜间皮瘤表现广泛胸膜增厚,肋间隙变窄,胸椎侧弯,心影向患侧移位等。

(2) CT:局限性胸膜纤维性肿瘤可见于胸膜的任何部位,多见于肋胸膜,表现为突向肺野的扁丘状或半球形肿物,边缘光滑清楚,密度均匀,多呈均匀强化。弥漫性胸膜间皮瘤表现为广泛不规则胸膜增厚,还可见多发结节,常累及纵隔胸膜及叶间胸膜,可伴有患侧胸廓不同程度塌陷和胸腔积液(图4-1-19)。

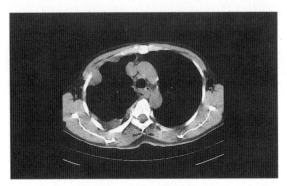

图 4-1-19　胸膜间皮瘤
CT 软组织窗右侧胸膜见扁丘状肿块

（3）MR：局限性胸膜纤维性肿瘤形态多规则，信号均匀。弥漫性胸膜间皮瘤呈不规则大片状或不规则锯齿状，呈稍短 T_1 长 T_2 信号，血性胸腔积液呈短 T_1 长 T_2 信号。

（十一）胸部创伤

胸部外伤有骨折、胸部异物、气胸、液（血）气胸及肺挫伤等。

1. 骨折　肋骨骨折最常见，多见于第 3～10 肋骨的腋部及背部，可为单发骨折，也可为多发骨折。不全骨折或膈下肋骨骨折，易漏诊，需对肋骨逐条仔细观察。还需注意有无并发的胸内损伤，如气胸、血胸、血气胸等。

X 线可显示骨折线的存在和形状，且可显示肋软骨骨折，并能显示骨折引起的气胸、液气胸、皮下气肿和纵隔气肿。CT 在一个断面上可看到几根肋骨的部分断面，连续性较差，薄层 CT 肋骨三维重建技术能清楚显示肋骨骨折甚至不全骨折，并可明确哪一肋骨骨折。CT 能同时显示肺、胸膜腔和软组织的外伤后改变。

2. 肺挫伤（contusion of lung）　是常见的肺部损伤，主要病理改变为渗出改变，以肺外围部多见，多在伤后立即出现或伤后 6 小时出现，24～48 小时开始吸收，3～4 日恢复正常。临床上患者多有胸痛和咯血。

X 线及 CT 表现为局限性肺纹理增粗、模糊，不规则形边缘模糊的片状影，CT 较 X 线更为敏感。

3. 肺撕裂伤及肺血肿（laceration and hematoma of lung）　是一种严重的胸部闭合伤，X 线胸片及 CT 均可表现为一个或多个、单房或多房的类圆形薄壁囊腔，囊内可有液平面。有时囊内完全为血液充填，类似球形病灶，血肿通常在数周至数月内逐渐缩小。

4. 气管及支气管裂伤（laceration of trachea and bronchus）　病情较严重。常发生在隆突附近。临床症状可有发绀、胸痛、咳嗽、休克及呼吸急促、咯血等。常伴有颈、胸部皮下气肿。X 线胸片可见胸壁骨折、气胸、纵隔气肿及皮下气肿等间接征象。张力性气胸并发纵隔气肿而无胸腔积液，提示可能为气管支气管裂伤，断裂支气管远侧可发生肺不张。少量气体可从支气管断端逸出而停留在其周围的结缔组织内，可表现为支气管周围有透明的气体影。CT 扫描对发现支气管周围积气比较敏感，并可显示支气管错位、成角变形或明显中断。

5. 纵隔气肿及血肿　胸部闭合伤可致纵隔气肿，外伤使肺泡破裂，气体进入肺间质内发生间质性肺气肿，气体再经肺门而进入纵隔发生纵隔气肿。气管支气管及食管裂伤也常并发纵隔气肿。纵隔气肿常合并颈部和胸壁气肿。X 线及 CT 检查均可发现纵隔内有含气影。纵隔血肿见于胸部挤压伤,大量出血表现为纵隔向两侧增宽,CT扫描可发现纵隔间隙内有液体存在,根据CT值测定可区分纵隔血肿与其他性质的积液。

(王 健 张久权)

第二节 循 环 系 统

一、检 查 技 术

循环系统影像学检查主要用于评价心脏大血管解剖学形态、心脏与瓣膜功能和血流动力学变化、心肌灌注与代谢状态。影像学检查方法主要有:①普通X线检查;②超声心动图检查(echocardiography);③CT;④MR;⑤心血管造影检查;⑥放射性核素检查。这些方法各有临床应用价值与限度,需依临床需要选用。本节介绍前五种影像学检查方法。

(一)普通X线检查

1.X线平片 用于观察心脏大血管整体形态、轮廓和肺循环状态。最常用的摄影体位是立位后前位和左侧位。

2.X线透视 仅作为补充手段,用于观察心脏大血管搏动。

(二)超声心动图检查

超声心动图检查安全、无创、简便且无电离辐射,常被作为临床诊断心脏大血管和瓣膜病变的首选方法。

1.二维超声心动图检查(two-dimensional echocardiography)和M型超声心动图检查(M echocardiography) 可实时显示心脏大血管解剖结构的形态、瓣膜形态与功能,动态观察和测量心脏各腔室大小、室壁厚度和运动,提供心功能信息,是最基本的检查方法。前者又称切面超声心动图检查(cross-sectional echocardiography),显示解剖结构形象、直观,空间分辨力较佳;后者是取得不同取样线上心脏各结构的活动曲线,反映其运动规律,时间分辨力较佳。

2.多普勒超声心动图检查(Doppler echocardiography) 可对心脏大血管内血流方向、速度和状态进行直接、实时显示,包括频谱型脉冲波多普勒、频谱型连续波多普勒和彩色多普勒血流显像等。

(三)CT

1.多层螺旋CT(multi-slice spiral CT,MSCT) 可用于心血管疾病的诊断。经周围静脉注入非离子型碘对比剂后行连续薄层容积扫描,结合多种后处理技术进行图像后处理,对主动脉瘤、主动脉夹层、肺动脉栓塞、大血管畸形等可作为首选影像学检查方法。MSCT还可对心肌活性、心脏和瓣膜功能等进行评估。

2.冠状动脉CTA 采用16层及以上的MSCT,结合对比增强技术和心电门控技术,对整个心脏进行连续薄层(层厚0.5~1.25mm)容积扫描,经多种后处理技术重组出冠状动脉树整体像和各主要分支像,可对冠状动脉发育类型、解剖变异和畸形、粥样硬化性病变和管腔狭窄程度进行细致评估。因其无创、检查过程简便和费用较低,目前已成为冠状动脉粥样硬化病变的主要筛检方法和搭桥术后、血管内支架术后的随访方法。

（四）MR

主要检查技术包括心脏电影 MR 和心肌首过 - 延迟增强扫描（first-pass delay enhancement scan）等。能够比较全面地提供心脏大血管解剖形态、心脏与瓣膜功能、血流动力学、心肌活性等方面的信息，时间分辨力和对比分辨力均优于 CT 且无电离辐射，是较理想的心血管系统影像学检查方法。但由于检查技术较复杂，检查时间相对较长，对带有心脏起搏器和患有幽闭恐惧的患者有限制，对钙化性病变显示不如 CT，因此一般不作为首选检查方法。冠状动脉 MRA 技术也有待进一步完善。

（五）心血管造影检查

应用 DSA 技术，经导管向心脏大血管内快速注入非离子型碘对比剂后连续成像，观察内部解剖结构、运动、血流状态。因其具有创伤性而主要用于心脏大血管疾病的术前检查和介入治疗。

二、影 像 解 剖

（一）X 线平片

1. 后前位（PA） 纵隔右侧缘自上向下依次为头臂血管和上腔静脉、升主动脉、右房。心影与右膈顶相交处称右心膈角，其内可见下腔静脉投影。纵隔左侧缘自上向下依次为头臂血管、主动脉结、肺动脉段、左室，心尖为左室下端突出部。在肺动脉段与左室段之间有一小段为左心耳的投影，称心腰部，正常时与左室不能区分。左室与膈相交处为左心膈角，在肥胖者常有密度稍低于肌肉的脂肪垫充填（图 4-2-1a、b）。

2. 左侧位 纵隔前缘自上向下依次为升主动脉、主肺动脉干、右室漏斗部、右室前壁。纵隔前缘与前胸壁之间的三角形透亮区称胸骨后区。纵隔后缘为心后缘的投影，上段由左房构成，下段由左室构成。左室下缘与膈相交形成锐角，称后心膈角，其内有下腔静脉的投影。心影后三角形间隙内可见降主动脉的投影（图 4-2-1c、d）。

3. 心胸比率 在 PA 位像上，心影左、右缘至中线的最大垂直距离之和（即心影最大横径），与右膈顶水平胸廓内径（即胸廓最大横径）之间的比率称心胸比率（图 4-2-2）。正常成人心胸比率≤0.5。测量心胸比率是判断心影有无增大的最简单方法。

4. 正常心影形态 在 PA 位像上，正常心影形态可分为：①横位心，多见于矮胖体型，胸廓宽短，膈位置高，心膈接触面大，心胸比率可略大于 0.5；②斜位心，多见于适中体型，心胸比率 0.5 左右；③垂位心，多见于瘦长体型，胸廓窄长，膈位置低，心膈接触面小，心胸比率小于 0.5。应当指出，心胸比率和心影形态受年龄、呼吸、体位等多种因素影响，其准确性有局限性。

（二）超声心动图

1. M 型超声心动图 在二维超声心动图的胸骨旁左心长轴断面上选择取样线，转换为 M 型超声心动图后，通常可获得：①心底波群；②二尖瓣前叶波群；③二尖瓣前后叶波群；④心室波群（图 4-2-3a）。

2. 二维超声心动图 常规包括以下标准切面：①胸骨旁左心长轴切面，即扫查平面与心脏长轴平行；②胸骨旁短轴切面，是与心脏长轴垂直的一系列切面；③四腔心切面，主要为心尖位四腔心切面（图 4-2-3b）。分别显示心脏大血管的腔壁和房、室间隔以及瓣叶、瓣口、乳头肌等结构。

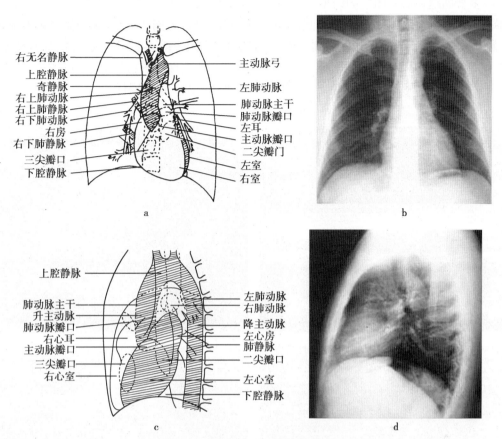

图 4-2-1　正常心影

a. 后前位线图；b. 后前位像；c. 左侧位线图；d. 左侧位像

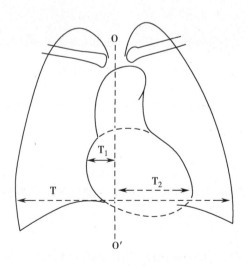

图 4-2-2　心胸比率测量示意图

心影最大横径＝T₁+T₂；胸廓最大横径＝T

3. 多普勒超声心动图　频谱型多普勒以波形显示血流频谱（图 4-2-3c），在获得的频谱图中，横轴代表方向，纵轴代表频移（流速），可了解血流性质、方向、流速。彩色多普勒血流显像以色彩显示血流信号，并将其叠加到二维或 M 型超声图上（图 4-2-3d）。在彩色多普勒图中，朝向探头的血流显示为红色，并随速度增加由红变黄；背离探头的血流显示为蓝色，并随速度增加由蓝变紫；呈层流的血流为单一颜色；紊乱血流显示为五彩镶嵌样。

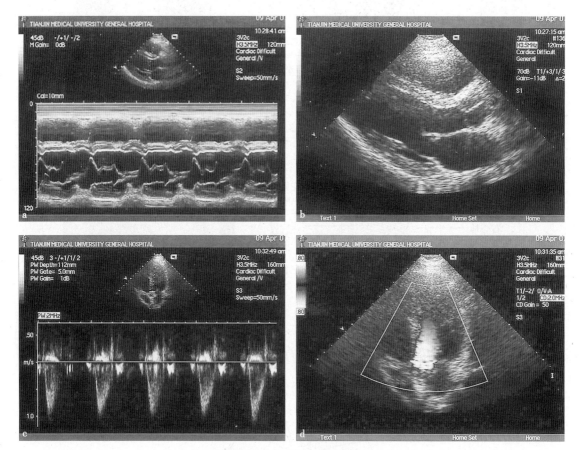

图 4-2-3　正常超声心动图

a. M 型超声心动图二尖瓣前、后叶波群；b. 二维超声心动图左室长轴位；c. 频谱多普勒；d. 心尖位四腔心切面彩色多普勒血流显像（AML：二尖瓣前叶；PML：二尖瓣后叶；LV：左室；RV：右室；AO：主动脉；LA：左房）

（三）CT 和 CTA

1. 心脏 CT　常规采用横轴位扫描，主要层面的正常影像解剖见图 4-2-4。薄层横轴位容积扫描数据还可重组出冠状位、矢状位和心脏长、短轴位等不同方位图像。

2. 冠状动脉 CTA　正常冠状动脉走行自然，管壁光滑，管腔无充盈缺损和狭窄。

（四）MR

常规采用横轴位和心脏长、短轴位扫描，其他还有冠状位，矢状位等。影像解剖与相应方位的 CT 图像相同，对解剖结构的显示比 CT 更清晰。在常规 SE 序列图像上，心肌呈中等信号；心内膜信号比心肌略高，呈细线状影；心包呈低信号线影，位于高信号的心周脂肪与心外膜下脂肪之间，厚度约 2mm。正常人右室壁薄，仅为左室壁厚度的 1/3。

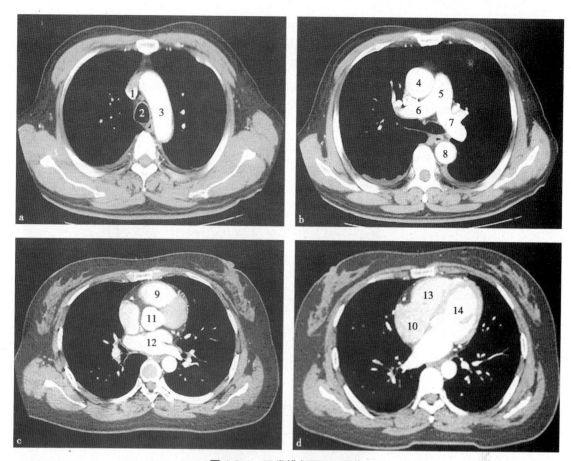

图 4-2-4　正常横断面 CT 图像

a. 主动脉弓层面；b. 气管隆突层面；c. 左房层面；d. 左室层面。（1. 上腔静脉；2. 气管；3. 主动脉弓；4. 升主动脉；5. 主肺动脉干；6. 右肺动脉；7. 左肺动脉；8. 降主动脉；9. 右室流出道；10. 右房；11. 主动脉根部；12. 左房；13. 右室；14. 左室）

三、基本病变影像表现

（一）心脏位置异常

1. 心脏移位　大面积肺不张、广泛胸膜肥厚粘连可使心脏向患侧移位；大量胸腔积液、气胸、巨大肿块可压迫心脏向健侧移位；胸椎侧弯或胸廓畸形可使心脏向不同方向移位。

2. 心脏转位　系先天性心脏位置异常，可同时合并心血管畸形。心脏位于胸腔右侧，其房、室、大血管位置与正常解剖位置形成镜像者，称镜像右位心或真正右位心，常伴有内脏转位；心脏大部分位于右胸，但各心腔间左右关系基本正常，未形成镜像者，称右旋心。普通 X 线检查常能做出诊断。

3. 房室相对位置和连接关系异常　包括左右心房位置转位、左右心室位置转位和不对应房室连接等，均为先天性异常，诊断需依靠超声、CT、MR 或心血管造影。

（二）心脏形态和大小异常

1. 心脏形态异常　在 PA 位 X 线胸片上，心脏形态异常的三种常见类型：①二尖瓣型：肺动脉段凸出、心尖上翘、主动脉结缩小或正常，心脏形态似梨形，系右心负荷增重所致（图 4-2-5a），常见于二尖瓣病变、房间隔缺损、肺动脉瓣狭窄、肺动脉高压和肺心病等；②主动脉型：主动脉结增宽、肺动脉段凹陷，心尖向外下移位，系左心负荷增重所致（图 4-2-5b），常见于主动脉瓣病变、高血压、冠心病、心肌病和动脉导管未闭等；③普大型：心脏向两侧扩大，肺动脉段平直，系两侧心负荷增重所致（图 4-2-5c），常见于大量心包积液、心力衰竭、贫血性心脏病和心肌病等。

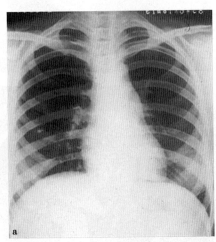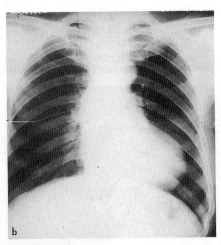
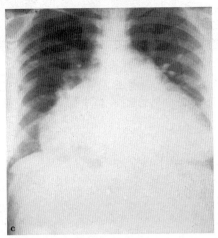

图 4-2-5　胸部 PA 位异常心影形态分型
a. 二尖瓣型；b. 主动脉型；c. 普大型

2. 心脏增大　判断心脏增大的简单、常用方法是测量心胸比率。心脏增大可由心肌肥厚、心腔扩大或二者并存造成，普通 X 线检查不能区分其原因。

3. 心脏房室增大

（1）左房增大：PA 位 X 线胸片示心右缘双弧影、心左缘左心耳凸出，气管隆突角增大；LL 位示心后缘左房段膨隆。常见原因有二尖瓣病变、左心衰竭、动脉导管未闭等（图 4-2-6a）。

（2）右房增大：PA 位胸片示心右缘右房段向右上膨隆、上腔静脉扩张。常见原因为右心衰竭、房间隔缺损、右心房黏液瘤等（图 4-2-6b）。

（3）左室增大：PA 位 X 线胸片示心左缘左室段向左膨隆、心尖向外下移位、心腰凹陷；LL 位示心后缘左室段向后膨隆超过下腔静脉后缘 15mm、心后三角消失。常见原因为高血压、冠心病、主动脉瓣关闭不全或狭窄、二尖瓣关闭不全、动脉导管未闭等（图 4-2-6c）。

（4）右室增大：PA 位胸片示心尖圆隆上翘、心腰消失、心脏可向两侧扩大；LL 位示心前缘前凸，与胸骨接触面增大。常见原因为二尖瓣狭窄、肺心病、肺动脉高压、法洛四联症等（图 4-2-6d）。

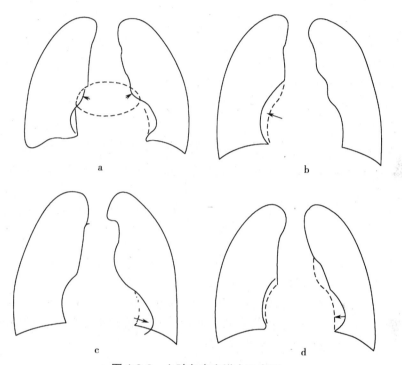

图 4-2-6　心脏各房室增大示意图
a. 左房增大；b. 右房增大；c. 左室增大；d. 右室增大

（三）心脏内部结构异常

通常首选超声心动图检查。常见异常表现：

1. 房间隔与室间隔位置、形态、厚度和连续性异常　如肥厚型心肌病时室间隔对称或非对称性增厚，房、室间隔缺损时间隔连续性中断。

2. 瓣膜位置、形态、厚度、运动异常　如风湿性心脏病二尖瓣或主动脉瓣瓣口狭窄或关闭不全、瓣叶增厚变形等。

3. 心壁厚度、形态、运动异常　如肥厚型心肌病时心肌厚度增加，扩张型心肌病心室容量负荷过重或心功能衰竭时心肌厚度变薄，心肌梗死合并室壁瘤时节段性室壁运动减弱并局部室壁外膨、变薄和矛盾运动。心肌梗死时在 MRI 和 CT 首过 - 延迟增强检查中还表现出心肌信号或密度异常。

4. 心腔占位性病变　最常见为附壁血栓和黏液瘤，表现为心腔内异常回声、密度或信号的团块。

（四）大血管和冠状动脉异常

1. 主动脉异常　PA 位 X 线胸片主要表现：①主动脉增宽、主动脉结上升达胸锁关节水平并向左凸出、管壁钙化、降主动脉走行迂曲，最常见于主动脉粥样硬化；②主动脉弓降接合部（峡部）出现切迹，形成"3"字征，见于先天性主动脉缩窄；③主动脉弓降部局限性梭形扩张或囊状膨隆，见于真性或假性动脉瘤；④主动脉弥漫性扩张，见于主动脉瓣关闭不全、高血压、动脉粥样硬化和主动脉夹层。平片常能提示诊断，CT、MR 能做出明确诊断。

2. 冠状动脉异常 常见表现：①冠状动脉开口、走行异常，见于先天变异或畸形；②管壁增厚和斑块，管腔狭窄、闭塞或扩张，见于冠状动脉粥样硬化；③动静脉瘘，见于先天性畸形。冠状动脉 CTA 可做出诊断，但 X 线冠状动脉造影目前仍是诊断的"金标准"。

3. 大血管位置、起源异常 均见于先天畸形，超声、CTA、MRA 和心血管造影能做出诊断。

（五）肺循环异常和心力衰竭

1. 肺血增多 又称肺充血。常见于左向右分流的先天性心脏病，如房、室间隔缺损、动脉导管未闭，循环血量增加如甲状腺功能亢进和贫血等。主要表现为肺动脉分支血管纹理增粗、边缘清晰，肺野透明度正常。长期肺充血可引起肺动脉高压。

2. 肺动脉高压 常见于慢性阻塞性肺病、肺心病、某些先天性心脏病如房间隔缺损、肺动脉栓塞等。主要表现为肺动脉段突出，肺门区肺动脉扩张而外周分支变细，即肺门截断或残根现象。

3. 肺血减少 又称肺少血。见于右心排血受阻，如三尖瓣狭窄、肺动脉瓣狭窄，也可见于肺动脉栓塞时肺血灌注减少。主要表现为肺野透明度增加，肺动脉血管纹理稀疏、变细。

4. 肺静脉高压 常见于左房阻力增加，如二尖瓣狭窄；左室阻力增加，如主动脉瓣狭窄、高血压和左心衰；肺静脉阻力增加，如肺静脉狭窄阻塞等。

（1）肺淤血：肺门影增大、边缘模糊，上肺静脉扩张，肺血管纹理增多、增粗、边缘模糊。

（2）间质性肺水肿：出现间隔线影，其中 Kerley B 线最常见，表现为下肺野胸膜下长 2～3cm、宽 1～3mm 水平线影。

（3）肺泡性肺水肿：典型表现为两侧肺门周围区斑片状或"蝶翼状"阴影，短期内可有较大变化是其重要特征。

5. 心力衰竭 X 线平片，特别是 CT 能够显示异常表现。

（1）左心衰竭：左房室增大，肺淤血、间质性和肺泡性肺水肿，少量胸腔积液，常见于心肌梗死、心肌病等。

（2）右心衰竭：右房室增大，室间隔向左侧偏移，上腔静脉扩张，常见于肺心病等。

6. 肺动脉栓塞 肺动脉及其分支管腔内出现充盈缺损或闭塞，CTA、MRA 可明确诊断。

（六）心包异常

1. 心包积液 正常时心包腔内有少量液体，当液体量 >50ml 即为心包积液。主要表现为心包腔增宽。当 CT、MR 上心包腔宽度≥4mm，超声心动图示左室后壁或心周出现液性暗区，均为心包积液的可靠征象。X 线平片对少量积液不敏感，大量积液时可见心影向两侧扩大，可伴上腔静脉增宽。

2. 缩窄性心包炎 平片可见心缘变直、局部突出或成角、钙化，左房增大、上腔静脉增宽和肺淤血。超声、CT、MR 显示心包增厚、粘连、钙化，心脏运动受限、心力衰竭等征象。

3. 心包肿瘤 以转移瘤多见，原发肿瘤少见，主要为间皮瘤。均表现为心包增厚、心包积液、结节或肿块，CT、MR、超声敏感。

四、常见疾病影像诊断

（一）冠状动脉硬化性心脏病

【概述】

冠状动脉硬化性心脏病（coronary atherosclerotic heart disease）简称冠心病，是冠状动脉粥样硬化致使管腔狭窄、闭塞引起的心肌缺血、缺氧性心脏病。冠心病多发生于40～50岁以后，是严重危害人民健康的常见病、多发病。

主要病理改变为冠状动脉内膜下脂质沉积，纤维组织增生，形成粥样斑块并向腔内突出，随着斑块增大、融合、溃疡和继发血栓形成，使管腔进一步狭窄，甚至阻塞。

临床表现：当管腔狭窄引起心肌缺血时，临床常出现心绞痛；当管腔重度狭窄或完全闭塞且无足够侧支循环时，临床可发生急性心肌梗死；大面积透壁性心肌梗死伴梗死心肌纤维化时，局部室壁可在收缩期被动膨出形成室壁瘤；严重透壁性心肌梗死可引起乳头肌断裂、室间隔穿孔、心室破裂等，患者可因急性心力衰竭或心脏压塞而死亡。

【影像学表现】

1. X线　多无异常。少数心肌梗死患者可有如下表现：①心影增大呈主动脉型；②肺静脉高压—肺淤血、间质性和（或）肺泡性肺水肿，提示左心衰竭；③心肌梗死后综合征：包括心包积液、胸腔积液、肺下叶渗出性病变（左下叶常见）；④室壁瘤形成时，左室缘局限性膨凸；⑤室间隔穿孔时，心影短时间内增大、肺血增多和（或）肺淤血及肺水肿。

2. 超声心动图　主要表现：①心肌缺血梗死：节段性室壁运动异常和收缩期室壁增厚率减低甚至无增厚，梗死部位室壁可变薄；②梗死后并发症：局部室壁膨凸、变薄、矛盾运动（室壁瘤），室腔内不规则团块样不均匀回声（附壁血栓），室间隔连续性中断（室间隔穿孔）。

3. CT　主要表现：①冠状动脉粥样硬化病变：CT平扫仅能显示冠状动脉管壁点状或带状钙化；冠状动脉CTA可显示管壁增厚、边缘毛糙、钙化性和（或）非钙化性斑块、管腔狭窄甚至闭塞。②心肌梗死：增强早期见病变节段心肌灌注缺损，延迟期出现异常强化。③梗死后并发症：可清楚显示室壁瘤、室腔内附壁血栓、室间隔穿孔。④心功能异常：射血分数显著减低（图4-2-7）。

4. MR　主要表现：①在电影MR上，病变节段室壁运动和收缩期室壁增厚率减低甚至消失，室壁可变薄，陈旧性心肌梗死时更显著。②在心肌首过灌注—延迟增强MR上，心肌梗死表现为梗死区首过灌注缺损和延迟强化（图4-2-8）。陈旧性心肌梗死与急性心肌梗死表现大致相同，但室壁明显变薄。③梗死后并发症和心功能异常：表现与CT相同。

5. 心血管造影主要表现　①冠状动脉造影：可见冠状动脉管腔狭窄、闭塞、痉挛和侧支循环；②左室造影：显示射血分数等方面的异常。

冠心病的诊断目前仍主要依靠临床表现、实验室检查（心肌酶等）和心电图改变。影像学检查可为临床诊断和鉴别诊断、评估病变程度、设计合理治疗方案和判断预后，提供依据。

（二）风湿性心脏瓣膜病

【概述】

风湿性心脏瓣膜病（rheumatic valvular disease）是风湿性心脏病瓣膜受累造成的后遗损害。可发生于任何瓣膜，二尖瓣受累最常见，其次是主动脉瓣。本病多发生于20～40岁，女性略

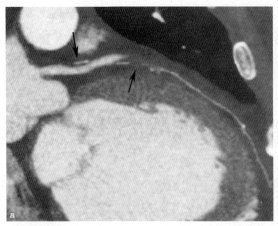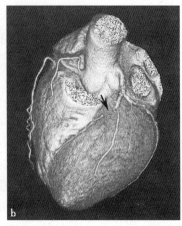

图 4-2-7 冠状动脉 CTA

a. 曲面重组图像示前降支近、中段多发混合性斑块,近段管腔轻度狭窄,中段管腔闭塞(↑);b. 容积再现图像显示相应病变

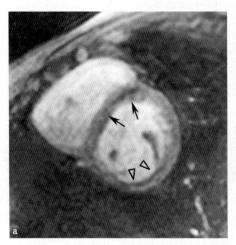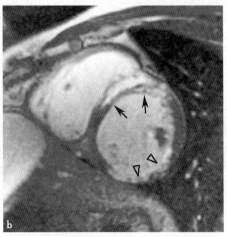

图 4-2-8 心肌梗死 MR 心脏短轴位

a. 首过灌注图像示左室前间隔(↑)和下外侧壁(△)灌注缺损;b. 延迟增强图像示相应部位的延迟强化

多。随着我国人民医疗卫生条件的改善,目前此病发病率呈下降趋势。

基本病理改变为瓣叶增厚、钙化、粘连造成瓣口狭窄,瓣叶变形、乳头肌和腱索短缩、粘连使瓣膜关闭不全。

主要临床表现:①二尖瓣狭窄:劳力性呼吸困难、咯血等,心尖部可闻及舒张期隆隆样杂音;②二尖瓣关闭不全:心悸、气短、心房纤颤,心尖部可闻及收缩期吹风样杂音;③主动脉瓣狭窄:劳力性晕厥、心绞痛,胸骨右缘第二肋间可闻及粗糙的收缩期杂音并向颈部传导;④主动脉瓣关闭不全:劳力性呼吸困难、心绞痛等,胸骨左缘3、4肋间可闻及舒张期吹风样杂音,脉压增大等。

【影像学表现】

1. X线

(1)二尖瓣狭窄:心影呈二尖瓣型,二尖瓣区和左房壁可出现钙化,左房、右室增大,肺淤血，严重者出现间质性肺水肿和肺动脉高压征象。

（2）二尖瓣关闭不全：左房或左房室增大。

（3）主动脉瓣狭窄：心影增大可呈主动脉型，左房可增大但较左室增大程度轻，常见升主动脉狭窄后扩张，主动脉瓣区可出现钙化，出现肺静脉高压征象时提示左心衰竭。

（4）主动脉瓣关闭不全：心影增大多呈主动脉型，主动脉升、弓部扩张，主动脉瓣区可出现钙化，严重者出现肺静脉高压征象。

2. 超声心动图

（1）二尖瓣狭窄：二尖瓣回声增粗、反射增强，二尖瓣开放明显受限、面积缩小。

（2）二尖瓣关闭不全：瓣叶增厚、回声增强、收缩期瓣口闭合不全，多普勒超声示收缩期左房内出现血液反流。

（3）主动脉瓣狭窄：瓣叶增厚、开放幅度变小甚至无运动，左室壁增厚、流出道增宽，多普勒超声示瓣口血流速度增快。

（4）主动脉瓣关闭不全：主动脉瓣关闭时可呈双线，二尖瓣前叶受返流血液冲击于舒张期产生震颤，多普勒超声示舒张期升主动脉根部逆向血流。

3. CT、MR　普通 CT 扫描能显示瓣膜钙化、房室增大，MSCT 和电影 MR 可显示瓣膜运动受限和瓣口狭窄、房室形态变化和心腔内血栓，电影 MR 还能显示瓣膜关闭不全和血流逆向反流（图 4-2-9）。

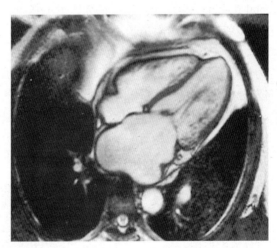

图 4-2-9　二尖瓣狭窄 MR 四腔心位
电影 MR 示二尖瓣瓣叶增厚、瓣口狭窄及低信号血流束、左房增大

依据典型超声心动图表现可确诊。平片依据心型和肺血分布可提示诊断或及时发现心力衰竭，CT、MR 可用于补充检查。一般不需要心血管造影检查。联合瓣膜病影像学表现依各瓣膜受累程度不同而定。

（三）肺源性心脏病

【概述】

肺源性心脏病（cor pulmonale）简称肺心病，是以肺循环高压引起右室肥厚、扩张为特征的心脏病。最常见的病因是慢性阻塞性肺病，其次为肺动脉栓塞。肺循环阻力增加和乏氧均促使并加重肺动脉高压的发生,久之引起右室肥厚、扩张和右心衰竭。

主要临床表现为慢性咳嗽、咳痰、气短和心悸等,体检常见慢性支气管炎、肺气肿、肺动脉高压征象,两肺常可闻及干湿啰音,肺动脉瓣区第二音亢进。

【影像学表现】

1. X 线主要表现 ①肺动脉高压征象;②右房、右室增大,呈二尖瓣型心;③慢性支气管炎、广泛肺纤维化、肺气肿、胸膜肥厚和胸廓畸形等(图 4-2-10)。

2. CT 表现 同 X 线平片,但能更准确地显示肺动脉扩张、右室肥厚和扩张、慢性胸肺病变。

3. MR 肺动脉高压、右心增大表现同 CT,但对肺内改变的显示有局限性。

4. 超声心动图 右室前壁增厚或搏动增强,右室、流出道扩张等。

诊断需结合临床。主要应与继发于左向右分流所致的肺动脉高压相鉴别,超声、CT、MR 有助于确诊。

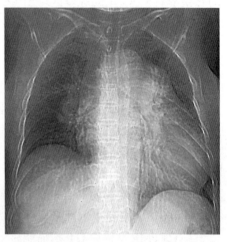

图 4-2-10 肺源性心脏病
X 线平片右房、右室增大,肺动脉段凸出

(四)房间隔缺损

【概述】

房间隔缺损(atrial septal defect, ASD)是最常见的先天性心脏病之一,女性发病率比男性略多。由原始房间隔吸收过多或继发房间隔生长不足引起者最常见,缺损部位多位于房间隔中心的卵圆窝处,约占 80%。

主要临床表现:①劳力性心悸、气短,左向右分流使右心负荷增加并导致肺动脉高压,当右房压力增高而出现右向左分流时则出现发绀。②胸骨左缘 2、3 肋间收缩期吹风样杂音,肺动脉第二音常分裂、亢进。③心电图见不完全右束支传导阻滞和右室肥厚。

【影像学表现】

1. X 线 典型表现为肺血增多,心脏呈二尖瓣型,右房室增大(图 4-2-11)。

2. CT MSCT 可直接显示房间隔缺损和右心增大以及肺动脉扩张。

3. MR 显示解剖畸形比 CT 更清楚,电影 MR 还可显示左向右、双向或右向左分流的血流。

4. 超声心动图 房间隔回声中断,右心增大,心房水平左向右、双向或右向左分流。

5. 心血管造影 可见对比剂经缺损部进入右房。

超声心动图、MR、CT 和心血管造影发现房间隔不连续即可确诊。

(五)法洛四联症

【概述】

法洛四联症(tetralogy of Fallot, TOF)是最常见的发绀型先天性心脏病。本病基本畸形包括:肺动脉狭窄、室间隔缺损、主动脉骑跨、右室肥厚。

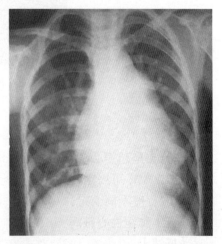

图 4-2-11 房间隔缺损 X 线平片
肺血增多;右房、室增大,肺动脉段凸出;主动脉结缩小

主要临床表现：发育迟缓，多于生后4～6个月出现发绀，气短、喜蹲踞、晕厥，可伴杵状指（趾），胸骨左缘2～4肋间闻及响亮的收缩期杂音，多可触及震颤。心电图示右室肥厚。

【影像学表现】

1. X线 典型表现：①心尖圆隆上翘、心腰凹陷，增大心影近似靴形；②肺门影小、肺内血管纹理纤细稀疏、肺血减少和肺内出现网状支气管动脉侧支血管影；③主动脉升弓部增宽、主动脉结凸出。

2. CT MSCT可显示肺动脉狭窄、室间隔缺损、主动脉骑跨和右室肥厚及其他并存畸形的直接征象。

3. MR 显示解剖畸形比CT更清楚，电影MR还可显示血流异常。

4. 超声心动图 二维超声示主动脉明显增宽并骑跨于室间隔之上，主动脉前壁与室间隔连续性中断，肺动脉狭窄和右室肥厚。多普勒超声可显示心室水平右向左分流或以右向左为主的双向分流等。

5. 心血管造影检查 以右室造影为基本方法，可清楚地显示解剖畸形的细节。

当临床表现有发绀、胸骨左缘收缩期杂音，心电图示右室肥厚，X线平片示主动脉升弓部增宽、心腰平直或凹陷、心尖圆隆上翘、心影呈靴形和肺血减少时，应首先想到该病。超声、MR、CT和心血管造影可确诊。

（六）肺动脉栓塞

【概述】

肺动脉栓塞（pulmonary embolism，PE）简称肺栓塞，是内源性或外源性栓子栓塞肺动脉及其分支引起的肺循环障碍综合征。局部肺组织可并发出血性坏死，称肺梗死。本病死亡率较高，不少见。深静脉血栓形成是PE的最主要病因，卧床少动、肥胖、妊娠、慢性心肺疾病和恶性肿瘤等是常见诱因。

临床主要表现为呼吸困难、胸痛、咯血、惊恐、晕厥等，血浆D-二聚体（D-Dimer）升高，心电图T波和ST段异常，均不具特异性。肺动脉CTA或增强MRA检查对确诊具有特别重要的意义。

【影像学表现】

1. X线 敏感性、特异性均低。典型病例可见到局部肺纹理稀疏、肺透过度增加（肺少血征），肺梗死时可见楔形实变；其他还可见胸腔积液、右心增大、肺动脉高压等。

2. CT、MR 平扫对确诊帮助不大。肺动脉CTA和增强MRA用于确诊肺段及段以上肺动脉的栓塞，主要表现：①直接征象：肺动脉管腔内充盈缺损，出现"靶征"或"轨道征"，管腔变窄甚至完全闭塞（图4-2-12）；②间接征象：主肺动脉增宽（肺动脉高压）、肺内楔形实变（肺梗死）、肺少血征、胸腔积液、右心增大等。

3. 超声心动图 可以显示主肺动脉和

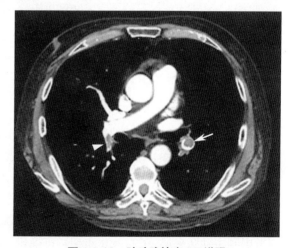

图4-2-12 肺动脉栓塞CT增强
横断面图像示肺动脉管腔内充盈缺损，管腔变窄，即靶征（↑）和轨道征（△）

左右肺动脉干内的大块栓塞。

4. 肺动脉造影 可显示肺段及段以上肺动脉内的充盈缺损、管腔狭窄和闭塞,肺实质局限性灌注缺损等。具有创伤性,不应作为首选方法。

X线平片征象不能作为确诊或排除诊断的依据;肺动脉CTA和增强MRA应作为首选方法,根据直接征象可以确诊;超声心动图可用于评估心功能;X线肺动脉造影可用于介入治疗。

(七)主动脉夹层

【概述】

主动脉夹层(aortic dissection)是一种以内膜撕裂,血流进入中膜,使主动脉管壁间沿纵向分离为特征的危重病症。本病多见于40～60岁男性。

最突出的临床症状是在高血压的基础上,突发性胸背部撕裂样剧痛,严重者可出现休克、晕厥、猝死。

【影像学表现】

1. X线平片 上纵隔增宽、主动脉增宽、内膜钙斑内移等,均不具有特异性。

2. CT、MR 增强CT可显示内膜片和双腔、甚至多腔,MSCT增强扫描和MR可分辨真假腔和破口位置(图4-2-13)。

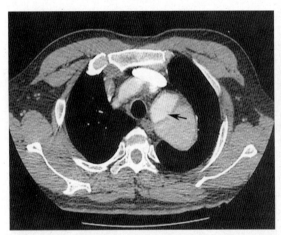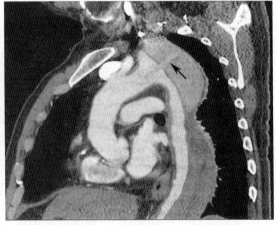

图4-2-13 主动脉夹层CTA

a. 横断面图像示主动脉腔内线样低密度内膜片影,将主动脉分为真、假两腔(↑);b. 斜矢状面重组图像示夹层范围和破口位置(↑)

3. 超声心动图 可显示增宽的主动脉内出现内膜片反射,有时可见内膜连续性中断(破口)的位置。

4. 心血管造影 可显示内膜破口、内膜片和真假腔等。因具有创伤性,一般仅用于介入治疗。

40岁以上高血压患者,突发剧烈胸背部疼痛,X线胸部平片示上纵隔增宽或主动脉增宽,应考虑到主动脉夹层。CT、MR和超声可确诊,应作为首选。

(李 东 于铁链)

第三节　乳　　腺

一、检　查　技　术

乳腺影像学检查方法主要有：① X 线检查；② 超声；③ MR。目的主要是发现和诊断乳腺肿块，特别是乳腺癌的检出、诊断与鉴别诊断、分期与治疗后随访。

（一）X 线检查

1. 钼靶 X 线摄影　是目前最主要、最敏感的乳腺影像学检查方法，可在较低辐射剂量条件下获得较高的软组织对比度，应当作为首选。常规联合应用两个标准摄影位置：①侧斜位；②头尾位，又称轴位或上下位。辅以压迫点片、放大摄影和其他位置的摄影。两侧乳腺均需摄片，以利比较。

2. 乳腺导管摄影是经乳头处乳腺导管开口注入对比剂使导管显影的检查方法。主要用于有乳头溢液的患者，显示导管内的病变。

（二）超声

通常采用二维超声对乳腺区进行顺序横切、纵切、斜切扫查。超声与钼靶 X 线摄影联合应用时，可提高诊断的特异性。超声检查的主要优势是无电离辐射，特别适合于 30 岁以下或妊娠、哺乳期妇女的乳腺检查，能可靠地区分乳腺囊、实性肿块。彩色多普勒血流显像还能评估肿块内的异常血流，对良、恶性肿瘤的鉴别有重要意义。但超声检出乳腺癌的敏感性不如钼靶 X 线摄影。

（三）MR

MR 无电离辐射，软组织对比分辨力高，显示病变范围和发现多发病变比钼靶 X 线摄影更准确，静脉团注 Gd-DTPA 的动态增强 MR 有助于鉴别良、恶性病变。但 MR 检查费用高，对发现钙化不敏感以及有特殊的禁忌证（带有心脏起搏器或患幽闭恐惧的患者等），使其仅适合对选出的病例进行检查。

二、影　像　解　剖

乳腺是一终生变化的器官，其影像学表现受个体发育状态、年龄、月经周期、妊娠、哺乳等多种因素影响而有变化。一般的规律是绝经前乳腺腺体较致密，绝经后腺体逐渐被脂肪、纤维组织取代。在大多数情况下，两侧乳腺各区结构基本对称，但在少数正常人两侧乳腺可不对称。在观察、分析中应当注意这些因素的影响。

（一）X 线检查

1. 乳头和乳晕　正常乳头密度较高，呈类圆形，一般两侧对称。乳晕皮肤稍厚，位于乳头周围，呈盘状稍高密度影。

2. 皮肤和皮下脂肪层　皮肤呈略高密度线影，厚约 0.5～3mm，均匀光滑，后下方近胸壁反褶处可略厚。皮下脂肪呈低密度带影，内有交错、纤细的线样影，为脂肪组织间的纤维间隔、静脉和悬吊韧带。

3．悬吊韧带　发育良好者呈狭长三角形阴影，基底位于浅筋膜浅层，尖端连于皮肤并指向乳头方向。发育差者可呈细线状或不显示。

4．腺体组织　X 线上的腺体影像是指由许多乳腺小叶及周围纤维组织间质共同形成的片状致密影，边缘多较模糊。

5．乳导管　即输乳管，正常人每侧乳腺内有 15～20 支。在 X 线片上，多能显示大乳导管阴影，起自乳头下方，呈 3～5 条线样阴影向乳腺深部走行，远端分支变细而不再显示；乳导管也可呈均匀密度的扇形阴影，无法辨认具体乳导管影。

6．乳后脂肪线　为位于乳腺组织与胸壁之间并与胸壁平行的线样透亮影。

7．血管　乳腺上部皮下脂肪内常能见到静脉阴影。未婚妇女静脉多较细小，生育和哺乳后静脉增粗，一般两侧大致等粗。乳腺动脉一般不显影，有时可见到动脉壁的钙化影。

8．淋巴结　乳腺内淋巴结一般不显影，偶尔呈小结节样影，直径多＜1cm。

乳腺的 X 线分型目前尚无统一标准，但统计学和流行病学调查发现，X 线上的致密型乳腺发生乳腺癌的危险性相对较高。

（二）超声

皮肤呈强回声弧形带，光滑整齐。皮下脂肪层回声较低，浅筋膜常不显示。悬吊韧带呈散在点状、条索状或三角形回声影。腺体组织呈中、强回声，内有低回声乳腺小导管。乳导管呈管状低回声，自乳头向深部呈放射状排列。

（三）MR

乳腺内的脂肪在 T_1WI 和 T_2WI 上均呈高信号，在脂肪抑制序列图像上呈低信号，增强扫描几乎无强化。正常乳腺实质（即腺体和导管）呈中、低信号，动态增强扫描呈轻度、渐进性强化且增幅不超过增强前信号强度的 1/3。矢状位 MR 对乳导管的显示最为清晰。

三、常见疾病影像诊断

（一）乳腺癌

【概述】

在我国，乳腺癌（breast carcinoma）是女性首位或第二位常见的恶性肿瘤，占乳腺恶性肿瘤的 98%。高龄初产、哺乳期短、月经初潮提前和绝经期后延、既往乳腺疾病以及乳腺癌家族史等，均与乳腺癌的发生相关。乳腺癌好发于 40～60 岁女性，男性偶见。

组织学分型可分为三类：非浸润型癌、浸润型癌、乳头 Paget 病。

首发症状常为乳腺肿块，可有疼痛、乳头血性溢液，触诊肿块边界不清，表面不平、坚硬，晚期乳腺外形改变、乳头内陷、局部皮肤橘皮样变和腋窝淋巴结肿大等。

【影像学表现】

1．钼靶 X 线摄影

主要征象：①小于临床触诊的肿块，前后径线相对较长；②毛刺状边缘，甚至整个肿块呈不规则粗大毛刺状；③成簇甚至孤立的细小钙化，呈砂粒状或针尖状，可位于肿块内、外，临床"隐性"乳腺癌可仅见钙化而未见肿块；④不对称的局部致密影。

次要征象：①边缘模糊或呈多数小分叶状肿块；②皮肤局限性增厚和凹陷（酒窝征）；③乳头内陷（漏斗征）；④血管增粗、迂曲，或出现多数细小血管丛；⑤导管征，即乳头下方乳导管增粗、致密、毛糙并指向瘤灶方向；⑥彗星尾征，即肿瘤向后上方浸润形成狭带状阴影；⑦腋窝淋巴结肿大。上述征象中，毛刺状边缘和成簇细小钙化最具特异性（图4-3-1）。

2. 超声　主要表现：①肿块边缘呈蟹足样，边界不清，无包膜回声；②内部回声不均；③肿块后壁回声减弱或消失；④腋窝淋巴结肿大；⑤彩色多普勒检查示肿块内和周边丰富的异常血流。

3. MR　肿块在T_1WI上呈低信号；在T_2WI上信号不均，成胶原纤维越多，则信号越低，细胞和水含量越多，则信号越高。动态增强MR常表现为快速明显强化、快速廓清，而良性病变则为缓慢渐进性强化，但良、恶性肿块强化类型有一定重叠，因此诊断时应综合考虑病变形态和强化类型。

【鉴别诊断】

乳腺癌主要应与纤维腺瘤鉴别。纤维腺瘤多见于40岁以下妇女，肿块多呈类圆形或分叶状，边缘无毛刺，可有较粗大钙化，无皮肤增厚和乳头内陷等征象，多可鉴别，但有时仍需活检确诊。

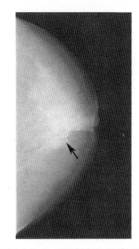

图4-3-1　乳腺癌X线表现

肿块边缘呈毛刺状，密度较高，可见细小钙化（↑），皮肤局限性增厚，乳头内陷

（二）乳腺纤维腺瘤

【概述】

乳腺纤维腺瘤（breast fibroadenoma）是最常见的乳腺良性肿瘤，起源于小叶内纤维组织和腺上皮组织。其发生与乳腺组织对雌激素反应过强有关，好发于40岁以下。多为偶然发现，可发生于一侧或两侧，可多发，少数患者有轻度疼痛；触诊表面光滑、活动，与皮肤无粘连。

【影像学表现】

1. 钼靶X线摄影　常为边界清楚、光滑的圆、椭圆或分叶状肿块，密度均匀与正常腺体相近，周围可有"晕"，系肿块推压周围脂肪组织而形成（图4-3-2）。肿块常随年龄发生退变，出现边缘或中心钙化，爆米花样或蛋壳样钙化较具特征性。

2. 超声　肿块边界清楚，有光滑锐利的包膜回声。肿块长轴与皮肤表面一致，前后径线相对较短。内部多呈均匀低回声，钙斑后方可见声影。彩色多普勒血流显像显示肿块内部和周边无异常血流信号。

3. MR　肿块内部信号多较均匀，T_1WI上呈低或等信号，T_2WI上纤维组织成分含量多时呈低信号，细胞和水含量多时呈高信号，其信号强度多较均匀。动态增强扫描多呈缓慢渐进强化。

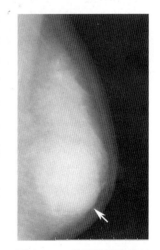

图4-3-2　乳腺纤维腺瘤X线表现

肿块边界清楚、光滑，密度均匀（↑）

【鉴别诊断】

根据影像学表现并结合患者年龄、临床表现，可与乳腺癌相鉴别，但与其他良性肿瘤鉴别常常困难。

（三）乳腺增生病

【概述】

乳腺增生病（hyperplasia of breast）是最常见的女性乳腺疾病。病理上以乳腺组织增生和退化性变化为特征，伴有上皮和结缔组织的异常组合。发病高峰年龄在30～40岁，常双侧发病，也可单侧发病。

主要临床症状为乳房胀痛和乳房内多发肿块，症状常与月经周期有关。

【影像学表现】

1. 钼靶X线摄影 典型表现为双侧乳腺弥漫性片状或结节状致密阴影，大小不一，边界不清（图4-3-3）。

2. 超声 乳腺增大，内部回声不均、光点增粗，低、强回声区交织成网状，可有囊状无回声区。

3. MR 增生的导管腺体与正常乳腺组织信号相近。动态增强扫描显示其强化程度与增生的严重程度成正比，增生越严重，强化越明显，有时类似乳腺恶性病变。

【鉴别诊断】

根据典型的影像学表现，并结合患者年龄、临床症状及其与月经周期的关系，一般不难诊断。少数患者为局限性乳腺增生，应与浸润型乳腺癌鉴别。乳腺癌多有毛刺、成簇细小砂粒样钙化等恶性征象，结合对侧乳腺片做比较，多能鉴别。

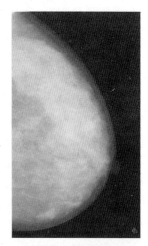

图4-3-3 乳腺增生病
乳腺内弥漫性斑片状致密影，大小不一，边界不清

学习小结

影像学检查可显示心脏大血管的轮廓、形态、壁及腔内结构的运动和功能，同时还可评估心脏大血管的血流状态，对循环系统疾病的诊断具有重要临床意义。各种检查方法各具特点。X线平片可显示心脏大血管轮廓，但无法观察其内部情况；X线心血管造影则可实时显示心脏大血管腔内结构的解剖、运动和血流情况，但有创性限制了其临床应用；超声心动图检查方便、快捷，是心脏大血管病变的首选检查方法；CT和MR可同时显示心脏大血管壁和腔内情况，从解剖形态、功能、血流、心肌存活性等多方面进行评价，是循环系统影像学检查的重要检查方法。

肺部病变X线基本征象；肺癌、肺脓肿、肺结核的X线及CT表现。

冠脉CTA目前成为冠状动脉粥样硬化性心脏病检出的常用手段。

目前乳腺影像学检查方法主要以X线摄影和超声为主，二者联用是最佳的黄金组合。MR软组织分辨力高，无电离辐射，对鉴别良恶性病变较好，已经成为乳腺病变检查的重要补充手段。

（李 东 于铁链）

第 五 章

消 化 系 统

学习目标

1. 掌握 肠梗阻、胃肠道穿孔及腹部外伤(脾破裂、肝脏损伤、肾脏损伤)影像学表现。掌握消化道基本病变影像学表现,食管静脉曲张、贲门失弛缓症、食管癌、胃癌、结肠癌、胃肠道间质瘤、胃、十二指肠溃疡、肠结核、克罗恩病、溃疡性结肠炎的影像学表现。掌握肝脏、胆系、胰腺、脾的检查方法及临床应用价值;肝脓肿、肝海绵状血管瘤、原发性肝癌、胆管癌、急性胰腺炎、胰腺癌的影像学表现与诊断要点。

2. 熟悉 各类急腹症的常见 X 线、CT 表现。熟悉消化道钡剂造影检查的正常 X 线表现。熟悉肝脏、胆系、胰腺、脾的正常影像学表现及其基本病变的影像学表现;转移性肝癌、肝硬化、胆石症、胆囊癌、慢性胰腺炎等疾病的影像学表现与诊断要点。

3. 了解 急腹症的常用检查方法及恰当选择。了解消化道检查方法及各自的适应证。了解肝脏、胆系、胰腺、脾比较影像学检查方法;肝脏正常变异及先天性发育异常、肝囊肿、胆总管囊肿、胆系炎症、脾内病变的影像学表现。

第一节 急 腹 症

急腹症(acute abdomen)是腹部急性疾病的总称,包括消化、泌尿、生殖、腹部血管系统。本节仅对消化系统胃肠道穿孔、肠梗阻和腹腔实质性脏器如肝脏、肾脏、脾脏外伤性疾病进行叙述。

一、检 查 技 术

急腹症常用检查方法包括 X 线、CT、US 检查。检查目的在于明确疾病病变部位、病因、病理变化及并发症等。了解影像学检查方法、应用范围、限度,有助于合理选择检查技术。

(一) X 线检查

急腹症 X 线检查前一般不做胃肠道准备(包括禁食、胃肠减压、清洁灌肠、放置肛管)。检查方法包括透视、腹部平片、造影检查。

1. 透视 是急腹症 X 线检查最基本的方法,一般采用胸腹联合立位透视。透视可观察膈肌运动和胃肠蠕动;可了解有无膈下游离气体、胃肠胀气及肠腔内气液平面,用于肠梗阻诊断的筛选。

2. 腹部平片 是诊断胃肠道穿孔和肠梗阻最常用较为便利有效的方法,操作简便,范围包括上至双侧膈肌下至耻骨联合上缘及腹部两肋区。观察膈下游离气体、胃肠腔内及腹腔内气液平面,应摄立位腹平片(正位或正侧位);对不能立位摄片病人,应摄左侧卧位水平腹平片。观察分析扩张肠腔的部位、肠腔排列、扩张程度、肠腔间相互关系、肠壁的厚薄、腹腔内渗液多少、软组织阴影改变时,应摄仰卧位腹平片。观察先天性直肠肛门闭锁,应摄倒立正、侧位片。

3. 造影检查 稀钡剂和空气灌肠主要用于肠套叠、结肠扭转、结肠肿瘤引起的梗阻,亦可用于部分肠套叠、乙状结肠扭转病例进行灌肠整复等。碘液对比剂主要用于上消化系统穿孔和小肠梗阻。钡餐检查主要用于先天性幽门肥厚、十二指肠梗阻等。选择性或超选择性血管造影主要用于急性消化道大出血。

(二) CT

CT 分平扫、增强扫描。在急腹症检查中主要适用于腹腔内实质性脏器的损伤、炎症、腹腔内脓肿、积液、腹主动脉瘤或夹层破裂。近年来,MSCT 在肠梗阻、消化道异物,胃肠穿孔所致的腹膜炎等疾病诊断中已受到重视并广泛应用。

(三) US

操作简便,无放射性损伤。在急腹症检查中主要适用于腹腔实质性脏器的损伤、炎症、腹腔内脓肿、积液。对于急腹症患者不应局限于疼痛部位的检查,应注意其他部位的检查,甚至包括全腹部检查。

二、基本病变影像表现

(一) X 线表现

1. 气腹 立位摄片或透视在一侧或双侧膈下出现新月形气影,多见于胃肠道穿孔或医源性(腹部手术、腹腔透析、子宫输卵管造影后)改变。左侧膈下气影应与正常胃泡充气影像鉴别。

2. 肠腔积气积液 ①短液平面:气柱高,液平面窄,宽度大多在 3cm 左右,液平面位于拱形肠曲下部,不超过拱形肠曲顶部的下壁,提示肠曲张力较高;②长液平面:气柱低,液平面宽,宽度大多在 6cm 以上,液平面位于拱形肠曲上部,淹没了拱形肠曲顶部的下壁,提示肠曲张力较低,多见于梗阻时间较长者;③小液平面(称串珠征):于斜形排列,密度增高的小肠肠腔边缘可以看到串珠状排列的小液平面,是由于肠腔内含有大量的液体和少量气体,少量气体被水肿增粗的黏膜皱襞阻隔于肠腔边缘所致。

3. 肠腔易位 小肠及其系膜扭转时可出现小肠易位,即空肠位于右下腹,回肠位于左上腹。

4. "假肿瘤"征 是两端闭锁的绞窄肠段内(闭祥)充满大量液体,其密度较高,在相邻充气肠曲对比下显示为均匀的软组织块影,有较清晰的边界,类似于肿瘤。多见于绞窄性肠梗阻。

5. 腹内阳性结石、钙斑和异物。

6. 腹壁异常　包括腹脂线增宽、透明度下降、消失,腹壁软组织肿胀,积气等。

7. 腹腔积液。

8. 实质性脏器肿大。

（二）CT 表现

1. 腹腔内积液、脓肿。

2. 实质性脏器异常改变　①密度异常:高密度、等密度、低密度;②肝、脾、肾等脏器撕裂伤:表现为脏器边缘裂缝,外形不完整或模糊,不规则低密度带通过脏器实质部分;③肝、脾、肾实质内血肿、包膜下血肿及周围血肿:新鲜血肿呈等密度或稍高密度,随时间推移,血肿密度逐渐下降为低密度;陈旧性血肿呈低密度。增强扫描血肿不强化。

3. 肠管扩张　管径显著增大;肠腔内积气、积液;肠壁内积气。

4. 门静脉系统内积气。

5. 肠系膜血管拉长、增粗、不正常走行、集中、血流灌注异常、闭塞。

（三）US 表现

1. 腹腔积气　游离气体表现为膈下、肝脾前方强回声。

2. 腹腔积液、积血　积液为无回声的液性暗区;积血为液性暗区内回声不均匀增强。

3. 肠腔扩大积液　肠腔内液性暗区。

4. 实质性脏器外伤破裂时显示脏器肿大,轮廓中断;实质内血肿为强回声、低回声、不均匀回声;包膜下血肿为不均匀回声。

三、 常见疾病影像诊断

（一）肠梗阻

【概述】

肠梗阻(intestinal obstruction)是肠内容物运行发生障碍,分为机械性、动力性和血运性三类。临床主要表现为腹疼、腹胀、呕吐、停止排气、排便,甚至腹部压痛性包块、腹膜刺激征。

机械性肠梗阻分为单纯性和绞窄性两种。前者是由于肠粘连、炎症、肿瘤、腹腔手术后等因素所致肠腔部分性或完全性阻塞,不伴有肠系膜血运障碍,根据梗阻部位不同分为高位梗阻和低位梗阻;后者同时伴有通道及血液循环障碍。

动力性肠梗阻分为麻痹性和痉挛性,肠管本身无器质性病变但通道障碍,常见原因为急性腹膜炎、急性肠炎、腹部手术后、全身麻醉及败血症等。

血运性肠梗阻见于肠系膜血管血栓形成或栓塞,有血液循环障碍和肠肌运动功能失调。

【影像学表现】

1. 单纯性小肠梗阻(simple small intestine obstruction)

(1) 立位腹部平片:①阶梯状气液平面;②鱼肋征(弹簧征)(图5-1-1);③大跨度肠袢。

(2) CT:肠管扩张,气液平面或完全被液体充盈(图5-1-2)。

2. 绞窄性小肠梗阻(strangulated intestinal obstruction)

(1) 立位腹平片:①假肿瘤征;②小肠显著扩大征(咖啡豆征);③小跨度蜷曲肠袢;④小肠内长液面征;⑤空回肠换位征。

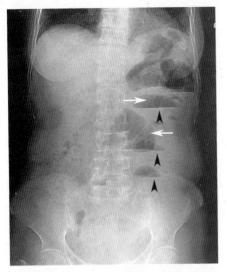

图 5-1-1　单纯性小肠梗阻

立位腹平片可见阶梯状排列的气液平面（黑箭头）和鱼肋征（白箭头）

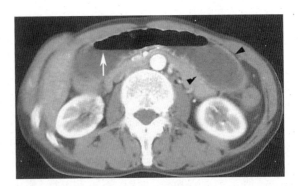

图 5-1-2　小肠梗阻

CT 增强扫描：小肠内气液平面（白箭头），肠腔扩大（黑箭）

（2）CT：①假瘤样改变；②靶征　肠壁对称性环状增厚，出现分层改变；③肠系膜密度增高，模糊不清，肠系膜血管失去正常结构；④腹腔积液；⑤肠壁内积气；⑥鸟嘴征；⑦肠系膜上动、静脉内血栓形成。

3．麻痹性肠梗阻（paralytic intestinal obstruction）　①立位、卧位腹平片和CT：小肠和结肠内气液平面或肠内几乎全为气体，尤以结肠胀气为明显；②透视：肠胀气和肠管蠕动明显减弱或消失。

4．结肠梗阻　立位腹平片和CT：梗阻近侧结肠胀气扩大并积液，远侧结肠无积气、积液。

（二）胃肠道穿孔

【概述】

胃肠道穿孔（perforation of gastrointestinal tract）常继发于溃疡、创伤、炎症及肿瘤。胃十二指肠溃疡为穿孔最常见的原因，穿孔致胃肠腔内气体和内容物流入腹腔，引起气腹和急性腹膜炎。

临床典型症状为突发持续性剧烈腹痛。

【影像学表现】

1．X线　①膈下游离气体：一侧或双侧膈下线条状或新月状透光影，界清（图 5-1-3）；②"双壁征"：大量气体存在于肠曲之间，使肠壁间距增宽，肠腔内、外壁同时显示形成双壁，这是气腹时特征性X线征象；③膈肌升高，活动受限；④腹腔内积液：大量积液时，可使相邻肋腹脂线模糊，肠曲反应性淤积，肠麻痹。

2．CT　①腹腔积液：少量积液表现为肝后下间隙内、横结肠系膜上方、膀胱直肠陷窝或子宫直肠陷窝内边界清晰水样密度；大量积液时，小肠集中漂浮在前腹部，膈胃韧带受推移；②腹腔脓肿：脓肿早期为软组织密度块影，对比增强无强化；脓肿坏死液化后其中央为低密度，对比增强脓肿壁呈环状强化；脓肿腔内有时可见低密度气影。

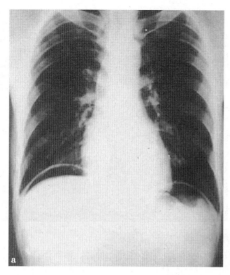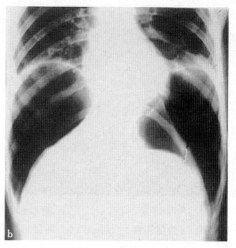

图 5-1-3　胃肠穿孔、气腹症

a. 小肠穿孔　立位摄片两侧膈下新月状少量游离气体；b. 胃穿孔　立位摄片两侧膈下大量游离气体，两侧膈肌抬高

（三）腹部外伤

【概述】

腹部外伤（abdominal injury）是腹部受到直接或间接外力的撞击后导致肝、脾、胰、肾及胃肠道的闭合性损伤。实质脏器闭合性外伤可在实质内或包膜下形成血肿，可合并邻近腹膜间隙、陷窝内积血，其损伤的发生率顺序为脾、肝、肾、胰等脏器。

【影像学表现】

1. 脾破裂（rupture of spleen）　影像学检查可确定脾脏有无损伤、类型和程度。主要检查方法是 CT 和 US。

（1）X 线：

腹部平片：①脾外形不清，增大，密度增高；②胃体右移，左半结肠及脾曲下移，胃大弯与结肠脾曲间隙增宽；③腹腔内有游离液体。

动脉造影：①对比剂外溢；②脾内血肿：脾内动脉受压移位，实质期充盈缺损；③包膜下血肿：脾实质边缘受压、变平、不整及移位；④血管损伤：脾动脉缺失或痉挛；⑤脾破裂成碎块：脾的轮廓呈楔形中断、分离、边缘不规则充盈缺损。

（2）CT：①脾内血肿：脾内圆形或椭圆形略高密度、等密度或低密度影，对比增强血肿不强化；②包膜下血肿：脾边缘处新月形或半月形略高密度、等密度、低密度影，相邻脾实质受压变平或内凹状，对比增强血肿不强化；③脾周血肿：脾周、腹腔内出血、积液；④脾撕裂：脾实质内线样低密度，对比增强更清晰；⑤粉碎性脾：脾实质内多发不规则低密度（图 5-1-4）。

2. 肝脏损伤（laceration of liver）　影像学检查可确定肝脏有无损伤、类型和程度。主要检查方法是 CT 和 US。

（1）X 线：

腹部平片：①腹腔内积液；②结肠肝曲被压向下移位；③肝三角消失，肝下缘模糊不清。

动脉造影：①对比剂外溢；②肝内血肿：肝内动脉分支移位，局部可见无血管区；③肝内动

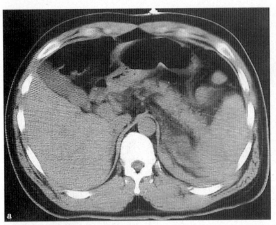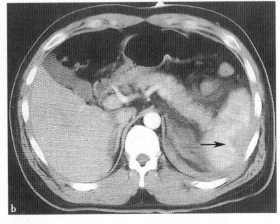

图 5-1-4　粉碎性脾

a. CT 平扫脾肿大,外缘模糊不光整;b. CT 增强扫描脾破裂成碎块,实质中断、分离,脾实质内多发不规则低密度(黑箭头),增强显示更清晰

脉闭塞;④肝包膜下或肝周巨大血肿:肝实质受压移位;⑤假性动脉瘤:造影剂呈团状聚集,排空慢;⑥肝动静脉瘘。

(2) CT:①肝包膜下血肿:肝边缘处新月形或双凸形低密度、等密度或稍高密度区,边缘清楚,对比增强血肿不强化;②肝实质内血肿:肝内圆形或椭圆形低密度、等密度或略高密度影,对比增强血肿不强化(图 5-1-5);③肝撕裂:肝内不规则线样低密度,边缘模糊,随时间推移,密度减低并缩小,边缘清楚;④粉碎性肝破裂:肝内多发不规则低密度影,对比增强更清晰。

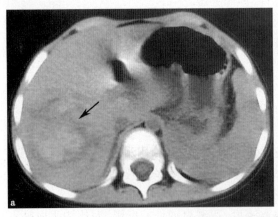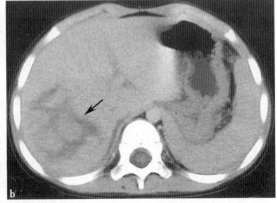

图 5-1-5　肝挫裂伤、肝实质内血肿

a. CT 平扫肝右后叶可见类圆形略高密度影(黑箭头),周围环绕低密度影;b. 对比增强扫描血肿不强化(黑箭头)

3. **肾脏损伤(renal injuries)**　影像学检查可确定肾脏有无损伤、类型和程度。主要检查方法是 CT 和 US。

CT:①肾被膜下血肿:肾实质边缘紧密相连的新月形或双凸状高密度区,邻近肾实质受压和变形,随时间推移血肿液化和吸收,密度渐减低并缩小。对比增强无强化;②肾周血肿:肾脏周围新月状高密度,范围广,但限于肾筋膜内,常合并肾被膜下血肿;③肾实质内血肿:肾实质内高密度、混杂密度、低密度灶。对比增强血肿无强化;可见对比剂血管外溢或含对比剂尿液进入病灶内;④肾撕裂伤:肾实质不连续,线样低密度、边缘模糊,对比增强更清晰。肾撕裂伤通常合并肾周血肿(图5-1-6)。

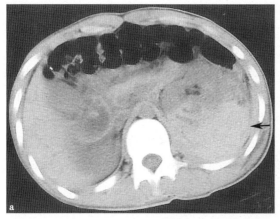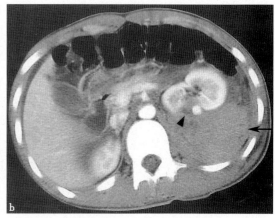

图 5-1-6 左肾撕裂伤,肾被膜下、肾周血肿

a. CT 平扫肾被膜下、肾周及腹腔内积血,肾被膜下、肾周高密度血肿(黑箭头),腹腔内等密度积血;b. CT 对比增强扫描肾后侧外形不完整,肾皮质中断(黑三角),对比增强扫描血肿不强化(黑箭头)

(郭玉林 来颜博)

第二节 消 化 道

一、检 查 技 术

胃肠道与周围缺乏自然对比,不能直接被显示。因此,要了解消化道的形态和功能以及诊断疾病须应用钡餐造影、CT、MR、血管造影、US 检查。

(一)造影检查

1. 钡餐造影 常用对比剂为硫酸钡(barium sulfate),无毒、不溶于水、不被胃肠道吸收、不易被 X 线穿透的白色粉末,按检查部位和要求加水调制成不同浓度的混悬液,填充于胃肠道内与周围组织形成鲜明对比,可清晰地勾画出胃肠道内腔形态,以便于发现病变。

检查范围分为:食管、上胃肠道、小肠及结肠钡剂灌肠检查。

检查方法分为传统法和气钡双重法。传统法包括:①黏膜相;②充盈相;③加压相。气钡双重法是指用按一定比例配制的钡液和气体共同在腔内形成的影像,可显示黏膜面的细微结构和微小异常,如显示胃小区、胃小沟、结肠的无名区、无名沟等结构的细微改变。

2. 血管造影 属于有创检查,常用于诊断和治疗胃肠道血管性病变、肿瘤性病变。

(二)CT、MR

CT、MR 主要用于胃肠道肿瘤的诊断及治疗前后的评估,目的是了解肿瘤的内部结构、胃肠壁受侵程度、肿瘤与邻近结构的关系及淋巴结转移、远隔转移情况。

CT 检查食管可在检查当时口服对比剂。检查胃时常规空腹,检查前 5～10 分钟肌内注射低张药物,口服产气粉或对比剂800～1000ml。检查小肠时,检查前2小时内分次口服对比剂2000ml左右。检查大肠时,检查前3～4小时内分次口服对比剂2000ml左右。

MR检查胃时空腹准备,检查前5～10分钟肌内注射低张药物,常规口服对比剂800～1000ml(1%～3%甘露醇稀释液或清水)。检查小肠时,检查前2小时内分次口服对比剂2000ml左右(1%～3%甘露醇稀释液或清水)或小肠插管直接向小肠内注气。检查大肠时,检查前3～4小时内分次口服对比剂2000ml左右(1%～3%甘露醇稀释液或清水)。

仿真内镜:CT作胃、结肠仿真内镜检查时,术前肌注低张药物。空腹准备,术前口服产气粉产气使胃充盈;结肠术前清洁灌肠,经肛门注入足够量气体使结肠充盈。MR作结肠仿真内镜检查时,术前清洁灌肠,经肛门注入稀释的钆对比剂充盈结肠。

二、影 像 解 剖

(一) 食管

食管是连接下咽部与胃的肌性管道,上端于第6颈椎水平与下咽部相连,下端于第10～11胸椎水平与贲门相连,分颈、胸、腹三段。

1. 钡餐造影 食管有两个生理性狭窄:①食管入口处狭窄;②横膈食管裂孔部狭窄。三个生理性压迹:①主动脉弓压迹;②左主支气管压迹;③左心房压迹(图5-2-1)。

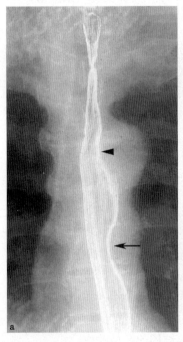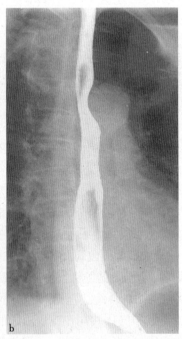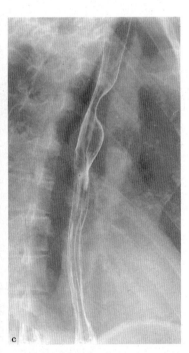

图5-2-1 食管钡剂造影正常所见
a. 主动脉弓压迹(黑三角)、左主支气管压迹(黑箭头);b. 充盈相;c. 黏膜相

钡剂充盈相食管宽约2～3cm,轮廓光滑整齐,黏膜像显示数条互相平行纤细的黏膜皱襞影。食管第一蠕动为原发性蠕动,是由下咽动作所激发;第二蠕动为继发性蠕动,始于主动脉弓水平向下推进;第三蠕动始于食管下段,为环状肌不规则收缩引起,形成波浪状或锯齿状边

缘，出现和消失迅速，多见于老年人。

2. CT 食管在胸部 CT 横断面图像上呈圆形软组织影，其内如有气体或对比剂可显示食管壁约 3mm。食管位于胸椎及胸主动脉前方，穿越横膈后食管转向左进入胃贲门，胃食管连接部管壁局限性增厚。

3. MR 食管壁的信号强度与胸壁肌肉相似，主动脉与食管间常无脂肪间隔。食管内有气体或液体时可显示管壁厚度约 3mm。

（二）胃

1. 钡餐造影 胃分为胃底、胃体、胃窦、胃大弯和胃小弯。胃底位于贲门水平线以上，立位胃底含气时称胃泡；贲门至幽门的内缘称胃小弯；其外缘称胃大弯；胃小弯弯曲处称角切迹；角切迹与胃大弯最下一点连线以远的胃腔为胃窦；以近至贲门水平线的胃腔为胃体；幽门约 5mm 长呈短管状，连接胃和十二指肠（图 5-2-2）。

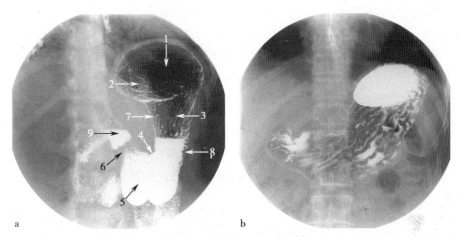

图 5-2-2 胃钡剂造影正常所见
a. 充盈相；b. 黏膜相
1. 胃底部；2. 贲门部；3. 胃体部；4. 角切迹；5. 胃窦部；6. 幽门管；7. 小弯侧；8. 大弯侧；
9. 十二指肠球部

胃的形状与体型、张力及神经系统功能状态有关，胃分为：钩型、牛角型、瀑布型、无力型（图 5-2-3）。

充盈相上胃大、小弯轮廓光滑。黏膜像上胃皱襞间沟内充钡，呈条纹状致密影，皱襞则为条纹状透亮影；胃底部皱襞呈网状不规则排列；小弯侧皱襞则与小弯平行，一般 4～5 条；胃窦部皱襞收缩时为纵行，舒张时为横行；大弯侧皱襞较宽，约 10mm，其余部位一般不超过 5mm。

胃气钡双重对比造影片上，胃皱襞被展平显示出黏膜面的细微结构称胃小沟和胃小区，胃小沟为细线状，约 1mm 宽，粗细、密度均匀；胃小区是由胃小沟包绕形成的网格状结构，大小为 1～3mm，胃小沟和胃小区多在胃窦区显示。

胃蠕动由胃体上部开始，有节律地向幽门方向推进。胃排空时间为 2～4 小时，与胃张力、蠕动、幽门功能和精神状态有关。

2. CT 胃充分扩张时正常胃壁厚度不超过 5mm，均匀一致。增强扫描常显示三层结构，内层呈高密度，中间层呈低密度，外层呈高密度，所见到的胃壁三层结构相对应的是胃黏膜层（内层）、黏膜下层（中间层）和肌层、浆膜层（外层）。

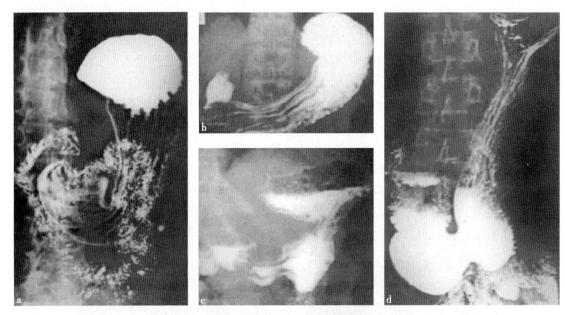

图 5-2-3 胃钡剂造影所见胃型
a. 钩型胃；b. 牛角型胃；c. 瀑布型胃；d. 无力型胃

3. MR 胃充分扩张时正常胃壁厚度不超过 5mm，均匀一致。常显示三层结构，T_1WI 上内层呈较高信号，中间层呈低信号，外层呈中等信号；T_2WI 上内、外层呈高信号，中间层呈低信号，所见到的胃壁三层结构相对应的是胃黏膜层（内层）、黏膜下层（中间层）和肌层及浆膜层（外层）。

（三）十二指肠

十二指肠上接胃幽门，下经十二指肠空肠曲连接空肠，全长 25～30cm。

1. 钡餐造影 十二指肠呈"C"形，分为球部、降部、水平部和升部（图 5-2-4）。球部呈三角形，尖部指向右上后方，基底部两侧为隐窝和穹隆，幽门开口于底部中央，黏膜纹呈纵行或

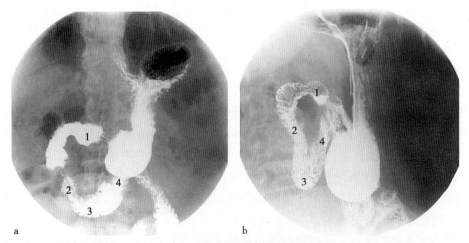

图 5-2-4 十二指肠钡剂造影正常所见十二指肠环呈"C"形
a. 充盈相；b. 黏膜相
1. 球部；2. 降段；3. 水平段；4. 升段

花纹状。降部肠腔宽大，中段内侧壁可清楚显示圆形或椭圆形隆起的乳头影，降部、水平部和升部的黏膜皱襞呈环状和龟背状花纹。

2. CT、MR　球部位于腹膜腔，水平部和升部位于腹膜后，易被 CT、MR 检查识别。

（四）小肠

小肠全长 5～7m，经肠系膜与后腹壁相连。空肠占 2/5，位于左中上腹部，回肠占 3/5，位于右中下腹部，两者间无明确分界。

1. 钡餐造影　充钡后空肠皱襞呈环形排列，蠕动活跃，当肠腔排空后黏膜皱襞呈羽毛状；当钡涂布少时则呈雪花状。回肠肠腔略小于空肠，蠕动慢而弱，黏膜皱襞少而平坦，在肠腔扩张时黏膜纹常不明显，末段回肠与盲肠相接，回盲瓣呈唇状突起，在盲肠充盈相上呈透明影。小肠灌肠双重对比造影表现为正常小肠被钡剂涂布并被气体充分扩张，均匀连续，肠袢走行弯曲自然，粗细均匀，黏膜皱襞被展平，可见 1～2mm 纤细光滑弹簧状环形皱襞影（图 5-2-5）。通常服钡后 2～6 小时钡剂前端可到达盲肠。

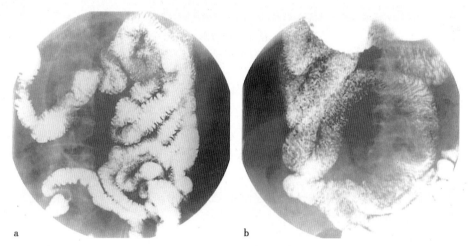

图 5-2-5　小肠钡剂造影正常所见

a. 充盈相（仰卧位）左上中腹空肠及近段回肠，钡剂充盈肠腔，黏膜皱襞呈环状排列；b. 黏膜相（俯卧位）左上中腹空肠及近段回肠，肠腔黏膜皱襞呈羽毛状排列

2. CT、MR　小肠壁厚度在适度扩张时不超过 5mm，肠腔宽度不超过 3cm，一般无液平存在。在胃肠道对比剂充盈良好情况下，小肠黏膜皱襞可显示。

（五）结肠

结肠起于盲肠止于直肠，全长约 1.2～1.5m。分为盲肠、升结肠、横结肠、降结肠、乙状结肠和直肠。升、横结肠交界处称结肠肝区；横、降结肠交界处称结肠脾区。横结肠、乙状结肠的位置及长度变化较大，直肠壶腹最窄。

1. 钡餐造影　钡剂充盈后可见结肠袋，横结肠以上较明显，降结肠以下渐变浅，直肠则无结肠袋。结肠黏膜像上黏膜皱襞为纵、横、斜三种方向交错结合排列；盲肠、升结肠、横结肠皱襞密集，以斜行、横行为主，降结肠以下皱襞稀，以纵行为主。双对比造影，膨胀充气的肠腔结肠袋变浅，肠腔轮廓被肠腔边缘 1mm 宽的光滑连续线条影勾画出（图 5-2-6）。

阑尾显影时呈长条状，粗细均匀，边缘光滑，易推动，位于盲肠内下方。

2. CT　图像显示清晰，轮廓光滑，边缘锐利。大肠正常肠壁厚 3～5mm。

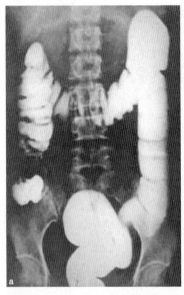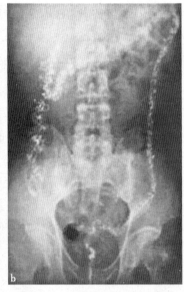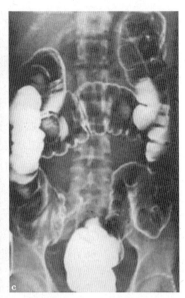

图 5-2-6　结肠钡剂造影正常所见
a. 结肠充盈相；b. 结肠黏膜相；c. 双重对比相

3. MR　T_1WI 内层高信号，中层低信号，外层中等信号；T_2WI 内、外层高信号，中层低信号；大肠壁三层信号相对应的是黏膜层（内层）、黏膜下层（中层）和肌层、浆膜层（外层）。

三、基本病变影像表现

当胃肠道病变（炎症、溃疡、肿瘤）引起黏膜、管腔、形态和功能等多方面的改变时，胃肠道造影可以显示下列基本特征。

【钡餐造影表现】

（一）轮廓改变

1. 龛影（niche）　是指消化道壁的溃烂、缺损达到一定深度，造影时被钡剂充填。良性病变溃烂位于消化道腔外称腔外龛影，切线位龛影位于器官正常轮廓之外，形成一突出于腔外的钡斑影；正位呈致密钡点；恶性病变溃烂位于消化道腔内称腔内龛影。

2. 憩室（diverticulum）　是指消化道管壁局部发育不良，肌壁薄弱和内压增高所致或由于管腔外邻近组织病变的粘连、牵拉造成该处管壁向外膨出的囊袋状影，其内及附近的黏膜皱襞形态正常（图 5-2-7）。

3. 充盈缺损（filling defect）　是指凸入消化道管腔内的隆起性病变造成局部钡剂不能充盈，形成局部低密度缺损的影像。

（二）黏膜皱襞改变

1. 黏膜皱襞破坏　黏膜皱襞消失，连续性中断，形成杂乱不规则的钡影，与正常黏膜皱襞有明确分界。多见于恶性肿瘤的侵蚀。

2. 黏膜皱襞平坦　黏膜皱襞的条纹状影变得平坦，严重时完全消失。水肿者逐渐移行，与正常皱襞无明确分界；浸润者病变形态固定而僵硬，与正常黏膜有明显分界，常出现在肿瘤破坏区的周围。

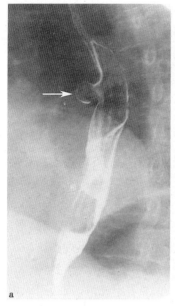
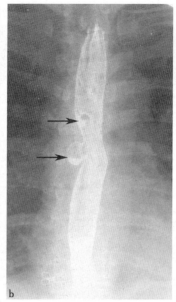
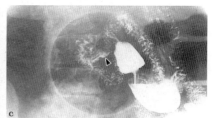
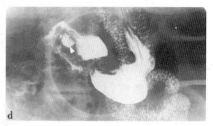

图 5-2-7　憩室（钡剂造影）

a. 左前斜位，食管中段前壁憩室（白箭头）；b. 正位，食管中段多发憩室（黑箭头）；c. 十二指肠降段憩室、排空相，憩室内可见黏膜皱襞（黑三角）；d. 十二指肠降段憩室内钡剂充盈（白三角）

3. 黏膜皱襞纠集　黏膜皱襞从四周向病变区集中，呈放射状或车辐状。多为慢性溃疡瘢痕挛缩所致。

4. 黏膜皱襞增宽、迂曲　黏膜皱襞的透明条状纹影增宽，伴有走行迂曲、结构紊乱。系黏膜下层炎性浸润、肿胀和结缔组织增生，多见于慢性胃炎、黏膜下静脉曲张。

5. 微黏膜皱襞改变　良性病变胃小区非均匀性、颗粒状增大，胃小沟增宽模糊；恶性病变胃小区、胃小沟破坏消失。

（三）管腔大小改变

1. 管腔狭窄　是指超过正常范围的管腔持久性缩小，病变性质不同引起的管腔狭窄形态也不相同。炎性狭窄系纤维组织增生，范围广泛或为分段性，边缘较光整，病变区与正常区分界不清晰；肿瘤性狭窄系癌性组织浸润，范围局限，管壁僵硬，边缘不规则；先天性狭窄边缘多光滑而局限；外压性狭窄多偏于管腔一侧且伴有移位，管腔压迹常光整；痉挛性狭窄形态可变，痉挛解除后即恢复正常；肠粘连引起的狭窄形状不规则，肠管移动度受限或肠管相互聚拢。

2. 管腔扩张　是指超过正常范围的管腔持续性增大。

（四）位置和移动度改变

邻近病变的压迫可致消化管位置和移动度发生改变。腹部肿块对胃肠道可造成压迫移位及弧形压迹；肠管粘连、牵拉造成的位置改变，其移动性受限；腹水可造成小肠位置、分布异常，肠管活动度增大；胃肠道先天性位置异常、完全转位；胃肠道扭转。

（五）功能性改变

1. 张力改变　胃肠道张力是受神经系统调控，以维持管径的正常大小。张力高造成管腔缩窄、变小；张力低则使管腔扩大。

2. 蠕动改变　蠕动波多少、深浅、运动速度及运动方向的改变。蠕动增强，蠕动波增多、加深、运行加快；蠕动减弱，蠕动波减少、变浅、运行减慢；逆蠕动为与正常运行方向相反的蠕动；蠕动消失。

3. 运动力改变　胃肠道运送食物的能力，与张力、蠕动、括约肌功能有密切关系。排空时间超过正常排空时间称为排空延迟；排空时间短于正常排空时间称为运动力增强。

4. 分泌功能的改变　分泌功能的改变常与疾病有关。

【CT、MR 表现】

（一）管壁增厚、管腔狭窄

食管壁、小肠壁超过 5mm，胃壁、大肠壁超过 10mm 为管壁增厚。炎性病变常引起广泛性壁增厚；肿瘤性病变由于壁内浸润多造成局限性向心性增厚。

（二）肿块

不同病变都可显示腔内肿块、腔外肿块或腔内、外肿块。良性病变多呈偏心性半椭圆形，表面光滑；恶性病变多呈不规则形，向腔内、外浸润形成腔内、外肿块，表面可有不规则溃疡。

（三）溃疡

良性溃疡形状多规则，边缘光滑整齐。恶性溃疡边缘不规则，底部多不光滑，周边组织增厚较明显，并向消化道腔内突出。

（四）环堤

为环绕癌性溃疡周围的堤状隆起，依癌肿生长方式不同，隆起外缘可锐利或不清楚。

（五）异常强化

癌肿侵及消化道肌层时，增强扫描受侵组织强化较正常组织明显且时间延长。

（六）周围脂肪层改变

周围脂肪层存在与否是判断肿瘤有无向浆膜层浸润和是否有周围脏器粘连的重要指征。

（七）邻近脏器浸润

（八）淋巴结转移、远隔脏器转移

四、常见疾病影像诊断

（一）食管静脉曲张

【概述】

食管静脉曲张（esophageal varices）是指食管黏膜下层的静脉丛异常迂曲扩张。常见于肝硬化或其他肝脏疾病引起的门静脉高压，导致食管静脉和食管周围静脉丛扩张，为门静脉高压的重要并发症。早期病人无任何临床症状，明显曲张的食管静脉因黏膜面溃烂而破裂出血致休克甚至死亡。

【影像学表现】

1. 钡餐造影　①早期表现为食管黏膜皱襞局限性增粗或略显迂曲，边缘不光整，管壁柔软，钡剂通过顺畅；②典型表现为食管黏膜皱襞明显增粗、迂曲，呈串珠状或蚯蚓状充盈缺损，管壁边缘呈锯齿状；③严重者蠕动减弱，管径扩大，张力降低，钡剂通过缓慢，但管壁仍柔软，无局限性狭窄（图 5-2-8）。

2. CT　①食管和胃壁增厚，食管下段周围区和肝胃韧带区出现圆条状、蚯蚓状扩张迂曲的软组织影；②增强扫描可显示相应部位扩张、迂曲的血管。

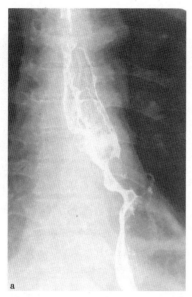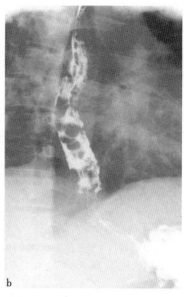

图 5-2-8　食管静脉曲张（钡餐造影）

食管静脉重度曲张，食管中下段呈串珠状、蚯蚓状充盈缺损，管壁边缘呈锯齿状

3．MR　门静脉造影、MIP 重建可显示曲张的食管静脉网。典型表现食管下端静脉、胃冠状静脉、胃短静脉、奇静脉呈圆点状、蚯蚓状扩张迂曲。

【鉴别诊断】

主要与食管下段癌、食管裂孔疝鉴别。

（二）贲门失弛缓症

【概述】

贲门失弛缓症（achalasia）是食管下端及贲门部括约肌高压，对吞咽动作的松弛反应障碍，导致食管下部痉挛狭窄，上部扩张。一般认为与食管的胆碱能神经支配缺陷有关，病理表现为中下段食管壁肌层明显肥厚。多见于青壮年，女多于男，发病缓慢，病程较长。主要症状为吞咽不畅，胸骨后阻塞感，症状时轻时重，与精神和情绪有一定关系，后期出现吞咽困难。

【影像学表现】

1．钡餐造影　①早期食管中下部扩张，下段食管蠕动减弱或消失；②典型表现食管下端呈漏斗状或鸟嘴状狭窄，狭窄段以上食管明显扩张，有大量液体潴留，管壁柔软，黏膜完整（图 5-2-9）。

2．CT　①狭窄段管壁均匀性增厚；②狭窄段管腔变细，管壁光滑；③狭窄段上方食管中度以上扩张，管壁厚度正常，内有潴留的食物、气液体。

【鉴别诊断】

主要与食管下端浸润型癌、贲门癌累及食管下端鉴别。

（三）消化管恶性肿瘤

1．食管癌

【概述】

食管癌（carcinoma of esophagus）是常见的消化道恶性肿瘤之一，发病年龄多在 40 岁以上，男性多于女性，一般认为与饮食、遗传、食管炎有关。早期很少有症状或偶有食物通过滞留

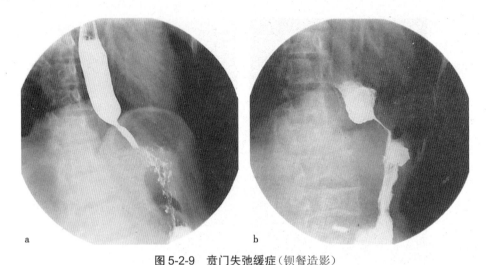

图 5-2-9　贲门失弛缓症（钡餐造影）

a. 食管下端呈鸟嘴状狭窄，狭窄段以上食管扩张；b. 食管下端呈线状狭窄，狭窄段以上食管扩张

感；中晚期主要症状为进行性持续吞咽困难，伴有胸骨后烧灼痛、钝痛，梗阻；晚期可有贫血、营养不良、消瘦及恶病质。组织病理学以鳞状上皮癌多见，生物学特性因食管组织无浆膜层，癌组织易穿透肌层侵及邻近器官，转移途径多为淋巴道转移。

　　根据病理类型中晚期食管癌分为：①髓质型：病变范围广泛，可侵犯食管全层，腔内外生长，管壁明显增厚；②蕈伞型（增生型）：肿瘤多向腔内生长，边界清，表面光滑或溃烂；③溃疡型：肿瘤溃烂形成边缘不规则，底部不平的巨大溃疡，管腔狭窄多不显著；④浸润型（缩窄型）：肿瘤沿管壁四周浸润生长，多形成环形狭窄，壁僵硬。

　　【影像学表现】

　　（1）钡餐造影：

　　早期食管癌：指癌肿局限于黏膜及黏膜下层。X 线表现：①黏膜皱襞增粗、迂曲、紊乱、中断，边缘毛糙；②小龛影；③小充盈缺损；④局限性管壁僵硬，蠕动减弱。

　　中晚期食管癌：指癌肿已累及肌层或达外膜或侵及邻近器官，有局部或远处淋巴结转移。X 线表现（共同征象）：①管腔内充盈缺损；②管腔内较大不规则龛影，周边环堤；③管腔狭窄；④管壁僵硬，扩张度差，蠕动消失；⑤局部黏膜皱襞中断、破坏、消失（图 5-2-10）。

　　（2）CT：①食管壁不规则增厚，肿块突向腔内、腔外或腔内外；②管腔狭窄（图 5-2-11）；③食管周围脂肪层消失，食管壁与纵隔器官分界不清；④气管、支气管、大血管、心包及纵隔胸膜侵犯；⑤CT 检查主要用于显示食管癌对周围结构有否侵犯，有否淋巴结转移。

　　（3）MR：食管壁不规则增厚，可见腔内、腔外或腔内外肿块。平扫瘤体 T_1WI 呈中等信号，T_2WI 呈不均匀高信号，增强扫描肿瘤强化明显。MR 能多方位显像，对组织分辨率极高，应用价值优于 CT，主要用于显示食管癌对周围结构有否侵犯，有否淋巴结转移。

　　【鉴别诊断】

　　主要与食管炎、贲门失弛缓症、食管静脉曲张鉴别。

　　2. 胃癌

　　【概述】

　　胃癌（gastric carcinoma）是胃肠道最常见的恶性肿瘤，好发于 40～60 岁，可发生在胃的任

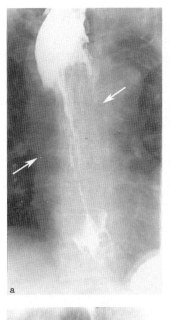
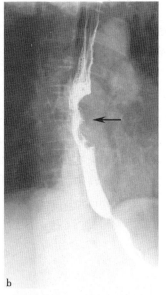
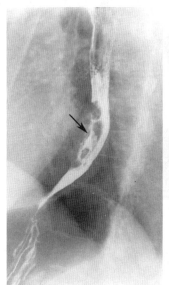
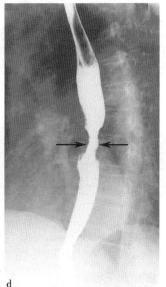

图 5-2-10 食管癌（食管钡餐造影）
a. 髓质型：食管中段管壁明显增厚（箭头所示），腔内、外软组织肿块，病变范围长；b. 蕈伞型：食管中段管腔内分叶状充盈缺损（箭头）；c. 溃疡型：食管下段大溃疡，可见指压迹、尖状突起、环堤（箭头）；d. 浸润型：食管中下段可见向心性、对称性狭窄（箭头所示）

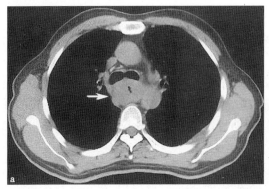
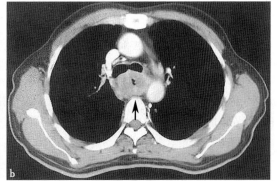

图 5-2-11 食管癌
CT 轴位扫描示 食管中段管壁明显增厚，管腔狭窄，增强扫描均匀强化
a. 为平扫（白箭头）；b. 为增强扫描（黑箭头）

何部位,但以胃窦、胃体小弯侧和贲门区常见。临床上早期症状不明显;中晚期有上腹疼痛、消瘦、乏力、呕血、黑便、幽门梗阻等症状。

早期胃癌是指癌组织仅限于黏膜或黏膜下层,而不论其大小和有无淋巴结转移,分为隆起型、凹陷型和平坦型。

进展期胃癌是指癌组织越过黏膜下层侵及肌层及突破浆膜层,分为四种基本类型(Borrmann分型)(图 5-2-12):①蕈伞型(Borrmann I 型):肿瘤向腔内生长,形成基底较宽的局限性肿块,表面呈菜花状,多有小溃疡,外形不整,与周围有明确分界;②局限溃疡型(Borrmann II 型):癌瘤深达肌层,中心形成巨大盘状溃疡,底部不平,边缘一圈堤状隆起称环堤,形成火山口样改变,分界清楚;③浸润溃疡型(Borrmann III 型):较大溃疡,形状不整,环堤浅而不完整,宽窄不一,周围浸润广泛,分界不清;④浸润型(Borrmann IV 型):癌肿在壁内浸润性生长,使胃壁增厚、僵硬、胃腔狭窄,但不形成腔内隆起肿块和腔内溃疡。因病变可累及胃的一部分或全部,累及全胃时称“革袋状胃”。

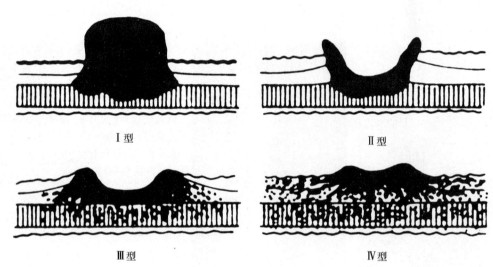

I 型　　　　　　　　　　II 型

III 型　　　　　　　　　　IV 型

图 5-2-12　胃癌 Borrmann 分型

I 型蕈伞型;II 型局限溃疡型;III 型浸润溃疡型;IV 型浸润型

【影像学表现】

(1) 钡餐造影:

早期胃癌:①胃小区黏膜结构紊乱、中断、破坏、消失;②小龛影;③颗粒状小充盈缺损,表面毛糙不平。

进展期胃癌(共同表现):①腔内充盈缺损,形态不规则,呈分叶状,以 Borrmann I 型多见;②腔内龛影,多呈不规则的半月形,可见环堤、指压迹,称为“半月综合征”,以 Borrmann II 型和 Borrmann III 型多见;③胃腔狭窄,边缘不整齐,胃壁僵硬,以 Borrmann IV 型多见;④黏膜皱襞破坏、消失、中断;⑤局部蠕动减弱或消失(图 5-2-13)。

(2) CT:①胃壁增厚,胃腔狭窄;②腔内肿块;③腔内溃疡;④浆膜面毛糙或结节状外凸;⑤癌肿与邻近脏器间脂肪层消失;⑥增强扫描癌灶强化;⑦邻近脏器侵犯,淋巴结转移和远隔转移;⑧仿真内镜、三维重建图像能较好、直观地显示病灶;⑨主要价值在于胃癌的 TNM 分期,准确 TNM 分期对于临床评价预后和制订治疗方案有重要作用(图 5-2-14,图 5-2-15)。

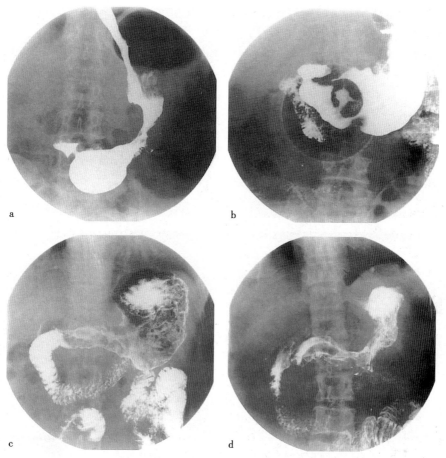

图 5-2-13 胃癌（胃钡餐造影）

　　a. 蕈伞型胃癌，胃体小弯侧近胃角处半圆形充盈缺损；b. 溃疡型胃癌，胃窦不规则龛影、环堤、指压迹、尖角状突起；c. 局限浸润型胃癌，胃窦狭窄，管壁僵硬，肩胛征；d. 弥漫浸润型胃癌（革囊胃），全胃壁僵硬，胃腔狭小，形态欠规则

　　（3）MR：形态学上与 CT 表现类似。肿瘤 T_1WI 呈等或稍低信号，T_2WI 呈中等高信号。MR 对胃癌 TNM 分期有重要价值，在了解胃外浸润程度及区分复发肿瘤和瘢痕方面优于 CT。

　　【鉴别诊断】

　　早期胃癌应与胃息肉相鉴别；中晚期胃癌应与良性溃疡、胃窦炎相鉴别。

　　3. 结肠癌

　　【概述】

　　结肠癌（colon carcinoma）是仅次于胃癌和食管癌的消化道肿瘤，好发于直肠和乙状结肠，约占 70%，男性多见，40～50 岁年龄组最多。病理上分三型：①增生型：肿瘤向腔内生长，呈菜花状；②浸润型：肿瘤沿肠壁呈环形浸润生长，肠壁增厚，肠腔向心性狭窄；③溃疡型：肿瘤形成深而不规则的溃疡。组织学以腺癌多见。临床症状主要为便血、腹疼、梗阻和腹部包块。

　　【影像学表现】

　　（1）钡餐造影：①肠腔内充盈缺损，形态不规则；②肠管局限性狭窄，可偏一侧或环状狭窄；③较大龛影，多不规则，可见半月综合征（环堤、指压迹）；④黏膜皱襞破坏、中断、消失；⑤管壁僵硬，扩张度差；结肠袋变浅、消失；⑥蠕动减弱、消失（图 5-2-16）。

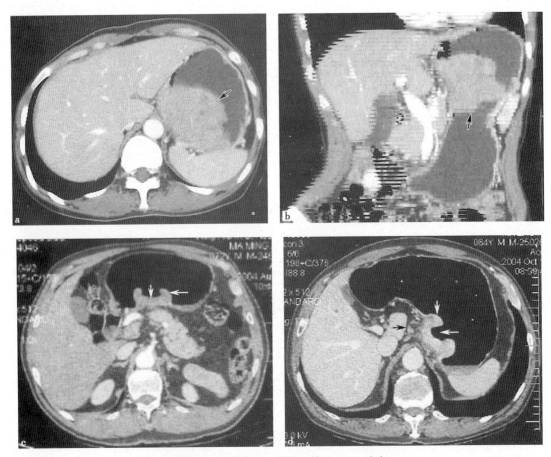

图 5-2-14 胃癌（CT 增强扫描及 MPR 重建）

a、b. 蕈伞型胃癌：胃体上部小弯侧向腔内突出巨大肿块，a. 为轴位扫描（黑箭头），b. 为冠状位重建（黑箭头）；c. 局限溃疡型胃癌：胃体小弯侧后壁可见腔内溃疡（白色垂直箭头），环堤（白色水平箭头）；d. 浸润溃疡型胃癌：胃体上部小弯侧后壁腔内溃疡（白色水平箭头），环堤（白色垂直箭头），浆膜面粗糙，局部淋巴结转移、肿大（黑箭头）

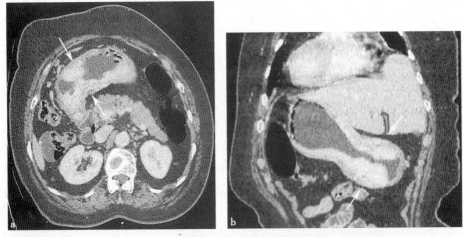

图 5-2-15 浸润型胃癌（CT 增强扫描及 MPR 重建）

胃窦前后壁向心性增厚，胃腔狭小，病灶明显强化，浆膜面完整光滑

a. 为轴位扫描（箭头）；b. 为矢状位重建（箭头）

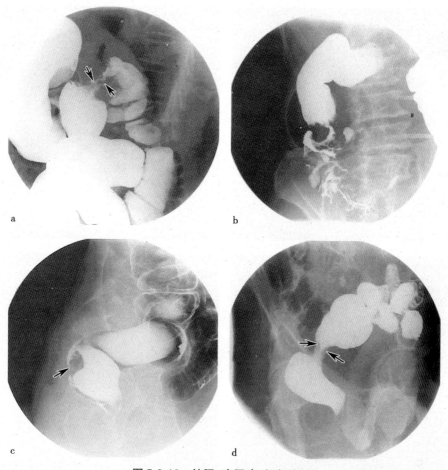

图 5-2-16 结肠、直肠癌（钡餐造影）

a. 浸润型结肠癌 横结肠脾曲向心性局限狭窄（黑箭头）；b. 溃疡型结肠癌 升结肠不规则龛影和环堤征；c. 蕈伞型直肠癌 直肠远段局限性腔内充盈缺损（黑箭头）；d. 浸润型直肠癌 直肠近段局限性向心性狭窄（黑箭头）

（2）CT：①肠壁增厚，肠腔狭窄；②肠腔内肿块；③肠腔内溃疡；④癌肿周围脂肪层消失，密度增高；⑤增强扫描癌灶强化；⑥邻近脏器侵犯，淋巴结转移和远隔转移；⑦仿真内镜、三维重建图像能较好地、直观地显示病变；⑧主要价值在于结肠癌 TNM 分期（图 5-2-17）。

（3）MR：MR 形态学上与 CT 表现类似。肿瘤 T_1WI 呈低信号，T_2WI 呈高信号。MR 对结肠癌 TNM 分期有重要价值，在区分术后复发肿瘤与瘢痕方面优于 CT。

【鉴别诊断】

主要与溃疡性结肠炎、结肠结核、结肠淋巴瘤、结肠间质瘤鉴别。

4. 胃肠道间质瘤

【概述】

胃肠道间质瘤（gastrointestinal stroma tumor，GIST）是胃肠壁肌层黏膜下间叶组织发生的肿瘤，可出现于胃肠道的任何部位，如食管、胃、小肠、大肠（图 5-2-18，图 5-2-19，图 5-2-20，图 5-2-21）。大体病理上分为腔内型：肿瘤位于黏膜下，腔内生长为主。腔外型：肿瘤位于浆膜下，向外生长。混合型：向腔内、外同时生长。

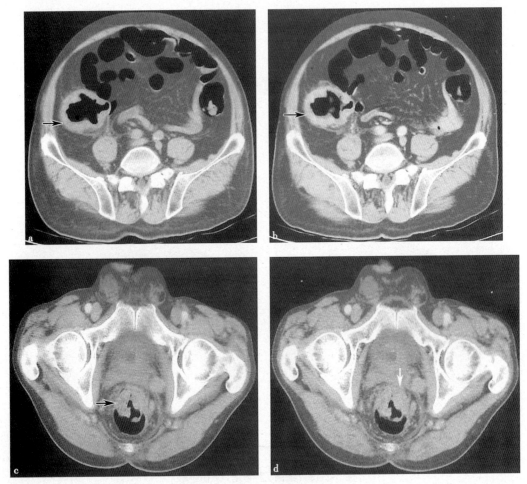

图 5-2-17　结肠、直肠癌（CT 扫描）

浸润型盲肠癌（a、b）：盲肠壁不规则环状增厚，增强扫描均匀强化，浆膜面粗糙，肿瘤突破浆膜面侵及腹腔内脂肪。a. 为平扫（黑箭头），b. 为增强扫描（黑箭头）；蕈伞型直肠癌（c、d）：直肠前壁腔内肿块（黑箭头），表面不规则，有溃疡形成（白箭头），增强均匀强化，浆膜面粗糙，肿瘤突破浆膜面侵及直肠周围的脂肪。c、d 为增强扫描

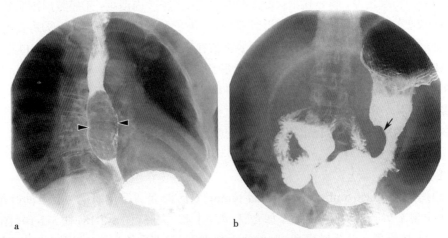

图 5-2-18　食管、胃间质瘤（钡餐造影）

a. 食管下段腔内充盈缺损（黑三角）；b. 胃体下部小弯侧胃腔内充盈缺损（黑箭头）

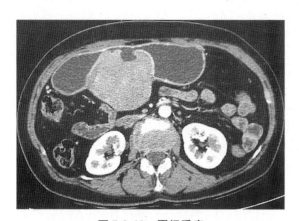

图 5-2-19 胃间质瘤

CT 扫描示胃体小弯侧后壁巨大实性肿块向胃腔内、外凸出,边界清楚,表面可见溃疡。增强扫描均匀强化

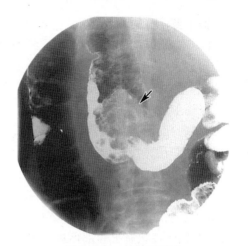

图 5-2-20 结肠间质瘤

钡餐造影示横结肠脾曲可见腔内不规则充盈缺损(黑箭头)

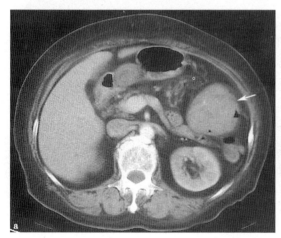
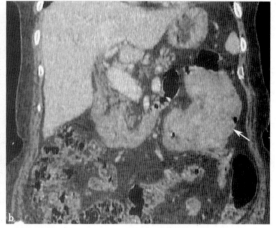

图 5-2-21 结肠间质瘤

CT 扫描示横结肠脾曲腔内、外实性肿块,边界清楚,均匀强化。a. 为轴位扫描(白箭头);b. 为冠状位重建(白箭头)

临床症状无特异性,早期无明显症状,常见症状为消化道出血。

【影像学表现】

(1)钡餐造影:腔内型:胃肠道腔内光滑或分叶状半圆形、圆形充盈缺损,壁软,周围黏膜完整,表面可有溃疡。腔外型:胃肠道受压移位或胃肠道壁局限性凹入,局部黏膜拉直或分离,局部肿物加压也不易与胃肠道壁分开。

(2)CT:胃肠道腔内、外或同时向腔内外突出的软组织肿块,边界清楚;增强扫描实性部分明显均匀强化,坏死部分不强化。

(3)MR:形态学上同 CT。肿瘤组织 T_1WI 呈低信号或等信号,T_2WI 呈中等高信号;增强扫描肿瘤强化明显。MR 在判断肿瘤坏死出血方面优于 CT。

（四）胃、十二指肠溃疡

胃、十二指肠溃疡是常见疾病，约占消化性溃疡的95%，十二指肠溃疡的发病率约为胃溃疡的5倍。

1. 胃溃疡

【概述】

胃溃疡（gastric ulcer）的病理改变是胃黏膜溃烂形成龛影，溃疡口部周围炎变、水肿及溃烂，常深达肌层。慢性溃疡如深达浆膜层时称穿透性溃疡。如浆膜层被穿破且穿入游离腹腔称急性穿孔。后壁溃疡易致慢性穿孔。溃疡周围具有坚实的纤维结缔组织增生者称胼胝性溃疡。胃溃疡多单发，以圆形、类圆形和线状多见。晚期纤维组织增生，易导致胃短缩变形。胃溃疡好发于胃角附近，其次是胃窦部。

主要临床症状有上腹部疼痛，餐后加剧，具有反复性、周期性和规律性三大特点，严重者可继发大出血、幽门梗阻。

【X线表现】

（1）直接征象：①龛影：正位呈类圆形钡斑；切线位呈突出于胃轮廓外的锥形或乳头状影，底部平，边缘光滑（图5-2-22）；②龛影口部水肿：见三个征象，即黏膜线、狭颈征、项圈征；③黏膜纠集：慢性溃疡周围的瘢痕收缩，造成黏膜皱襞均匀性纠集，如车轮状、放射状向龛影口部集中。

（2）间接征象：①痉挛性改变：小弯侧龛影可在大弯侧相对应部位出现一大而深的切迹；②胃液分泌增多；③胃蠕动增强或减弱，张力增高或减低，排空加速或减慢；④胃轮廓变形，呈"蜗牛"形或"沙钟"形；⑤幽门狭窄、梗阻。

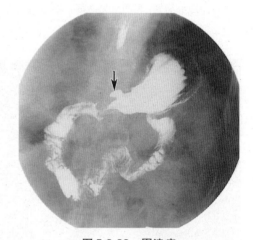

图 5-2-22　胃溃疡

钡餐造影示胃角可见一囊袋状凸出于胃腔外的钡龛影，呈底宽颈窄状（切线位、黑箭头）

【鉴别诊断】

主要与恶性溃疡鉴别。

2. 十二指肠溃疡

【概述】

十二指肠溃疡（duodenal ulcer）90%以上发生于球部，多为单发，常见于青壮年。球部溃疡一般呈圆形或椭圆形，直径多在4～12mm内，大小深浅不一，边缘光整，周围有炎性浸润、水肿和纤维组织增生，形成瘢痕收缩后可致球部变形。若与胃溃疡同时存在称为复合溃疡。

临床主要症状是周期性、节律性右上腹疼痛，以饥饿性疼痛且进食后可缓解为特征。

【X线表现】

（1）直接征象：①龛影；②球部变形呈"山"字形、"三叶状"或"花瓣状"（图5-2-23）。

（2）间接征象：①激惹征：钡剂进入球部后不易停留，很快排空至降部；②幽门痉挛；③胃液增多；④球部固定压痛。

（五）肠结核

【概述】

肠结核（intestinal tuberculosis）多继发于肺结核，好发于青壮年，常与腹膜结核和肠系膜淋

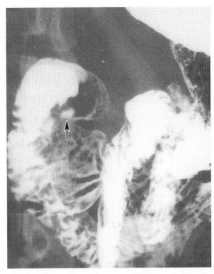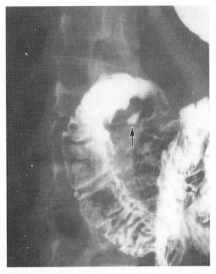

图 5-2-23 十二指肠球部溃疡

溃疡轴位相,龛影表现为类圆形钡斑(↑)

巴结结核同时存在,好发部位为回盲部,占 85%～90%。病理上分为溃疡型和增殖型。溃疡型的病理改变为肠壁淋巴组织充血、水肿、干酪坏死灶,黏膜溃烂,溃疡形成,病变修复过程中大量纤维组织增生,致肠管收缩变形、缩短变窄。增殖型的病理改变为局部充血、水肿,黏膜下层结核性肉芽组织与纤维组织增生,致肠壁局限性增厚和结节性隆起,使肠腔变窄。

临床症状主要有长期低热,腹疼、腹泻、消瘦、乏力。

【影像学表现】

1. 钡餐造影

溃疡型:①肠管黏膜皱襞增粗、紊乱;②溃疡肠壁轮廓不整齐呈锯齿状,可见小龛影;③肠功能紊乱,钡剂通过加快(激惹征、跳跃征);④后期肠壁增厚、僵硬,肠间距增宽,肠管变形、狭窄,狭窄近端肠管扩张(图 5-2-24)。

增殖型:①肠管增厚、僵硬、变形、狭窄、缩短;②黏膜紊乱;③小充盈缺损;④累及回盲部可见回盲瓣肿胀、僵硬、功能失常,盲肠移位变形或盲肠内有充盈缺损。

2. CT ①病变段肠壁增厚,肠间距增宽,肠腔狭窄;②增强扫描病变段肠壁明显强化且有分层现象;③合并腹膜结核,肠系膜淋巴结结核者,可有腹水、腹膜增厚、腹腔淋巴结肿大征象。

3. MR 形态学上同 CT。病变肠壁 T_1WI 呈等信号或低信号,T_2WI 呈明显高信号与正常肠壁分界不清。

【鉴别诊断】

主要与克罗恩病相鉴别。

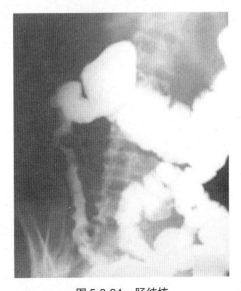

图 5-2-24 肠结核

钡餐造影示回肠末段、盲肠狭窄、僵硬,肠腔轮廓呈锯齿状,可见小刺状龛影,盲升结肠短缩

（六）克罗恩病

【概述】

克罗恩病（Crohn disease）又称为局限性肠炎、节段性肠炎、局限性回肠炎、肉芽肿性肠炎。是一种原因不明，好发于青壮年消化道的慢性特异性肉芽肿性炎性病变，回肠末端常受累，同时可侵及近段回肠、空肠和结肠，回肠病变占 60%～80%。主要病理改变为肠管黏膜充血、水肿、溃烂，形成溃疡和肉芽结节，病变可侵及肌层和浆膜层形成非干酪性肉芽肿性全层肠壁炎、纤维化和淋巴管阻塞。

临床主要症状为腹疼，可伴有腹泻或便秘、发热、食欲减退、肠梗阻症状。

【影像学表现】

1. 钡餐造影 ①病变段肠黏膜皱襞增粗、紊乱、变平；②不规则深长线状龛影，与肠管纵轴平行，系纵行溃疡形成所致，纵行溃疡是本病的特征性表现；③卵石征或息肉样充盈缺损，系肉芽组织增生所致，卵石征为相对特异性表现；④病变呈"节段性"、"跳跃状"分布，具有一定特征性；⑤肠壁增厚，管壁僵硬，肠腔非对称性狭窄；⑥肠间、肠壁瘘管，腹腔、腹膜外脓肿、窦道形成（图 5-2-25）。

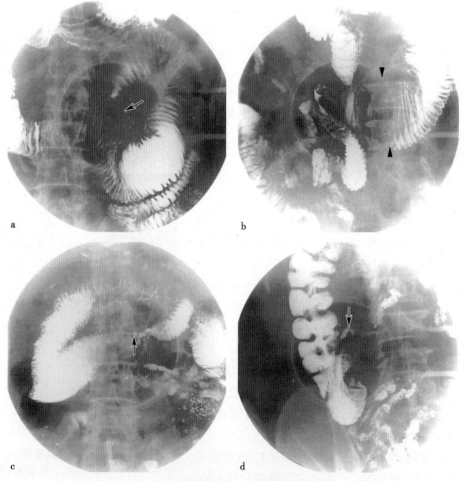

图 5-2-25 克罗恩病
钡餐造影示空回肠多部位局限性节段性狭窄（黑箭头），黏膜紊乱、轮廓变形，狭窄段前部小肠明显扩张（黑三角）

2. CT ①肠壁增厚,肠间距增宽,肠腔狭窄;②肠系膜肥厚,密度增高,肠壁与肠系膜间原有的清晰界限消失;③肠系膜血管增多、扩张、扭曲,可见"梳样征";④增强扫描增厚肠壁明显强化,肠壁呈分层现象,似"靶征";⑤腹腔脓肿、炎性肿块、蜂窝织炎、肠梗阻、瘘及窦道。

3. MR 形态学上同CT。MR对对比剂增强显示非常敏感,可发现早期的炎性病变。

【鉴别诊断】

主要与肠结核、急性坏死性肠炎鉴别。

(七)溃疡性结肠炎

【概述】

溃疡性结肠炎(ulcerative colitis)是一种非特异性大肠黏膜的慢性炎症性病变,病因不明,常发生于青壮年,病变可累及各段结肠,但以直肠、乙状结肠为主。主要病理改变为黏膜充血、水肿、溃疡形成。弥漫性的黏膜炎性改变,息肉样增生和愈合后瘢痕使病变段肠壁出现溃疡,假息肉,肠壁增厚,肠腔狭窄,肠管缩短,肠袋消失呈桶状。

临床特征为发作期与缓解期交替出现,主要症状为腹泻,便中带脓血;腹痛,伴里急后重感;发热、贫血、消瘦、食欲减退等全身症状。

【影像学表现】

1. 钡餐造影 ①黏膜皱襞水肿、粗乱,甚至消失;②刺激性痉挛收缩,蠕动增强,钡剂排空加快;③龛影:小溃疡在充盈相结肠壁外缘呈锯齿状,排空相呈小尖刺状,溃疡较大时可见"纽扣样"和"T"字形改变;④充盈缺损;⑤肠腔狭窄、缩短,管壁僵硬,结肠袋消失,蠕动和扩张不佳,状如"水管"(图5-2-26)。

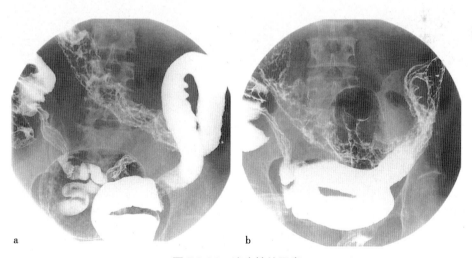

图5-2-26 溃疡性结肠炎

钡餐造影:病变累及横结肠、降结肠、乙状结肠近段,范围广,管腔变窄、短缩,结肠袋消失,黏膜粗糙、结构紊乱,边缘呈不规则毛刺状和多发突出腔外的纽扣状溃疡

2. CT 急性:①肠壁变薄;②肠壁轻度均匀,对称性增厚,浆膜面光滑,范围长;③结肠黏膜面呈锯齿状凹凸不平,连续弥漫分布;④结肠系膜密度增高、模糊。

慢性:①可见"靶征"、"双晕征",系肠壁分层现象;②肠壁增厚,肠腔狭窄;③直肠变细及直肠周围间隙增宽。

3. MR　其表现与病理改变相对应。①"靶征"，系黏膜下层低信号区在轴位上形成的环形低信号改变；②T_1WI脂肪抑制增强扫描黏膜明显强化。

【鉴别诊断】

主要与克罗恩病、结肠结核、家族性息肉综合征、结肠癌鉴别。

（八）胃肠道息肉

【概述】

胃肠道息肉（gastric polyp）为一组起源于黏膜的隆起性病变，可以是广基底的、短蒂或长蒂的。息肉可出现于胃肠道的任何部位，多见于胃、直肠、乙状结肠。病理上大致分为腺瘤性息肉、炎性息肉、增生性息肉。临床多无症状，胃幽门附近息肉可出现幽门梗阻，大肠息肉主要是间断便血。

【影像学表现】

1. 钡餐造影　①胃肠道腔内圆形、椭圆形充盈缺损，轮廓光滑，双对比相息肉呈环形软组织影；②胃肠壁柔软，周围黏膜正常（图5-2-27）。

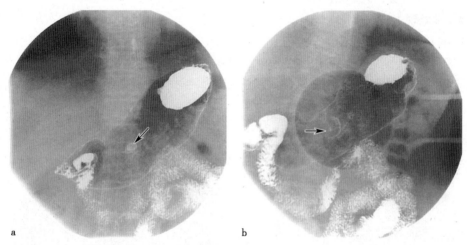

a　　　　　　　　　　b

图 5-2-27　胃息肉
气、钡双重造影胃腔内环形软组织影（黑箭头）

2. CT、MR　①腔内隆起软组织密度影，表面光滑，界清，局部胃肠壁无增厚，浆膜面光滑；②仿真内镜、三维重建图像可清晰显示息肉；③CT、MR具有显示胃肠壁增厚和强化程度的变化等方面优势，可在息肉监测中发挥重要作用。

下列情况应考虑息肉恶变：①息肉表面毛糙不规则，呈分叶状或菜花状；②息肉较大且基底宽（大于3cm，70%~80%有恶变可能）；③息肉处肠壁内陷和僵直；④息肉迅速增大（1年内增大一倍）。

【鉴别诊断】

结肠息肉病主要与胃内毛粪石、胃柿石、结肠内粪块、气泡鉴别。

（郭玉林　来颜博）

第三节　肝脏、胆系、胰腺和脾

　　肝脏、胆系、胰腺是重要的消化器官,脾属单核 - 吞噬细胞系统器官,解剖、生理学和病理学上与消化器官存在着密切关系。

一 、 检 查 技 术

　　影像学检查方法包括常规 X 线、超声、CT 和 MR 检查,各种检查方法有其临床应用价值和限度,合理选择检查方法有利于临床诊断。

　　(一) X 线检查

　　包括 X 线透视、平片和血管造影。

　　1. 肝脏、胆系、胰腺及脾均缺乏自然对比,X 线透视及平片检查的诊断价值非常有限。

　　2. X 线透视、平片检查对腹腔游离气体,钙化、胆系内高密度结石、腹腔积液、肝、脾轮廓的观察有一定帮助。

　　3. 胃肠道钡餐造影检查可观察上腹部占位性病变与胃肠道的关系。

　　4. 血管造影可进行选择性腹腔动脉造影、肝动脉造影、脾动脉造影和间接门静脉造影等。对诊断肝、脾占位性病变特别是肝癌有较大价值,对胰腺病变主要用于胰岛细胞瘤的诊断。

　　(二) 超声检查

　　1. 超声检查　是肝、胆、胰、脾的重要影像学检查方法,尤其对肝、胆疾患是首选的影像学检查方法。

　　2. 肝、脾检查　检查前一般无需特殊准备,胆囊及胰腺检查前需禁食 8 小时以上,以减少胃内食物引起过多气体,干扰超声的传入。胆囊检查前 24 小时尚需禁食富含脂肪的食物,以利于胆囊处于充盈状态。

　　3. 超声检查　对肝脏、胰腺及脾病变的检出率高,彩色多普勒超声检查可进一步显示病变的血供情况,增加诊断信息;对肝内、外胆管扩张程度及病因、胆囊结石、息肉和胆囊肿瘤等病变的诊断,超声检查具有重要的临床应用价值。

　　(三) CT 检查

　　1. CT 检查　具有优越的密度、空间分辨率和直观清晰的解剖图像,可对大多数病变做出正确诊断,已成为临床重要的影像学检查方法。

　　2. 检查前 6 小时禁食并且检查前一周内避免行胃肠道钡剂检查,CT 扫描前 30 分钟口服 1%～2% 的泛影葡胺对比剂 200～300ml,扫描前再即刻口服 300ml 充盈胃及中上部小肠以区分胃肠内外解剖结构。

　　3. 常规扫描层厚和间距选择 5～10mm,对较小病灶可选择 2～5mm,观察窗宽 300～400Hu,窗位 30～50Hu。

　　4. CT 检查　分为平扫和增强扫描两种方式。平扫作为常规扫描方式对诊断脂肪肝、肝出血等病变必不可少。增强扫描通常以 3ml/s 的速率自上肢静脉注射非离子型对比剂 60～100ml,分别于注射后 20～40 秒、50～60 秒、110～120 秒扫描,获得肝脏动脉期、门静脉期和肝实质期等多期 CT 图像。增强扫描的目的:①增加正常组织与病灶之间的密度对比差,显示平扫未能发现的病灶;②了解病灶血供特点,帮助鉴别病灶的性质;③明确血管结构。

(四)MR 检查

1. MR 检查 可提供优异的各种方位解剖图像,具有优越的组织分辨能力,能对绝大多数病变作出正确诊断,多用于超声和 CT 鉴别诊断有困难的病例。

2. MR 检查 分为平扫和增强检查。常规 MR 平扫通常采用自旋回波(SE)序列和快速自旋回波(FSE)序列,行横断面和冠状面 T_1WI、T_2WI,必要时加作矢状面成像和脂肪抑制成像,扫描层厚 5~8mm,间隔 1mm 或无间隔。增强扫描方法与平扫相同,一般用于平扫难以明确诊断的病例,对比剂通常使用顺磁性对比剂钆 - 二己三胺五醋酸(Gd-DTPA)。

3. 胆道、胰管扩张时行 MRCP 检查,可在不使用对比剂的情况下使胆道及胰管显影,效果可与 ERCP 相媲美,无创伤,方法简便,现已成为主要检查手段。

二、影像解剖

(一)X 线检查

1. 腹部平片及透视 对肝脏、胆系、胰腺和脾临床应用价值非常有限。

2. ERCP 可显示各级胆道及胰管,现多采用 MRCP。

3. 血管造影 可显示肝、脾动脉、门静脉及肝静脉。

(二)超声检查

1. 肝脏 肝脏呈楔形,表面光滑锐利,包膜线清晰,膈顶部呈圆弧形。右叶厚度为 12~14cm,左叶厚度通常小于 5cm。肝实质表现为均匀分布的细小光点,中等回声。肝内管道结构呈树状分布。门静脉管壁厚回声较强,肝静脉壁薄回声弱,血管腔无回声,肝内胆管与门静脉伴行,管径较细,约为伴行门静脉的 1/3,肝内动脉一般较难显示。

根据显示的肝静脉、门静脉的走向,按 Couinaud 法将肝脏划分 8 个功能段,尾叶为 S1,左外上段为 S2,左外下段为 S3,左内段为 S4,右前下段为 S5,右后下段为 S6,右后上段为 S7,右前上段为 S8(图 5-3-1)。

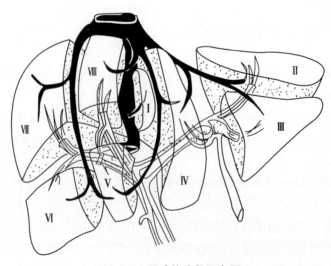

图 5-3-1 肝功能分段示意图

2．胆囊及胆道　胆囊呈圆形或类圆形，表现为均匀的液性暗区，长径约 7～9cm，前后径约 3～4cm，胆囊壁较薄，为边缘光滑的强回声，厚度约 2～3mm。肝内胆管内径多在 2mm 以内。肝外胆管位于门静脉前方，管壁薄而光滑，纵切面呈无回声长管状影，横切面呈小圆形无回声影。肝总管内径不超过 6mm，胆总管内径不超过 8mm。

3．胰腺　胰腺呈带状结构，轮廓光滑整齐，内部呈均匀细小光点回声，多数回声稍强于肝实质。胰头厚度通常小于 2.5cm，胰体、尾厚度在 1.5cm 左右，主胰管直径为 1～2mm。

4．脾　脾呈半月形，长轴与左侧第 10 肋平行，外侧缘呈弧形，内侧缘内陷为脾门，脾门处脾动、静脉为无回声平行管状结构，脾门处脾静脉内径小于 8mm，脾实质呈均匀中等回声，光点细密，脾包膜呈光滑的细带状回声。脾厚度（前后径）不超过 4cm，长径（上下径）小于 11cm。

（三）CT 检查

1．肝脏

平扫：①肝实质呈均匀的软组织密度，CT 值为 50～60Hu，高于脾密度。②肝脏大小可通过肝叶径线的测量来判断。取门静脉主干层面，分别测量左、右叶最大前后径和右叶、尾叶最大横径进行相应比较，右叶 / 左叶前后径比例约为 1.2～1.9，右叶 / 尾叶横径比例约为 2～3。③肝门区脂肪组织呈不规则形低密度影，其内有肝动脉、门静脉和胆管。门静脉较粗居后，肝动脉位于前内方，肝总管位于前外方。④肝内门静脉和肝静脉为低密度的管道状或圆形影，越近肝门区静脉越粗大。⑤下腔静脉为圆形或卵圆形低密度影。⑥肝内动脉和胆管分支细小，通常不能显示。

增强扫描：①动脉期肝动脉明显强化，肝实质无强化。②门静脉期门静脉和肝静脉强化明显，肝实质开始强化，CT 值逐渐升高，静脉血管的密度高于肝实质。③肝实质期门静脉和肝静脉内对比剂浓度下降，肝实质达到强化的峰值，此时静脉血管的密度与肝实质相当或低于后者。

2．胆囊及胆道

胆囊：①位于肝门下方、肝右叶内侧。②呈圆形或卵圆形，直径约 4～5cm，胆囊内呈均匀水样密度，CT 值约 0～20Hu。③胆囊壁光滑，厚度均匀，约 2～3mm。④增强后胆囊壁呈均匀一致的强化，胆囊腔内无强化。

胆道：①正常肝内胆管和左右肝管多不显示，薄层扫描少数可显示，表现为小圆形或管状低密度影，与血管影表现相同。②增强扫描血管强化而胆管无强化。③胆总管约在 1/3 的人显示，直径约 6～8mm。

3．胰腺　①呈凸向腹侧的带状影，外形轮廓光滑连续，自胰头至胰尾逐渐变细。②实质密度均匀，稍低于脾，CT 值约 35～45Hu。③增强扫描实质密度均匀增高。④老年人胰腺萎缩，由脂肪取代，呈羽毛状。⑤钩突是胰头部最低的部分，表现为胰头部向肠系膜上静脉后方的楔形突出。⑥脾静脉沿胰腺后缘走行，是识别胰腺的重要标志。⑦胰管直径小于 2～4mm，通常不能显示。⑧胆总管胰头段呈圆形低密度影，直径小于 1cm。

4．脾脏　①位于左上腹，胰尾与左肾之间。②近似于新月形，实质密度均匀，略低于肝脏。③前后径平均为 10cm、宽为 6cm、上下径为 15cm，一般横断面上脾外缘最长不超过 5 个肋单元（一个肋骨或肋间隙断面为一个肋单元）。④增强后动脉期强化密度不均匀，静脉期和实质期密度均匀强化。

（四）MR检查

横断面图像上,肝、胆、胰、脾的形态和解剖结构与CT图像相似,结合冠状面图像能更好地显示其大小、形态及其与邻近器官的关系。

肝实质T_1WI呈均匀的中等信号,较脾信号稍高,T_2WI信号强度明显低于脾。肝内血管在T_1WI及T_2WI均为黑色流空信号。肝内外胆管因含胆汁,表现为长T_1、长T_2的圆点状或长条状信号。肝门区及肝裂因含较多脂肪,T_1WI呈不规则高信号,T_2WI信号稍降低。

胆囊T_1WI呈低于肝的信号强度,T_2WI信号强度高于肝。

脾脏T_1WI信号低于肝,T_2WI信号高于肝,脾门血管呈流空信号。

胰腺T_1WI和T_2WI表现为均匀的较低信号结构,与肝的信号相似,其背侧的脾静脉由于"流空效应"呈无信号血管影,可作为识别胰腺的标志。

三、基本病变影像表现

（一）大小与形态

肝脏:①体积增大表现为形态饱满,边缘变钝,右膈隆起,下角下移,肝叶厚度和长度均超过正常范围。②肝萎缩表现为肝叶缩小,变形,各叶大小不成比例,边缘凹凸不平,肝裂增宽。

胆囊:体积增大、胆管扩张见于梗阻性病变;胆囊缩小常伴有胆囊壁增厚,见于慢性胆囊炎。

胰腺:急性水肿型胰腺炎常呈弥漫性肿大,边缘模糊,实质密度降低;慢性胰腺炎由于纤维增生,胰腺萎缩变细;胰腺肿瘤表现为胰腺局限性肿大,肿瘤较小者胰腺形态可表现正常。

脾:脾体积增大常见于门脉高压症、血液系统疾病。

（二）弥漫性病变

通常表现为相应器官体积增大,形态饱满,伴弥漫性分布的均匀或不均匀异常回声(密度、信号)。

（三）局灶性病变

1. DSA　显示局部血管受压移位,病变区可出现染色血管或充盈缺损,有时可见供血血管。

2. 超声　表现为局部异常回声。

3. CT　表现多为局部低密度改变,依病变性质不同呈现不同特征的强化表现,囊肿或乏血供病变表现为不强化或轻度强化。脓肿表现为环形强化,海绵状血管瘤表现为动脉期边缘结节样明显强化,门脉期及延迟扫描,强化逐渐向中心扩展、充盈,肝癌表现为动脉期不均匀明显强化,门脉期强化程度快速下降。

4. MR　多表现为局部长T_1、长T_2异常信号,增强扫描与CT相似。

（四）管道异常

1. 胆道扩张　肝内胆管多呈向心性扩张、胆总管直径超过1cm,常见于结石、肿瘤梗阻性病变。胰管扩张多见于胰头部肿瘤、慢性胰腺炎。"双管征"指胰管和胆总管同时扩张,见于十二指肠壶腹-钩突部肿瘤。

2. 血管异常　门静脉扩张、扭曲,肝动脉变细,侧支血管形成见于肝硬化;血管侵蚀、移位、破坏提示恶性肿瘤。门静脉或肝静脉早期显影提示动静脉瘘;血管腔内充盈缺损提示癌栓或血栓形成。

四、常见疾病影像诊断

肝脏疾病

（一）肝囊肿

【概述】

肝囊肿（liver cyst）分为单发性和多发性囊肿，大小不等，囊壁薄，囊内充满澄清液体。多无明显临床症状，巨大囊肿可有上腹胀痛。

【影像学表现】

（1）肝囊肿的诊断：首选超声检查，对极少数鉴别困难病例，可选择 CT 和 MR 检查。

（2）超声：肝实质内圆形或椭圆形均匀无回声病灶，囊壁呈菲薄的强回声带，清晰光整、厚薄均匀，囊肿后方回声增强（图 5-3-2）。

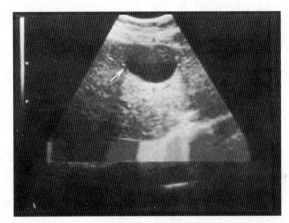

图 5-3-2　肝囊肿
超声示肝内椭圆形均匀无回声区，囊肿后方回声增强

（3）CT：表现为单个或多个圆形或椭圆形低密度灶，密度均匀，边缘光滑、锐利，CT 值 0～20Hu。增强扫描囊肿无强化。

（4）MR：表现为 T_1WI 均匀低信号，T_2WI 均匀高信号病灶，边缘光整，增强后囊肿无强化。

【鉴别诊断】

需要与囊性转移瘤鉴别。

（二）肝海绵状血管瘤

【概述】

海绵状血管瘤（cavernous hemangioma）为常见的肝脏良性肿瘤，单发多见。肿瘤由异常扩张的血窦和血窦间的纤维组织组成，形成海绵状结构，血窦内衬扁平内皮细胞，充满新鲜血液，偶见肿瘤内血栓及钙化。

一般无临床症状，较大血管瘤可出现肝大、上腹部肿块及腹痛。

【影像学表现】

（1）肝海绵状血管瘤的诊断：首选超声检查，鉴别困难时选择 CT 和 MR 检查。

（2）超声：表现为境界清晰的圆形或类圆形肿块。较小血管瘤多呈均匀低回声，大于 3cm

时呈强回声或混合性回声,内可见血窦形成的无回声区。瘤体内血流缓慢,多普勒超声血流信号不丰富。

(3) CT:表现为肝实质内境界清楚的单发或多发类圆形低密度病灶,较小者密度均匀,较大者瘤体内可见不规则更低密度影,有时可见钙化。多期增强扫描表现为动脉期肿瘤边缘呈明显结节状强化,门脉期强化结节扩大并相互融合,自边缘向中心扩展,数分钟后延迟扫描对比剂可完全充填病灶,结节强化密度逐渐下降,呈略高密度或等密度肿快。增强过程表现为"快进慢出"特征(图 5-3-3a、b、c、d)。瘤内血栓或瘢痕部分始终呈裂隙状或星状低密度。

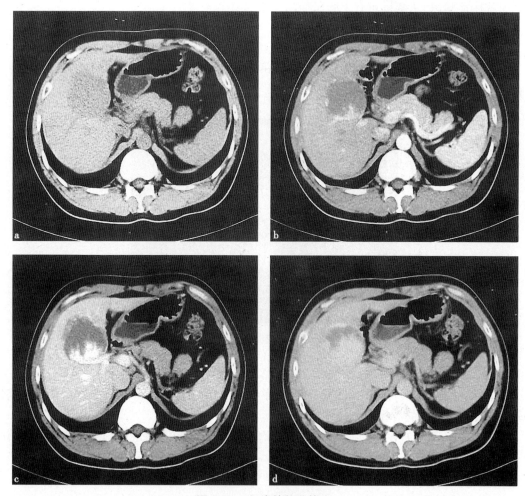

图 5-3-3 肝海绵状血管瘤
a. CT 平扫示肝左内叶(段Ⅳ)圆形低密度病灶,边缘清楚,密度均匀;b. 增强动脉期示病灶边缘结节状强化;c. 增强门静脉期示病灶边缘强化结节融合、扩大;d. 延迟扫描示对比剂进一步充填病灶,结节强化密度下降

(4) MR:T_1WI 呈边缘光滑的均匀低信号,T_2WI 呈均匀明显高信号病灶,信号强度随回波时间延长逐渐升高,呈所谓"灯泡征"。增强后动态扫描,肿瘤亦自边缘开始强化,逐渐向中央扩展最后充盈整个病灶。

【鉴别诊断】

需与多血供的肝细胞癌或转移瘤鉴别。

（三）原发性肝癌

【概述】

原发性肝癌（primary liver carcinoma）指自肝细胞或肝内胆管细胞发生的肿瘤。

按大小分为：巨块型肝癌，肿块直径≥5cm，可为单个结节或多个结节融合而成；结节型肝癌，单发或多发结节，直径<5cm，常伴肝硬化；弥漫型肝癌，直径<1cm的小结节弥漫分布于全肝。

组织学分型：肝细胞型、胆管细胞型和混合型肝癌。肝细胞型肝癌为癌细胞由肝细胞发展而来，约占原发性肝癌的90%；胆管细胞型肝癌为癌细胞由胆管细胞发展而来；混合型肝癌为两型同时存在。肿瘤主要由肝动脉供血，绝大多数血供丰富，易侵犯门静脉和肝静脉，出现肝内外血行转移。

小肝癌：指瘤体直径小于3cm的单发结节或2个结节直径之和不超过3cm。

原发性肝癌早期一般无明显症状，中晚期表现为肝区疼痛，消瘦乏力，腹部包块，AFP阳性等。

【影像学表现】

（1）CT平扫和多期增强扫描是诊断肝癌的首选方法，超声检查适合于肝癌的普查筛选和动态观察，鉴别困难时可考虑选择MR检查和血管造影检查帮助诊断。

（2）超声：表现为肝实质内单发、多发或弥漫分布的结节，呈均匀或不均匀弱回声、强回声或混杂回声，周围可见完整或不完整的低回声包膜，外周常有声晕。

（3）CT：表现为肝实质内单发或多发低密度肿块，较大肿瘤密度常不均匀，边界不清。动态增强扫描，绝大多数肝癌动脉期呈明显不均匀强化，密度高于正常肝实质，部分肝癌动脉期如见到瘤体内或邻近门静脉高密度影提示有动静脉分流的存在。门静脉期和肝实质期病灶密度迅速下降，低于正常肝实质，增强扫描过程呈现"快进快出"的特征。肿瘤侵犯血管或血管内癌栓形成，增强后可见门静脉、肝静脉或下腔静脉内充盈缺损。肿瘤侵犯胆道系统引起局部胆管扩张。淋巴结转移多表现为肝门区、腹主动脉旁淋巴结肿大（图5-3-4a、b、c）。

（4）MR：T_1WI呈边界不清的稍低信号，T_2WI呈略高信号肿块，如肿瘤内有脂肪变性、出血、坏死囊变等，可呈不均匀混杂信号。假包膜在T_1WI表现为环绕肿瘤的低信号环。增强扫描肿块表现与CT相同。

【鉴别诊断】

不典型肝细胞癌需与肝血管瘤、肝硬化再生结节、转移瘤等鉴别。

（四）肝转移瘤

【概述】

肝转移瘤（secondary tumors of the liver）指其他部位的恶性肿瘤经门静脉、肝动脉等途径转移到肝脏，以胃、结肠、直肠、胰腺、乳腺转移多见。临床除原发肿瘤症状外，常出现肝大，肝区疼痛、消瘦、黄疸及腹水，AFP多为阴性。

【影像学表现】

（1）超声和CT检查是诊断肝转移瘤的主要检查方法。

（2）超声：肝实质内多发均匀、不均匀强回声或低回声结节，典型转移瘤呈现"牛眼"征或"靶"征，表现为肿瘤周围有较宽的低回声晕，内部有高回声或等回声。

（3）CT：肝实质内多发大小不等的圆形或类圆形低密度结节，增强呈不均匀边缘强化，典

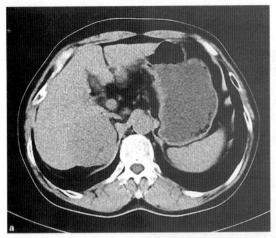
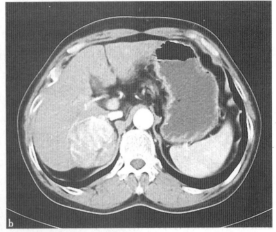

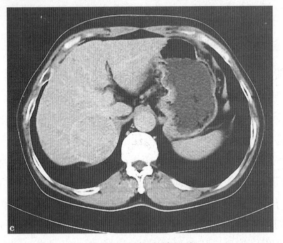

图 5-3-4 原发性肝癌

a. CT 平扫示肝右后叶(段Ⅶ)圆形低密度肿块,边界清楚,密度均匀;b. 增强扫描动脉期示肿块明显不均匀强化,密度高于正常肝实质,边缘光滑并见细线状低密度环,即"包膜征";c. 门脉期示肿块密度迅速降低,低于周围肝实质

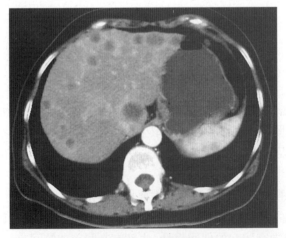

图 5-3-5 肝转移瘤

CT 示肝实质内多发圆形、类圆形环形强化病灶

型转移瘤表现为肿瘤中心呈低密度,边缘环形强化,外周一稍低密度的水肿带,构成所谓的"牛眼"征(图5-3-5)。

(4) MR:肝内多发 T_1WI 低信号,T_2WI 高信号结节,多数边界较清楚,部分肿瘤中央可见小圆形 T_1WI 低信号,T_2WI 高信号区,称为"靶"征。增强扫描可提高肿瘤的检出率,多数呈不均匀环状强化。

【鉴别诊断】

原发肿瘤不明或单发转移瘤需与肝脓肿、原发性肝癌鉴别。

(五)肝脓肿

【概述】

肝脓肿(abscess of the liver)为肝组织局限性化脓性炎症,主要由细菌和阿米巴原虫引起,以细菌性肝脓肿多见,致病菌多为大肠杆菌、金黄色葡萄球菌等。

临床典型表现为寒战、高热、肝区疼痛、肝大、白细胞和中性粒细胞计数升高。

【影像学表现】

(1)超声是诊断肝脓肿的首选检查方法,CT 和 MR 检查有助于鉴别诊断。

(2)超声:肝脓肿形成之前,表现为肝实质内边缘模糊的不均匀低回声区,周围组织水肿可产生较宽的声圈。脓肿形成后,表现为单发或多发的低回声或无回声肿块,脓肿壁呈厚壁强回声,脓肿后方回声增强。脓腔内部回声依液化程度呈不同的回声表现,脓肿液化充分、脓液稀薄时,呈典型的圆形或类圆形无回声区,边界清楚,伴后方回声增强效应;脓液较稠,含有坏死组织时,则无回声区内出现密集的细点状回声,其间有散在的片状或条索状高回声,可随活动出现变化。脓肿内出现气体,后方出现狭长带状强回声(图5-3-6)。

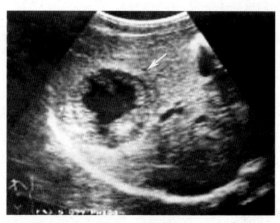

图5-3-6 肝脓肿
超声示肝右叶囊实性团块,囊壁较厚,不规整,囊内透声差

(3) CT:表现为肝实质内圆形或类圆形低密度病灶,中央脓腔密度均匀或不均匀,CT 值高于水而低于正常肝组织,可有间隔,部分脓腔内可出现气泡或气液平面。脓肿壁密度高于脓腔低于正常肝组织。增强后扫描,脓腔和周围水肿带强化不明显,脓肿壁呈环状明显强化,呈"环"征。

(4) MR:脓腔 T_1WI 呈均匀或不均匀低信号,T_2WI 呈高信号,脓肿壁呈较厚的环状略高信号影,信号强度 T_1WI 高于脓腔而低于肝实质,脓肿壁周围水肿带 T_1WI 呈略低信号,T_2WI 呈高信号。增强后脓肿壁呈明显环形强化,脓腔不强化。

【鉴别诊断】

需与肝囊肿合并感染鉴别。

（六）肝硬化

【概述】

肝硬化(cirrhosis of liver)是以肝细胞变性、坏死、再生和广泛结缔组织增生为特征的慢性、进行性、弥漫性病变。常见病因为肝炎、酒精和药物中毒等。

组织学表现为广泛肝细胞变性坏死,肝细胞结节性再生,结缔组织增生及纤维化,导致正常肝小叶结构破坏和假小叶形成,肝逐渐变形、变硬。

临床早期可无症状,病情进展逐渐出现恶心、呕吐、消化不良、乏力等,中晚期出现不同程度的门静脉高压、低蛋白血症和黄疸。

【影像学表现】

(1) CT 检查:是肝硬化的首选检查方法,超声发现肝硬化较 CT 和 MR 早,但 CT 和 MR 检查有利于发现肝硬化合并的肝癌。

(2) 超声:肝表面呈波浪状或锯齿状改变,肝缘变钝,肝叶比例失调,肝内回声弥漫性增粗增强,深部回声衰减,可见低回声再生结节,肝动脉扩张和再生,肝内门静脉分支变细、迂曲,流速减慢,侧支循环形成。常伴脾体积增大(图 5-3-7a)。

(3) CT:早期肝硬化表现为肝脏正常或体积轻度增大,肝实质密度无明显异常。中晚期表现为肝脏体积缩小,肝表面凹凸不平,肝裂增宽,肝叶比例失调,多表现为尾叶、左外侧叶增大,右叶萎缩。由于纤维化、再生结节和脂肪浸润等原因致肝实质密度不均,并出现脾大,腹水、食管胃底静脉曲张等门脉高压征象(图 5-3-7b)。

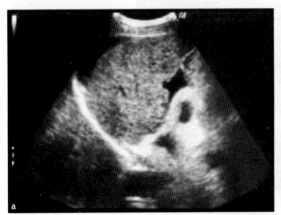
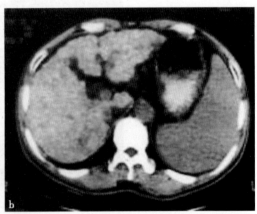

图 5-3-7　肝硬化

a. 超声示肝内回声弥漫性增粗;b. CT 平扫示肝实质密度欠均匀,表面凹凸不平,肝裂增宽,肝叶比例失调,伴有脾大

(4) MR:肝大小、形态改变及门脉高压征象与 CT 表现相同,肝内再生结节 T_1WI 一般呈等信号,T_2WI 呈低信号,当结节信号发生改变,应注意癌变可能。

【鉴别诊断】

肝硬化再生结节需与早期原发性肝癌鉴别。

（七）脂肪肝

【概述】

脂肪肝（fatty liver）是因慢性肝病、肥胖等原因引起的肝脏局限性或弥漫性脂肪浸润。轻度脂肪肝多无症状，较重脂肪肝表现为肝大、肝区疼痛，严重者发展为肝硬化。

【影像学表现】

（1）超声：肝脏圆钝，肝实质回声增强，呈全肝弥漫性分布或肝叶、肝段局限性分布，相应肝实质内血管减少、变细、模糊，但无移位及肝内胆管扩张等改变。

（2）CT：弥漫性脂肪浸润表现为全肝实质密度均匀降低，CT 值低于脾。局灶性脂肪浸润表现为肝实质内局部密度降低。重度脂肪肝时，CT 值可为负值，肝内血管呈相对高密度影，血管形态及走向正常。增强扫描肝内低密度影无明显强化，其内可见血管影穿行。

（3）MR：轻度脂肪肝形态、信号可表现正常，重度脂肪肝表现为 T_1WI 和 T_2WI 肝实质信号增高，脂肪抑制序列肝实质信号降低。

【鉴别诊断】

局灶性肝脂肪浸润需与转移瘤和浸润性肝癌鉴别。

胆系疾病

（一）先天性胆总管囊肿

【概述】

胆总管囊肿（choledochal cyst）系先天性胆总管壁发育不全所致。表现为胆总管局部或全部囊状扩张，多见于儿童。临床可表现为黄疸、腹痛和右上腹包块。

【影像学表现】

（1）超声检查：是诊断该病的首选检查方法，MRCP 可直观显示胆管形态和扩张程度，是诊断胆总管囊肿的最佳方法，并能作出分型诊断。

（2）影像学检查：表现为胆总管高度扩张，可延伸至肝门或胰头部，边界清楚，近侧胆管一般无扩张但与之相通，周围结构可受压推移。MRCP 示扩张的胆总管呈囊形或梭形高信号影，肝内胆管不扩张或不成比例的轻度扩张。

【鉴别诊断】

需与右上腹其他囊性包块鉴别。

（二）胆囊结石

【概述】

胆囊结石（gallbladder stone）分为胆固醇性、胆色素性和混合性结石。

常见症状为反复、突然发作的右上腹绞痛和黄疸。

【影像学表现】

（1）超声检查是诊断胆囊结石的首选方法，CT 和 MR 检查仅用于少数鉴别诊断困难者。

（2）超声：表现为胆囊内一个或多个强回声光团，后方伴声影，强回声光团可随体位改变而移动。泥沙样结石表现为胆囊内细小的强回声光点群，后方伴声影。

（3）CT：胆囊结石的化学成分不同，可表现为高密度、低密度或等密度影，单发或多发，位置随体位变换而改变。

（4）MR：多数结石 T_1WI 为等信号或低信号影，T_2WI 表现为高信号胆汁内出现低信号充盈缺损。

（三）胆管结石

【概述】

胆管结石（biliary stone）分为肝外胆管结石和肝内胆管结石。

结石嵌顿于胆管内可引起梗阻性黄疸，出现阵发性绞痛，伴畏寒、高热、呕吐。

【影像学表现】

（1）超声检查是诊断胆管结石的首选方法，CT 和 MR 检查仅用于少数鉴别诊断困难者。MRCP 是诊断胆管结石的有效方法，可清楚显示结石的部位、大小、形态和数目，以及梗阻部位和梗阻程度。

（2）超声：肝外胆管结石表现为胆管内强回声光团，后方伴声影，结石以上部位胆管扩张，有时伴管壁增厚；肝内胆管结石表现为肝内沿胆管走向出现斑点状、条状强回声影，后方伴声影，结石远段小胆管扩张。

（3）CT：肝外胆管结石表现为胆管内高密度、等密度或混杂密度影，如发生梗阻，则梗阻近段胆管扩张。肝内胆管结石表现为肝内点状、条状高密度影，多伴肝内胆管扩张（5-3-8）。

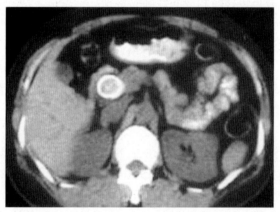

图 5-3-8　胆总管结石
CT 平扫：胆总管内中心略低密度，边缘高密度结石影

（4）MR：胆管结石 T_1WI 多为无信号或低信号影，T_2WI 表现为高信号胆汁内出现低信号充盈缺损。

【鉴别诊断】

胆道结石或炎症引发梗阻，需与胆道肿瘤鉴别。

（四）胆囊癌

【概述】

胆囊癌（gallbladder carcinoma）是胆道系统最常见的恶性肿瘤，发病与胆囊结石长期刺激致胆囊黏膜发生慢性炎变有关。肿瘤多发生在胆囊颈部和底部，以腺癌多见。

早期无特殊临床表现，后期出现黄疸、发热、右上腹肿块和腹水等。

【影像学表现】

（1）超声和 CT 检查是诊断胆囊癌最常用的影像学方法，在评价胆囊癌侵犯邻近器官及转移方面，MR 检查优于超声和 CT 检查。

（2）超声：根据形态分为隆起型、厚壁型、混合型和实块型。隆起型表现为结节状或蕈伞状的低回声或等回声肿块突入胆囊腔内,肿块基底宽,表面凹凸不平;厚壁型表现为胆囊壁不均匀增厚,内侧表面不规则;混合型多见,同时具有隆起型和厚壁型的声像表现;实块型表现为胆囊增大,形态失常,胆囊腔充满不均匀低回声的实性肿块。胆囊癌容易侵及肝脏,出现胆囊周围肝实质的异常回声。

（3）CT:胆囊壁不规则增厚,呈单发或多发的宽基底结节突向胆囊腔内,肿块可充满整个胆囊,周围肝实质易受侵,呈边界不清的低密度影。增强扫描表现为不规则增厚的胆囊壁或肿块明显强化(图5-3-9)。

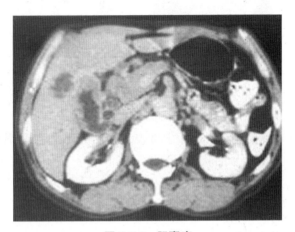

图 5-3-9　胆囊癌
CT 增强示胆囊壁不规则增厚,呈多发结节突向胆囊内。
肿瘤并侵及邻近肝实质

（4）MR:肿瘤 T_1WI 呈不均匀低信号, T_2WI 呈不均匀高信号,增强后肿瘤呈不均匀强化。T_2WI 像上如肿瘤周围的肝实质出现不规则高信号带提示肿瘤侵犯肝脏。

【鉴别诊断】

侵及肝脏的胆囊癌需与肝癌鉴别。

（五）胆管癌

【概述】

胆管癌(cholangio-carcinoma)指发生左右肝管至胆总管下端的肝外胆管癌,不包括肝内胆管细胞癌和壶腹部癌。

胆管癌多为腺癌,少数为未分化癌、乳头状癌和鳞癌。

主要症状为进行性加重的梗阻性黄疸,伴上腹部胀痛、恶心、呕吐等。晚期出现腹水和门脉高压症状。

【影像学表现】

（1）超声检查可明确胆道有无扩张,胆道梗阻及梗阻原因,CT 和 MR 检查可作为补充手段进一步明确梗阻的部位及病因。

（2）超声:扩张的胆管突然狭窄或截断,胆管内显示边缘不整的软组织肿块,呈低回声或稍强回声,无声影,与胆管壁分界不清。

（3）CT:扩张的胆管突然变窄或截断,局部胆管壁不规则增厚或形成软组织肿块,多伴肝内胆管向心性扩张。增强扫描增厚的胆管壁或软组织肿块轻度强化(图5-3-10)。

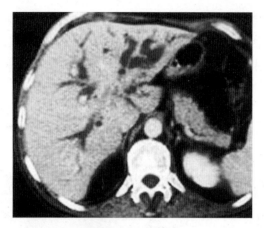

图5-3-10 胆管癌
CT增强示左右肝管汇合部软组织肿块,与正常
肝实质分界不清,远端肝内胆管向心性扩张

(4)MR:扩张胆管表现为T_1WI低信号,T_2WI明显高信号,于胆管狭窄或截断部位可见T_1WI低信号,T_2WI不均匀高信号的软组织肿块。

【鉴别诊断】

需与慢性胆管炎鉴别。

(六)胆囊炎

【概述】

胆囊炎(cholecystitis)分为急性和慢性。急性又分为急性单纯性、急性化脓性和急性坏死性3种类型。

主要临床症状为右上腹绞痛和胆囊区压痛,严重者伴有高热、畏寒。慢性胆囊炎可由急性胆囊炎演变而来,也可为原发的慢性炎症,常合并胆囊结石,临床可无症状,或表现为右上腹不适、隐痛。

【影像学表现】

(1)超声检查是诊断急、慢性胆囊炎的首选检查方法。

(2)超声:急性胆囊炎表现为胆囊肿大,轮廓模糊,胆囊壁弥漫性增厚超过3mm,呈强回声,其间为连续或间断的低回声带,称为"双边"影。胆囊内出现稀疏或密集的回声光点。慢性胆囊炎表现为胆囊缩小,胆囊壁均匀增厚,回声增强,边缘毛糙,囊腔内常见结石强回声伴后方声影。

(3)CT:急性胆囊炎表现为胆囊增大,囊内密度增高,囊壁增厚模糊,周围环绕低密度影(图5-3-11a)。若发生穿孔则周围脂肪间隙消失,形成有液平的脓肿,甚至蔓延至肝内。增强后动脉期炎性增厚的胆囊壁强化明显,外缘模糊不清,但内壁一般光滑。合并的周围脓肿及肝内脓肿于门脉期或延迟期可见脓肿壁边缘强化。

慢性胆囊炎表现为胆囊体积缩小,胆囊壁均匀增厚,充盈良好时壁的厚度≥3mm(图5-3-11b),可有钙化,常合并胆囊结石。增强后增厚的胆囊壁均匀强化。

(4)MR:急性胆囊炎胆囊增大、囊壁弥漫性增厚、胆囊窝积液及胆囊周围水肿带呈T_1WI低信号,T_2WI高信号表现。慢性胆囊炎囊腔缩小,囊壁均匀增厚,合并的胆囊结石T_1WI、T_2WI均呈无信号影。

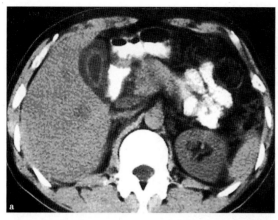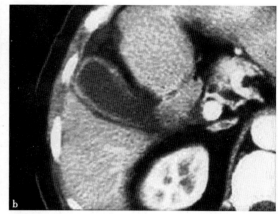

图 5-3-11 胆囊炎

a. 急性胆囊炎 CT 平扫示胆囊壁增厚，边缘模糊，周围环绕低密度影，为胆囊窝积液所致；b. 慢性胆囊炎 CT 增强示胆囊腔增大，增厚胆囊壁强化并见钙化

【鉴别诊断】

慢性胆囊炎需与胆囊癌鉴别。

胰腺疾病

（一）胰腺癌

【概述】

胰腺癌（pancreatic carcinoma）多发生于胰头部，其次是体尾部，全胰癌少见。

组织学类型以胰管上皮细胞发生的胰管癌最多，其次是腺泡细胞癌、胰岛细胞癌，未分化癌少见。

胰腺癌无特异症状，首发症状常是上腹痛和饱胀不适，胰头癌多伴进行性阻塞性黄疸。

【影像学表现】

（1）超声和 CT 检查为胰腺癌首选检查方法，MRCP 对显示胰胆管改变有独特价值。

（2）超声：胰腺局部膨隆，实质内见不均匀低回声肿块，轮廓不规则，边界不清，可向周围组织呈蟹足样浸润，肿块内有液化坏死时出现无回声区。胰头癌常致十二指肠圈扩大，压迫胆总管致梗阻部位以上胆管、胆囊及胰管扩张，并可侵犯邻近血管及器官；胰颈癌常侵犯门静脉、肠系膜上静脉；胰尾癌易侵犯胃、脾、脾静脉和左肾。

（3）CT：胰腺局部出现低密度肿块，少数病例呈高密度或等密度肿块。肿瘤较大时表现为胰腺相应部位局限性隆起，如有坏死液化，则肿块内出现更低密度区。肝内外胆管、胰管多伴有不同程度扩张，胰管、胆管扩张形成的"双管征"为胰头癌的常见征象。胰腺癌多为少血供肿瘤，增强扫描时动脉期肿块强化不明显，呈均匀或不均匀低密度灶，实质期仍为低密度灶（图 5-3-12a、b）。

（4）MR：胰腺轮廓改变，局部不规则肿大，肿块 T_1WI 多呈低信号，与正常胰腺组织分界不清，T_2WI 呈不均匀高信号。增强扫描肿瘤强化不明显，与强化的正常胰腺组织形成明显对比。

【鉴别诊断】

需与慢性胰腺炎鉴别。

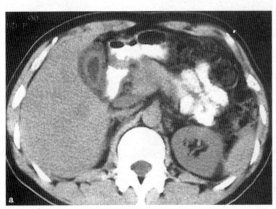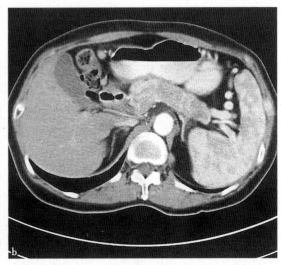

图 5-3-12　胰腺癌

a. 胰头癌：CT 增强示胰头部低密度肿块，边界欠清，胆总管受压变形；b. 弥漫性胰腺癌：CT 增强示胰腺体积增大，实质内有多个低密度灶，边界欠清

（二）急性胰腺炎

【概述】

急性胰腺炎（acute pancreatitis）指胰腺及其周围组织被胰腺的消化酶自身消化的化学性炎症。常见病因有胰胆管梗阻、酒精中毒、暴饮暴食。出血和坏死是急性胰腺炎的基本病理改变，分为水肿性、出血性和坏死性胰腺炎。

发病急，主要表现为剧烈腹痛、恶心、呕吐、腹胀、体温升高及腹膜炎体征。

【影像学表现】

（1）超声、CT 检查可作出明确诊断，一般不需要 MR 检查。

（2）超声：胰腺弥漫或局限性肿大，边缘模糊，其内呈均匀低回声或混杂回声，胰周积液或腹水则在相应部位出现液性暗区。

（3）CT：胰腺弥漫性肿大，密度不均匀减低，胰周常有炎性渗出致边缘模糊，与周围器官分界不清，邻近肾前筋膜增厚，胰腺内坏死出现更低密度区，出血呈高密度影。胰周常见积液和腹水。增强后胰腺不均匀强化，坏死区无强化（图 5-3-13）。

（4）MR：胰腺肿大，形态不规则，边缘模糊不清，T_1WI 表现为胰腺信号减低，T_2WI 呈高信号，腺体内如有出血，T_1WI 呈高信号。增强扫描胰腺呈不均匀强化。

【鉴别诊断】

急性胰腺炎若主要引起胰头局部肿大，需与胰头癌鉴别。

（三）慢性胰腺炎

【概述】

慢性胰腺炎（chronic pancreatitis）是由多种原因引起的胰腺持续性炎性病变，表现为胰腺坏死与纤维化，伴有内、外分泌功能减退、丧失。常见病因是由于诱发炎症的病因如胆石症、胆道蛔虫症等未能消除，使胰腺炎反复发作所致。

腹痛是最常见的症状，呈反复发作，常因饮酒、劳累、饱食诱发，伴上腹部深压痛。

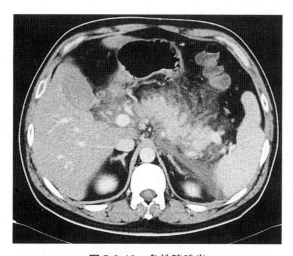

图 5-3-13 急性胰腺炎
CT 增强扫描示胰腺弥漫性肿大,周围间隙模糊,胰腺
周围渗出明显,左肾筋膜增厚

【影像学表现】

(1)超声检查是诊断慢性胰腺炎首选检查方法。

(2)超声:胰腺体积轻度增大或萎缩变小,轮廓及边缘不规则,常呈锯齿状,胰腺实质内回声不均匀增强,主胰管呈囊性或串珠样扩张。有时胰管内可见呈强回声光斑的结石或钙化影。部分慢性胰腺炎伴假囊肿形成,表现为腺体内或周围局部出现无回声区。

(3)CT:胰腺局部增大或萎缩,主胰管呈管状或串珠样扩张,常见胰腺内钙化或结石形成,表现为沿胰管分布的斑点状高密度影,合并假囊肿形成则表现为胰内或胰外边界清楚的囊性低密度影,呈水样密度(图 5-3-14)。

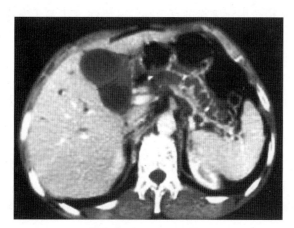

图 5-3-14 慢性胰腺炎
CT 增强示胰腺萎缩,胰管呈串珠样扩张,并可见多个钙化灶

(4)MR:胰腺增大或缩小,腺体内信号不均匀,主胰管扩张及胰腺周围筋膜增厚,钙化在 MR 上难以识别。合并假囊肿形成表现为局部圆形 T_1WI 低信号,T_2WI 高信号区,Gd-DTPA 增强扫描囊肿边缘更清楚,囊内无强化。

【鉴别诊断】

慢性胰腺炎表现为局部增大时,需与胰腺癌鉴别。

脾脏疾病

(一)脾肿瘤

【概述】

脾肿瘤(tumor of spleen)临床上极少见。良性肿瘤以血管瘤多见,恶性肿瘤包括淋巴瘤和转移瘤。

【影像学表现】

(1)超声和 CT 检查是诊断脾肿瘤主要的检查方法。

(2)超声:血管瘤表现为脾内边界清楚的圆形强回声肿块,其内可见较小无回声区。彩色多普勒可显示血管瘤周围或内部有脾动脉或静脉的分支绕行或穿行。淋巴瘤表现为脾弥漫性肿大,实质内可见散在分布的圆形低回声结节,边界清楚。

(3)CT:血管瘤平扫呈类圆形,边缘清楚的低密度或等密度实性肿块,可见肿瘤壁蛋壳状钙化或中心点状钙化,增强后肿块边缘呈结节样明显强化,逐渐向中央充填,延迟扫描肿块完全充填,与正常脾实质密度一致。淋巴瘤表现为脾增大,轮廓不规则,内有单个或多个低密度结节,增强扫描呈不规则轻度强化,与正常脾实质分界清楚,多数患者伴腹膜后淋巴结肿大。

(4)MR:血管瘤边界清楚,T_1WI 呈低信号,T_2WI 呈明显高信号,增强扫描呈明显强化。淋巴瘤表现为脾弥漫性肿大,实质内可见单发或多发圆形肿块,T_1WI 及 T_2WI 呈不均匀混杂信号;增强扫描呈轻度强化;可伴腹膜后淋巴结肿大。

(二)脾囊肿

【概述】

脾囊肿分为真性囊肿和假性囊肿。多无临床症状,巨大者可产生压迫症状或上腹包块。

【影像学表现】

(1)超声、CT 和 MR 检查均对脾囊肿有很高的敏感性,CT 易于发现囊壁钙化。

(2)超声:脾内单发或多发圆形无回声区,壁光滑,轮廓清楚,后方回声增强。

(3)CT:脾内圆形或卵圆形低密度区,边缘清楚,密度均匀,CT 值 0～15Hu。增强后病灶无强化。

(4)MR:T_1WI 呈均匀低信号,T_2WI 呈均匀高信号,增强扫描囊液及囊壁无强化。

(三)脾梗死

【概述】

脾是动脉终末循环部位,加之脾动脉走行扭曲,在行程中缺乏支持组织,易形成脾梗死。最常见原因为心腔壁血栓脱落形成栓子栓塞脾动脉系统。

脾梗死多无临床症状,少数有左上腹疼痛、左膈升高或胸腔积液。

【影像学表现】

(1)脾梗死影像学表现典型,超声检查即可明确诊断,一般无需 CT 和 MR 检查。

(2)超声:脾实质内单个或多个楔形低回声区,楔形底部朝向脾外缘,尖端指向脾门。梗死灶内部可呈蜂窝状回声或不均匀分布的斑片状强回声,发生液化坏死时,呈无回声区。陈旧性梗死灶纤维化、钙化时,回声明显增强,后方伴声影。

(3)CT:脾实质内尖端指向脾门的楔形低密度区,边界清楚,无占位征象。增强扫描梗死区不强化，与明显强化脾实质形成明显对比。

（4）MR：急性和亚急性脾梗死 T_1WI 表现为均匀低信号，T_2WI 呈均匀高信号，边界清楚。慢性期脾梗死病灶内有瘢痕组织和钙化形成，T_1WI、T_2WI 均呈低信号。增强扫描梗死区不强化。

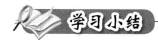 **学习小结**

第一节　急腹症

肠梗阻

分类		影像学表现
单纯性	X线	①阶梯状气液平面；②鱼肋征（弹簧征）；③大跨度肠襻
	CT	肠腔内气液平，肠腔扩大
绞窄性	X线	①假肿瘤征；②咖啡豆征；③小跨度蜷曲肠襻；④小肠内长液面征；⑤空回肠换位征
	CT	①假瘤样改变；②靶征；③肠系膜密度增高，模糊不清，肠系膜血管失去正常结构；④腹腔积液；⑤肠壁内积气；⑥鸟嘴征；⑦肠系膜上动、静脉内血栓形成
麻痹性	X线	小肠和结肠内气液平或肠内几乎全为气体，尤以结肠胀气为明显
	CT	

胃肠道穿孔

检查方法	影像学表现
X线	①膈下游离气体；②双壁征；③膈肌升高；④腹腔内积液
CT	①腹腔积液；②腹腔脓肿

腹部外伤

检查方法		影像学表现
脾脏损伤	CT	①脾内血肿：脾内圆形或椭圆形略高密度、等密度、低密度影，增强血肿不强化；②包膜下血肿：脾边缘处新月形或半月形略高密度、等密度、低密度影，相邻脾实质受压变平或内凹状，增强血肿不强化；③脾周血肿：脾周、腹腔内出血、积液；④脾撕裂：脾实质内线样低密度，增强更清晰；⑤粉碎性脾：脾实质内多发不规则低密度
肝脏损伤	CT	①肝包膜下血肿：肝边缘处新月形或双凸形低密度、等密度、稍高密度，边缘清楚，增强血肿不强化；②肝实质内血肿：肝内圆形或椭圆形低密度、等密度或略高密度影，增强血肿不强化（图5-1-5）；③肝撕裂：肝内不规则线样低密度，边缘模糊，随时间推移，密度减低并缩小，边缘清楚；④粉碎性肝破裂：肝内多发不规则低密度影，增强更清晰
肾脏损伤	CT	①肾被膜下血肿：肾实质边缘紧密相连的新月形或双凸状高密度区，邻近肾实质受压和变形，随时间推移血肿液化和吸收，密度渐减低并缩小。增强无强化；②肾周血肿：肾脏周围新月状高密度，范围广，但限于肾筋膜内，常合并肾被膜下血肿；③肾实质内血肿：肾实质内高密度、混杂密度、低密度灶。增强血肿无强化，可见对比剂血管外溢或含对比剂尿液进入病灶内；④肾撕裂伤：肾实质不连续，线样低密度、边缘模糊，增强更清晰。肾撕裂伤通常合并肾周血肿

第二节　消化道

消化道基本病变影像学表现

钡餐造影基本表现是龛影、憩室、充盈缺损；黏膜皱襞破坏、黏膜皱襞平坦、黏膜皱襞纠集、黏膜皱襞增宽迂曲、微黏膜皱襞改变；管腔狭窄、管腔扩张；张力改变、蠕动改变、运动力改变、分泌功能的改变；位置和移动度改变。

CT、MR 基本表现是管壁增厚、管腔狭窄，肿块，溃疡，环堤，异常强化，周围脂肪层改变，邻近脏器浸润，淋巴结转移、远隔脏器转移。

消化道常见疾病

	影像学表现			鉴别诊断
	钡餐造影	CT	MR	
食管静脉曲张	食管黏膜皱襞呈串珠状或蚯蚓状充盈缺损	圆条状、蚯蚓状扩张迂曲血管影	食管下端静脉、胃冠状静脉、胃短静脉及奇静脉呈圆点状、蚯蚓状扩张迂曲	①食管下段癌；②食管裂孔疝
贲门失弛缓症	食管下端呈漏斗状或鸟嘴状狭窄，狭窄段以上扩张	狭窄段管壁均匀性增厚，管腔变细，管壁光滑，狭窄段上方食管扩张		①食管下端浸润型癌；②贲门癌累及食管下端

消化道恶性肿瘤

	影像学表现		
	钡餐造影	CT	MR
食管癌	①管腔内充盈缺损；②管腔内较大不规则龛影，周边环堤；③管腔狭窄；④管壁僵硬，扩张度差，蠕动消失；⑤局部黏膜皱襞中断、破坏、消失	①食管壁不规则增厚；②管腔狭窄；③食管周围脂肪层消失；④显示肿瘤对周围结构有否侵犯，有否淋巴结转移	平扫瘤体 T_1WI 呈中等信号，T_2WI 呈不均匀高信号，增强扫描肿瘤强化明显
胃癌	①腔内充盈缺损；②腔内龛影；③胃腔狭窄；④黏膜皱襞破坏、消失、中断；⑤局部蠕动减弱或消失	①胃壁增厚，胃腔狭窄；②腔内肿块；③腔内溃疡；④浆膜面毛糙或结节状外凸；⑤癌肿与邻近脏器间脂肪层消失；⑥增强扫描癌灶强化；⑦邻近脏器侵犯，淋巴结转移和远隔转移	肿瘤 T_1WI 呈等信号或稍低信号，T_2WI 呈中等高信号
结肠癌	①肠腔内充盈缺损；②肠管局限性狭窄；③较大龛影，多不规则，可见半月综合征（环堤、指压迹）；④黏膜皱襞破坏、中断、消失；⑤管壁僵硬，扩张度差；结肠袋变浅、消失；⑥蠕动减弱、消失	①肠壁增厚，肠腔狭窄；②肠腔内肿块；③肠腔内溃疡；④癌肿周围脂肪层消失，密度增高；⑤增强扫描癌灶强化；⑥邻近脏器侵犯，淋巴结转移和远隔转移	肿瘤 T_1WI 呈低信号，T_2WI 呈高信号
胃肠道间质瘤	腔内型：腔内光滑或分叶状半圆形、圆形充盈缺损 腔外型：胃肠道受压移位或胃肠道壁局限性凹入，局部黏膜拉直或分离	腔内外突出的软组织肿块，边界清楚；增强扫描实性部分明显均匀强化，坏死部分不强化	肿瘤 T_1WI 呈低信号或等信号，T_2WI 呈中等高信号；增强扫描强化明显

胃、十二指肠溃疡

	X线表现		
	直接征象	间接征象	
胃溃疡	①龛影；②龛影口部水肿：见三个征象，即黏膜线、狭颈征、项圈征；③黏膜纠集	①痉挛性改变；②胃液分泌增多；③胃蠕动增强或减弱，张力增高或减低，排空加速或减慢；④胃轮廓变形，呈"蜗牛"形或"沙钟"形；⑤幽门狭窄、梗阻	
十二指肠溃疡	①龛影；②球部变形呈"山"字形、"三叶状"或"花瓣状"	①激惹征；②幽门痉挛；③胃液增多；④球部固定压痛	

消化道常见疾病

	影像学表现		
	钡餐造影	CT	MR
肠结核	溃疡型：①肠管黏膜皱襞增粗、紊乱；②溃疡肠壁轮廓不整齐呈锯齿状，可见小龛影；③肠功能紊乱（激惹征、跳跃征）；④后期肠壁增厚、僵硬，肠间距增宽，肠管变形、狭窄，狭窄近端肠管扩张 增殖型：①肠管增厚、僵硬、变形、狭窄、缩短；②黏膜紊乱；③小充盈缺损；④累及回盲部可见回盲瓣肿胀、僵硬、功能失常，盲肠移位变形或盲肠内有充盈缺损	①病变段肠壁增厚，肠间距增宽，肠腔狭窄；②增强扫描病变段肠壁明显强化且有分层现象；③合并腹膜结核，肠系膜淋巴结结核者，可有腹水、腹膜增厚、腹腔淋巴结肿大征象	病变肠壁 T_1WI 呈等信号或低信号，T_2WI 呈明显高信号与正常肠壁分界不清
克罗恩病	①病变段肠黏膜皱襞增粗、紊乱、变平；②不规则深长线状龛影，与肠管纵轴平行；③卵石征或息肉样充盈缺损；④病变呈"节段性"、"跳跃状"分布；⑤肠壁增厚，管壁僵硬，肠腔非对称性狭窄；⑥肠间、肠壁瘘管，腹腔、腹膜外脓肿、窦道形成	①肠壁增厚，肠间距增宽，肠腔狭窄；②肠系膜肥厚，密度增高；③肠系膜血管增多、扩张、扭曲，可见"梳样征"；④增强扫描增厚肠壁明显强化，肠壁呈分层现象，似"靶征"；⑤腹腔脓肿、炎性肿块、蜂窝织炎、肠梗阻、瘘及窦道	形态学上同CT
溃疡性结肠炎	①黏膜皱襞水肿、粗乱，甚至消失；②刺激性痉挛收缩，蠕动增强，钡剂排空加快；③龛影；④充盈缺损；⑤肠腔狭窄、缩短，管壁僵硬，结肠袋消失，蠕动和扩张不佳，状如"水管"	急性：①肠壁变薄；②肠壁轻度均匀，对称性增厚，浆膜面光滑；③结肠黏膜面呈锯齿状凹凸不平，连续弥漫分布；④结肠系膜密度增高、模糊 慢性：①可见"靶征"、"双晕征"，系肠壁分层现象；②肠壁增厚，肠腔狭窄；③直肠变细及直肠周围间隙增宽	①"靶征"，系黏膜下层低信号区在轴位上形成的环形低信号改变；② T_1WI 脂肪抑制增强扫描黏膜明显强化

第三节 肝脏、胆系、胰腺和脾

1. **基本概念** 超声、CT 和 MR 检查是腹部重要的影像学检查方法,各种检查方法有其临床应用价值和限度。超声检查方便、经济,多作为首选检查手段应用于疾病的筛查及诊断,鉴别诊断有困难时,进一步选择 CT 和 MR 检查。解剖学形态改变和回声、密度、信号异常是疾病的基本影像学表现。

2. 肝血管瘤、原发性肝癌、肝脓肿、胆道结石、胆管癌、急性胰腺炎、胰腺癌的典型影像学表现。

肝血管瘤

检查方法	影像学典型或主要表现	形态	鉴别诊断
超声	均匀低回声	境界清楚、圆形	原发性肝癌、转移瘤
CT	均匀低密度,增强扫描自边缘强化,过程呈"快进慢出"		
MR	均匀 T_1 低信号、T_2 高信号,"灯泡征",增强过程"快进慢出"		

原发性肝癌

检查方法	典型影像学表现	形态	鉴别诊断
超声	不均匀低回声肿块,低回声包膜,外周声晕	境界不清,占位明显类圆形肿块	肝海绵状血管瘤、肝硬化结节
CT	低密度肿块,增强扫描不均匀强化,过程呈"快进快出"		
MR	混杂 T_1 低信号、T_2 略高信号肿块,低信号假包膜,增强过程"快进快出"		

肝脓肿

检查方法	影像学典型或主要表现	形态	鉴别诊断
超声	低回声病灶,强回声脓肿壁,后方回声增强	圆形	感染性肝囊肿
CT	低密度肿块,规整环状强化		
MR	T_1 低信号、T_2 高信号,规整环状强化		

胆管癌

检查方法	影像学典型或主要表现	形态	鉴别诊断
超声	扩张胆管突然截断,胆管内低回声肿块	截断性梗阻	胆管炎
CT	胆管截断处低密度肿块,轻度强化		
MR	胆管截断处 T_1 低信号、T_2 高信号软组织肿块		

急性胰腺炎

检查方法	影像学典型或主要表现	形态	鉴别诊断
超声	不均匀低回声,胰腺肿胀,边缘模糊	胰腺形态不规则	胰腺肿瘤
CT	胰腺肿胀,密度不均匀,边缘模糊、渗出		
MR	胰腺肿胀,边缘模糊不清、渗出,信号不均匀		

胰腺癌			
检查方法	影像学典型或主要表现	形态	鉴别诊断
超声	胰腺局部膨隆,低回声肿块	不规则肿块	慢性胰腺炎
CT	胰腺膨隆,低密度肿块,轻度强化,胰头癌"双管征"		
MR	胰腺膨隆,实质内 T_1 低信号、T_2 高信号肿块,轻度强化		

（邵广瑞　仲　海）

第 六 章

泌尿生殖系统与肾上腺

学习目标

1. 掌握　泌尿生殖系统与肾上腺的影像学检查方法的临床应用价值；肾癌、膀胱癌、前列腺癌、卵巢癌、肾血管平滑肌脂肪瘤、肾上腺嗜铬细胞瘤的影像学表现、诊断与鉴别诊断要点。

2. 熟悉　泌尿生殖系统与肾上腺的影像解剖及其基本病变的影像学表现；肾盂癌、子宫肌瘤、前列腺增生、卵巢囊肿、子宫颈癌、泌尿系结核、泌尿系结石、肾囊肿及多囊肾、肾母细胞瘤、肾上腺腺瘤的影像学表现。

3. 了解　泌尿生殖系统与肾上腺的影像学检查方法的操作方法；卵巢囊腺瘤、子宫体癌、泌尿系先天发育畸形影像学表现。

第一节　泌尿系统和肾上腺

泌尿系统包括肾脏、输尿管、膀胱及尿道，在普通 X 线检查时均缺乏自然对比，仅适用于排泄性和逆行性尿路造影检查。超声和 CT 以其显著优点已广泛应用于泌尿系统检查，并成为主要检查手段。MR 检查在泌尿系统也日趋普及，其水成像技术和 MRA 检查已显示出独特的价值。

肾上腺不属于泌尿系统，但与肾脏同位于肾筋膜内，解剖关系密切，故一并在此章内讲述。

一、检　查　技　术

（一）X 线检查

1. 平片　可观察肾、输尿管及膀胱有无阳性结石或异常钙化，除此之外很少应用。

2. 尿路造影　是临床常用的检查方法，用于发现造成尿路形态改变的病变，对阴性结石的检出有一定帮助，但对局限于肾实质内的病变显示不佳。

根据对比剂引入途径不同分为排泄性和逆行性尿路造影。

（1）排泄性尿路造影：又称静脉尿路造影。碘对比剂注入静脉后，由肾小球滤过排入肾盏、肾盂内,从而显示肾盏、肾盂、输尿管及膀胱,可显示尿路的形态和通畅情况,并可大致了解双肾的排泄功能。

（2）逆行性尿路造影:包括逆行性膀胱造影和逆行性肾盂造影。适用于排泄性尿路造影显影不佳的患者,其清晰度优于排泄性尿路造影。具体方法是经尿管注入对比剂,或借助膀胱镜将导管插入输尿管内并注入对比剂。

3. 血管造影检查主要是选择性肾动脉造影,可观察肾动脉有无狭窄及了解肿瘤血供状态。

（二）超声检查

1. 常作为泌尿系统的首选检查方法,对结石的检出率高,但对较小的病变（小结石、小肿瘤等）及不伴有梗阻的输尿管病变诊断困难,也不易显示泌尿系统畸形的全貌。

2. 常规选用线阵或凸阵式探头,频率 3.5MHz。检查体位可为俯卧、侧卧或仰卧位,必要时采用站立位。膀胱经腹部检查须充盈膀胱。

（三）CT 检查

1. CT 是泌尿系统最常使用的检查方法,能够发现并诊断泌尿系统的大多数病变,并有助于进一步鉴别诊断,对尿路结石的检出最敏感。

2. 平扫层厚肾及输尿管 10mm,肾上腺 3～5mm,膀胱 5mm。

3. 增强扫描推荐静脉注射对比剂后即刻和 2 分钟内行肾实质双期扫描（肾皮质期、实质期）,以观察肾皮、髓质强化程度及变化,5～10 分钟后再行肾区及输尿管区扫描（排泄期）,观察肾盂及输尿管充盈情况。膀胱除在对比剂注射完毕后即刻扫描,还须于注药 30 分钟后再行延迟扫描,以进一步观察病变形态。

4. 肾上腺平扫发现病变后,宜行增强扫描以帮助鉴别病变性质。

（四）MR 检查

1. 是泌尿系统 CT 和超声检查的重要补充方法,有助于病变的定性诊断。

2. 常规选择 SE 序列,行横断面 T_1WI 和 T_2WI 检查,必要时并行冠状面和矢状面检查。如选择 T_1WI 检查并用脂肪抑制序列,有利于肾皮、髓质的分辨和含脂肪病变的诊断。

3. 增强扫描　静脉注射对比剂后即刻行 T_1WI 或 T_1WI 并脂肪抑制技术检查。

4. MRU 是利用尿液中游离水的 T_2 值明显长于其他组织和器官,在重 T_2WI 检查时呈更高信号,而背景结构皆为低信号,应用 MIP 技术进行重建,使尿路成像的方法。属无创性检查,不需使用对比剂,适用于检查尿路梗阻性病变。

二、影 像 解 剖

（一）X 线表现

1. 腹部平片前后位片上脊柱两侧可见双肾的轮廓,正常肾影呈蚕豆状,边缘光滑,密度均匀。长 12～13cm,宽 5～6cm,位于第 12 胸椎至第 3 腰椎之间,右肾较左肾低 1～2cm。肾长轴自内上向外下倾斜,与脊柱间所成的角度称为肾脊角,正常为 15°～25°。侧位片上,肾影与腰椎重叠,上极较下极略偏后。

2. 尿路造影

（1）排泄性尿路造影:静脉注入对比剂 1～2 分钟肾实质显影;2～3 分钟肾盏和肾盂开始显影;15～30 分钟肾盏和肾盂显影最浓;解除腹部压迫带后,输尿管和膀胱显影;行排尿动作，尿道显影。

肾盏包括肾小盏和肾大盏。肾小盏7～14个，分别汇合成2～4个肾大盏。肾小盏分为体部和穹隆部，体部又称漏斗部，是与肾大盏相连的短管，管的远端即为穹隆部，其顶端因肾乳头的突入而形成杯口状凹陷，杯口的两侧缘是尖锐的小盏穹隆。肾大盏边缘光整，呈长管状，分为顶端、峡部和基底部三部分。顶端与数个肾小盏相连；峡部为长管状部分；基底部与肾盂相连。肾盂近呈三角形，上缘隆凸，下缘微凹，边缘光滑。正常肾盂形态有很大变异，多呈喇叭状，少数呈分支型或壶腹型。

输尿管全程约25～30cm，分为腹段、盆段和壁内段。腹段约在第二腰椎水平起源于肾盂，于腹膜后沿脊柱旁腰大肌前缘下行，至下部腰椎水平略向内偏移，在骶髂关节内侧越过骨盆缘移行为盆段输尿管，先向后下外行，继而转向前内入膀胱。壁内段输尿管由外上向内下斜行穿越膀胱壁，长约1.5cm。输尿管有三个生理狭窄区，分别是与肾盂相连处、通过骨盆缘即与髂血管相交处和进入膀胱处。

膀胱位于骨盆下部前方，分为底、顶、体、颈四部分，各部之间无明显界限。底部朝向后下方，呈三角形，两侧有输尿管开口，与颈部的尿道内口组成膀胱三角区；体部包括前壁、后壁和两侧壁；颈部与前列腺相邻。膀胱前下方为耻骨联合，后方女性为子宫和阴道，男性为直肠。膀胱大小、形态取决于充盈程度，正常容量约350～500ml。充盈较满的膀胱呈椭圆形，横置在耻骨联合上方，边缘光滑、整齐，密度均一。膀胱顶部可略凹，为乙状结肠或子宫压迹。如膀胱未充满，其粗大的黏膜皱襞致边缘不整而呈锯齿状。

男、女性尿道结构和长度不同。男性尿道分前、后两部分，前尿道为尿道外口至尿道膜部，长约13～17cm，自外向内又分为舟状窝、海绵体部和球部。后尿道自外到内分为尿道膜部和前列腺部。女性尿道短而直，长约3～5cm，其内、外口均较窄。

（2）逆行性尿路造影：不能显示肾实质，其肾盏、肾盂、输尿管、膀胱及尿道的显示情况与排泄性尿路造影表现相同。

（3）血管造影：动脉期显示肾动脉主干及主要分支，自主干至分支逐渐变细，走行自然，边缘光滑，无扩张、狭窄及中断；实质期肾脏弥漫性显影，轮廓、大小及形态清晰可辨；静脉期显示肾静脉，并汇入下腔静脉。

（二）超声表现

1. 肾脏形态随扫查方向不同可呈圆形、椭圆形或蚕豆形。肾被膜呈明亮回声线影，清晰、光滑。被膜周围为回声稍低的肾周脂肪层，厚度不一，外侧为线状强回声的肾筋膜。肾窦呈不规则密集的强回声区，为血管、肾盂及脂肪组织的复合性回声。肾实质位于强回声的肾被膜与肾窦之间，其中外周肾皮质及伸至实质内的肾柱呈均匀低回声，内部的肾锥体为三角形或圆形更低回声。

2. 输尿管由于肠气干扰一般不能显示，仅在病理性扩张、积水时才有可能识别。

3. 膀胱充盈时为类圆形，腔内呈均匀液性无回声区，后方回声明显增强。膀胱壁为强回声带，厚约1～3mm，充盈时薄而光滑，排空后则厚而毛糙。经直肠超声可明显提高对膀胱壁的分辨力，黏膜为明亮回声线，肌层为中等回声带，浆膜层为强回声线。

4. 肾上腺右侧位于肝的内后方、右膈角外侧和下腔静脉后方；左侧位于左肾上极、脾与腹主动脉之间。肾上腺周围有较强回声的脂肪组织，腺体表现为低回声带状结构，在不同水平和方位的切面上，可呈三角形、新月形、线形或倒"V"、倒"Y"形。

（三）CT 表现

1. 肾脏

（1）脊柱两侧圆形或椭圆形软组织密度影，边缘光整。

（2）肾实质密度均匀，皮髓质无法分辨，CT 值 20～35Hu。

（3）肾门位于中部层面，表现为内侧凹陷，指向前内方。肾窦脂肪呈低密度，肾盂为水样密度。

（4）肾动脉和静脉呈窄带状软组织密度影，自肾门向腹主动脉和下腔静脉走行。

（5）增强扫描：动脉期肾血管和肾皮质明显强化，髓质为较低密度；实质期髓质强化明显，与皮质呈相同高密度影；静脉期肾实质强化程度下降，肾盏、肾盂因充盈对比剂而呈高密度。

2. 输尿管呈点状软组织密度影，平扫难以辨认；延迟增强输尿管腔内因含对比剂而呈点状致密影。

3. 膀胱大小、形态因充盈程度而异。充盈时呈圆形或椭圆形；平扫呈水样低密度，膀胱壁表现为厚度均匀的软组织密度影，内外缘光滑；增强扫描早期膀胱壁均匀轻度强化，延迟扫描膀胱腔内呈高密度影，若对比剂与尿液混合不均，可出现液-液平面。

4. 肾上腺位于肾筋膜囊内，周围有低密度脂肪组织对比，因而显示清晰。呈软组织密度，不能分辨皮、髓质，其形态因层面而异。右侧常呈斜线状、倒"V"或倒"Y"形；左侧多呈倒"V"、倒"Y"或三角形，边缘光滑无凸起，厚度小于 10mm。增强呈均匀强化，皮、髓质仍不能分辨。

（四）MR 表现

1. 肾脏 T_1WI 因肾皮质含水量低于髓质而信号略高于髓质，位于肾周边部并伸入肾锥体之间，肾髓质为略低信号，呈多个三角形结构即肾锥体，位于肾中心部位；脂肪抑制 T_1WI 皮、髓质信号差别更加明显；T_2WI 肾皮、髓质均呈较高信号而难以分辨；肾窦内脂肪组织在 T_1WI 和 T_2WI 分别呈高信号和中高信号；肾血管由于流空效应表现为无信号或低信号影。增强检查肾实质强化形式与 CT 相似。

2. 输尿管 T_1WI 和 T_2WI 横断面，腹段在周围高信号脂肪组织对比下，呈点状低信号影，盆段难以识别。

3. 膀胱腔内尿液 T_1WI 呈均匀低信号，T_2WI 呈均匀高信号，膀胱壁表现为厚度一致的环状软组织信号影，T_2WI 因化学位移伪影，可表现为一侧壁呈线状高信号，对侧壁呈线状低信号影。增强检查膀胱内尿液含对比剂而信号增高。

4. 肾上腺横断面上位置、形态、边缘和大小与 CT 表现相同。冠状面上位于肾上极上方，呈倒"V"或倒"Y"形。T_1WI 和 T_2WI 信号强度类似肝实质，并明显低于周围脂肪组织；脂肪抑制 T_1WI 和 T_2WI 信号强度明显高于周围被抑制的脂肪组织。增强扫描均一强化。

三、基本病变影像表现

（一）大小和形态

1. 肾脏及输尿管大小和形态的改变可为单侧或双侧，原因较多，如重复肾、肾积水、肾囊肿、肾肿瘤等可造成肾影增大，肾缘大部或局部膨隆，肾盏、肾盂受压、变形、移位；肾发育不良或肾缺血致肾影缩小；慢性肾盂肾炎、肾结核可表现为肾缘呈波浪状改变；肾结核、肾盂癌可侵蚀破坏肾盏和肾盂；肾周脓肿或血肿可使肾轮廓消失；肾盂、输尿管肿瘤或结石以及部分炎症可致肾盏、肾盂及输尿管扩张、积水；输尿管炎症、结核可致输尿管缩窄，多表现为串珠样改变。

2．膀胱大小、形态异常多见于各种原因的尿道梗阻所致的膀胱扩张，慢性炎症或结核病造成的膀胱挛缩，以及呈囊袋状突出的膀胱憩室。

3．肾上腺增大常为双侧性，表现为腺体弥漫性增大、主支及侧支增厚，而形态及实质密度信号正常，多见于库欣综合征和肾上腺皮质增生。肾上腺皮质功能低下等病变引起肾上腺萎缩，表现为双侧肾上腺体积变小、侧支变细。

（二）位置

肾脏、肾盂及输尿管位置异常多为肾外病变压迫所致或为先天性发育异常，如先天性异位肾、马蹄肾、肾盂、输尿管重复畸形等。

（三）肿块

1．肾脏　根据密度或信号不同分为囊性及实性肿块。边缘光整、形态规则的圆形或卵圆形，且无强化的囊性肿块多见于肾囊肿；实性肿块并有不同程度强化，多为各种类型良、恶性肾肿瘤，也可为肾脓肿；良性肿瘤形态规则，多表现为肾盏、肾盂受压、变形及移位，如在肿块内发现脂肪成分，则为血管平滑肌脂肪瘤的特征性表现；恶性肿瘤多表现为形态不规则，肿瘤内密度或信号不均匀，肾盏、肾盂破坏、边缘不规则及正常结构消失。

2．输尿管　走行区软组织肿块，伴梗阻性扩张、积水，多为输尿管肿瘤表现。

3．膀胱　菜花状宽基底肿块，伴局部膀胱壁增厚，并显著强化，为膀胱肿瘤的常见表现，且多为恶性。

4．肾上腺　肿块绝大多数为肿瘤性病变，多为单侧。良性肿瘤尤其是功能性肿瘤一般较小，直径多在 3cm 以下，恶性肿瘤较大，直径多在 5cm 以上。均一液性无回声或呈水样密度或信号且无强化为囊肿表现；均匀低回声或呈软组织密度或信号且有强化的肿块见于各种类型的肾上腺腺瘤，如在肿块内发现脂肪则为肾上腺髓质瘤的特征性表现。

（四）钙化

X 线平片、超声及 CT 易于发现泌尿系统和肾上腺区的异常钙化，MR 显示钙化不敏感。

肾区钙化多见于肾盏、肾盂结石，也可见于肾结核、肾癌、肾囊肿或肾动脉瘤的钙化。肾盂结石典型者呈珊瑚状，肾癌常为散在点状钙化，肾结核呈点片状甚至全肾钙化，肾囊肿多为弧线状钙化。

输尿管内钙化影多为结石，并易见于生理狭窄处。输尿管结核所致钙化多呈条状或路轨状。

膀胱内结石多为类圆形，并随体位改变而移动。肿瘤内钙化多呈散在点状或小片状。

肾上腺钙化可见于结核、囊肿及某些肾上腺肿瘤。结核钙化常为双侧，囊肿钙化呈弧线状，肿瘤性钙化多为散在点片状。

四、常见疾病影像诊断

（一）先天发育异常

泌尿系统先天异常较为常见且种类繁多。主要包括肾盂输尿管重复畸形、肾缺如、异位肾、马蹄肾等。临床多无症状。

1. 肾盂、输尿管重复畸形

【概述】

又称重复肾（duplication of kidney），即一侧或双侧肾分为上、下两部分，并各有一套肾盂和输尿管。重复的输尿管可相互汇合，也可分别汇入膀胱。

【影像学表现】

（1）排泄性尿路造影是诊断肾盂输尿管重复畸形的首选方法。

（2）排泄性尿路造影、MRU 及 CT 增强后重建图像可直观清晰地显示一侧肾区有两套肾盏、肾盂及输尿管，两支输尿管向下走行中汇合或分别进入膀胱。

2. 肾缺如

【概述】

肾缺如（renal agenesis）又称孤立肾，缺如侧的输尿管常不发育或呈盲端，肾血管可完全缺如。

【影像学表现】

（1）X 线平片显示一侧肾影缺如，对侧肾影增大。

（2）排泄性尿路造影一侧肾和肾盂不显影，但不能与其他病因所致的病侧肾不显影鉴别。

（3）超声、CT 和 MR 检查能够确诊，表现为缺如侧无肾结构且无异位肾，肾区被肠管等结构占据，健侧肾代偿性增大。

3. 异位肾

【概述】

异位肾（ectopic kidney）为肾发育过程中未上升、上升不足或过度而位于盆腔、髂窝或胸腔内，可为单侧或双侧，常伴有旋转不良。

【影像学表现】

（1）排泄性尿路造影、超声、CT 及 MR 检查均可明确显示异位肾。

（2）X 线平片显示异位侧肾区无肾影；排泄性尿路造影可见异位肾的肾盂及输尿管显影，常合并肾旋转不良；超声显示异位侧肾区内无正常肾脏声像图，在盆腔等处可扫及类似肾结构的回声；CT、MR 显示异位侧肾缺如，扩大扫描范围可显示，异位肾呈扁平状或球形，伴肾轴旋转不良。异位肾密度或信号、强化形式及程度与正常肾脏相同。

【鉴别诊断】

异位肾应与肾下垂和游走肾鉴别。

4. 马蹄肾

【概述】

马蹄肾（horseshoe kidney）是融合肾中最常见的一种，为两肾上极或下极的相互融合，状如马蹄。

【影像学表现】

（1）尿路造影显示两肾位置较低，多数肾下极融合为峡部，肾轴由外上斜向内下，肾盂位于腹侧，肾盏指向背侧，可伴有肾积水和结石。

（2）超声、CT 和 MR 检查显示两侧肾脏各有独立的肾盂和输尿管，两肾位置降低，上极距离基本正常，向下两肾逐渐靠拢并融合，肾轴明显旋转不良，肾盂向前（图 6-1-1）。

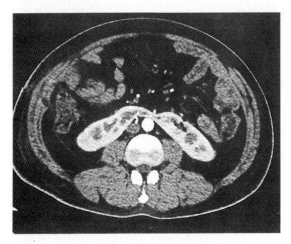

图6-1-1　马蹄肾
CT增强示双肾融合,但有独立的肾盂,肾轴明显旋转
不良,肾盂向前

（二）泌尿系结石

泌尿系结石可发生于肾盏至尿道的任何部位。结石在肾或膀胱内形成,排出过程中可停于输尿管或尿道。

结石通常由草酸钙、磷酸钙、胱氨酸盐、尿酸盐和碳酸钙等多种成分组成,但多以某一成分为主。90%的泌尿系结石可由X线平片显示高密度,称为阳性结石;以尿酸钙为主的少数结石平片不能显示,称阴性结石,但其多数可在CT或超声检查中显示。

X线平片常作为泌尿系结石的初查方法,若平片诊断困难或为阴性结石,超声和CT检查能进一步确诊。MR对结石显示不佳,但MRU可显示结石梗阻部位及其所致的尿路扩张积水。

1. 肾结石

【概述】

肾结石（renal calculus）最常见,多为单侧。

临床表现为肾绞痛或钝痛,常向会阴部放射,并伴镜下或肉眼血尿。

【影像学表现】

（1）X线:平片显示为单侧或双侧肾窦区高密度影,可为圆形、桑葚状或鹿角状,密度均匀或不均。桑葚状、鹿角状或分层均为肾结石的特征性表现。侧位片上,肾结石与脊柱影重叠,借此可与胆囊结石、淋巴结钙化等鉴别。尿路造影能进一步明确结石位于肾盏、肾盂内,并可发现阴性结石。

（2）超声:肾窦内多发或单发的点状或团块状强回声,后方伴声影。继发肾积水时,扩张的肾盏、肾盂呈不规则无回声区。

（3）CT:平扫可明确显示肾盏、肾盂内的高密度结石影,较大者呈肾盂样铸形。某些阴性结石CT也表现为较高密度。结石上部肾盂扩张积水（图6-1-2）。临床怀疑结石时不能行增强CT,否则对比剂充盈肾盂容易掩盖结石影。

（4）MR:对钙化不敏感,很少用于检查肾结石。MRU可显示结石所致的肾积水。

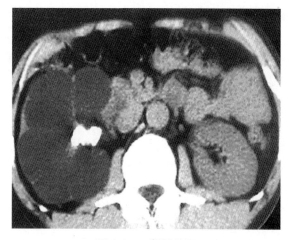

图 6-1-2 肾盂结石
CT 平扫示右肾盂内高密度结石,肾盏积水,肾脏轮廓
增大,皮质变薄

2. 输尿管结石

【概述】

输尿管结石(ureteral calculus)多为肾结石下移停留在输尿管所致,通常位于输尿管生理狭窄处并易引起梗阻,造成上方尿路扩张积水。

主要症状为突发性腹部绞痛并向会阴部放射,伴有血尿。

【影像学表现】

(1) X 线:平片显示输尿管走行区内椭圆形致密影,多位于输尿管生理狭窄处,结石长轴与输尿管一致。尿路造影可进一步明确结石位置。

(2) 超声:无回声积水扩张的输尿管下端探及斑点状强回声,后方伴声影。不造成输尿管梗阻的结石超声难以发现。

(3) CT:平扫显示输尿管内高密度灶,上下径常大于横径。上方输尿管扩张、肾盂、肾盏不同程度扩张积水。

(4) MR:T_1WI 呈低信号,T_2WI 信号更低。MR 显示结石不敏感,MRU 对结石梗阻造成的上方尿路扩张积水显示良好。

3. 膀胱结石

【概述】

膀胱结石(calculus of urinary bladder)分原发和继发结石。原发形成于膀胱,继发为上方尿路结石下移所致。

临床症状主要为排尿疼痛、尿流中断及尿频、尿急和血尿等。

【影像学表现】

(1) X 线:平片表现为耻骨联合上方圆形或椭圆形高密度影。

(2) 超声:膀胱内强回声光团伴后方声影,结石随体位变化而位置改变。

(3) CT:表现为膀胱腔内圆形高密度影。

(4) MR:T_1WI 和 T_2WI 均呈低信号,大小不一,边缘光滑。

（三）肾囊肿及多囊肾

【概述】

肾单纯囊肿（simple cyst of kidney）常见，为单发或多发薄壁充液囊腔。多囊肾（polycystic kidney）是一种常染色体显性遗传病，成人型多见，常合并多囊肝。

通常40~60岁出现症状，表现为腹部肿块、高血压和血尿，晚期可出现肾衰。

【影像学表现】

（1）X线：单纯囊肿平片多无异常，囊肿较大时可致肾轮廓改变。尿路造影显示正常或局部肾盂、肾盏受压。多囊肾平片可见双侧肾影分叶状增大，尿路造影显示双侧肾盏、肾盂移位、拉长、变形和分离，呈"蜘蛛足"样改变。

（2）超声：单纯囊肿表现为肾实质内单发或多发类圆形液性无回声区，边缘光滑锐利，后方和后壁回声增强。多囊肾表现为双肾增大，表面呈分叶状，实质内多发大小不等无回声灶，状似蜂窝，残存的正常肾实质较少，甚至难以识别。

（3）CT：单纯囊肿表现为肾实质内单发或多发、边缘光滑锐利的圆形低密度灶，可突向肾外；增强后囊肿无强化（图6-1-3）。多囊肾表现为双肾体积增大呈分叶状，实质内大小不等的类圆形低密度灶，正常密度肾实质几近消失；增强后囊性病灶无强化（图6-1-4）。

（4）MR：囊肿 T_1WI 呈均匀低信号、T_2WI 均匀高信号影。

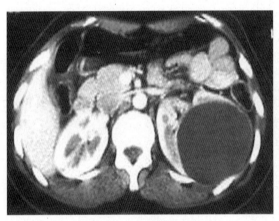

图6-1-3 肾单纯囊肿
CT增强示左肾低密度占位，边缘清楚，突出肾轮廓外，无强化

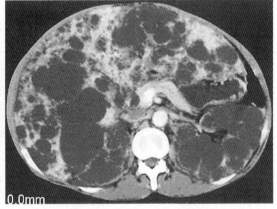

图6-1-4 多囊肾合并多囊肝
CT增强示双肾及肝脏弥漫分布、大小不等的无强化囊状低密度灶，少量残存的正常肝、肾实质强化

【鉴别诊断】

合并出血、感染的复杂性囊肿需与囊性肾癌鉴别。

（四）肾血管平滑肌脂肪瘤

【概述】

肾血管平滑肌脂肪瘤（renal angiomyolipoma）又称肾错构瘤，是肾脏较为常见的良性肿瘤，由血管、平滑肌和脂肪组织构成，不同病灶的三种成分的比例差别很大。

通常无任何临床症状，肿瘤较大者可触及肿块。

【影像学表现】

（1）X线：平片和尿路造影在肿瘤较小时无异常表现，较大者表现为肾轮廓改变，肾盏、肾盂受压、变形。

（2）超声：肾实质内以强回声为主的肿块，边缘光滑锐利。彩色多普勒有动脉血流信号。

（3）CT：呈边缘清楚的混杂密度肿块，形态较规则，可突出于肾轮廓外。瘤体内含脂肪是其特征，病灶较大可致肾盂肾盏受压。增强后不均匀明显强化，脂肪区无强化（图6-1-5a、b）。

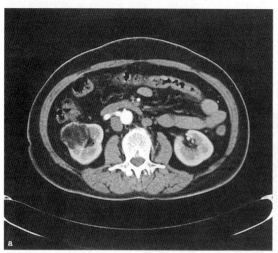
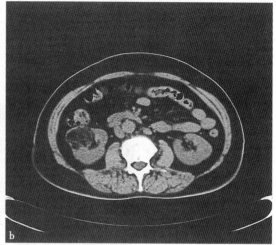

图6-1-5 肾错构瘤

a. CT平扫示右肾混杂低密度肿块，内含脂肪等多种密度；b. CT增强示右肾肿块内脂肪无强化，软组织轻度增强

（4）MR：肿块信号不均匀，其内有脂肪信号，脂肪抑制T_1WI高信号脂肪变为低信号。

【鉴别诊断】

含脂肪成分少的肾错构瘤需与肾癌鉴别。

（五）肾癌

【概述】

肾癌（renal carcinoma）是最常见的肾脏恶性肿瘤，中老年多见，男性明显多于女性。

病理上分为透明细胞癌和颗粒细胞癌，瘤体血供丰富，常有坏死、出血和囊变，并可有钙化。晚期肾癌发生局部周围侵犯、淋巴结转移和肾静脉内瘤栓。

临床典型表现为无痛性血尿、腹部疼痛或出现肿块。

【影像学表现】

（1）超声和CT检查为肾癌的主要影像学检查方法。

（2）X线：平片价值不大，偶见肾轮廓增大或局限性膨隆，肾区钙化。尿路造影可见肾盏变形、闭塞、扩张、聚集或分离；肿瘤侵犯肾盏、肾盂时表现为边缘不整或出现充盈缺损。

（3）超声：肿块呈混杂回声，其内可见坏死、囊变无回声区，边缘不光整，有时可见包膜回声。晚期腹主动脉周围可见淋巴结转移所致的低回声结节；静脉瘤栓形成时血管腔内有散在或稀疏低回声团块。

（4）CT：肿块呈类圆形或不规则形混杂低密度，边界欠清楚（图6-1-6），多为富血供肿块。增强后动脉期呈一过性显著强化，等于或高于肾皮质，之后很快下降，实质期呈等或低密度，静脉期呈低密度。肿瘤常为不均匀强化。肿块向内压迫和侵犯肾盏肾盂，向外生长突破肾包

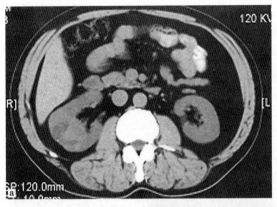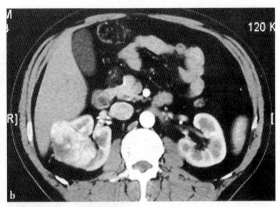

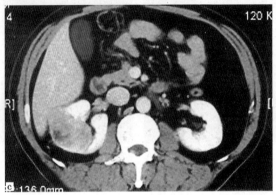

图 6-1-6　肾癌

a. CT 平扫示右肾中部变形突出,肿块呈等低混杂密度; b. CT 增强动脉期肿块明显强化,低密度坏死区无强化,肾盂受压变形; c. CT 增强实质期示肾实质密度明显增高,肿块密度下降呈相对低密度肿块

膜,肾周脂肪层模糊消失、肾筋膜增厚。肾癌还易侵犯肾静脉产生肾静脉或下腔静脉瘤栓,也可有肾门、腹主动脉旁淋巴结转移,以及远处转移。肿块直径≤3cm 称为小肾癌。

（5）MR：T_1WI 信号多低于正常肾实质、T_2WI 呈混杂高信号,肿块周边常见低信号带,代表肿瘤假性包膜。增强检查表现与 CT 相同。MR 平扫即可确定肾静脉和下腔静脉内有无瘤栓,发生瘤栓时血管内流空信号消失。

【鉴别诊断】

囊性肾癌需与合并出血、感染的复杂性囊肿鉴别,明显侵犯肾盂的肾癌需与侵犯肾实质的肾盂癌鉴别。

（六）肾盂癌

【概述】

肾盂癌（renal pelvic carcinoma）发生于肾盂和肾盏上皮,病理上分为移行细胞癌、鳞状细胞癌和腺癌三种类型,其中绝大多数为移行细胞癌,肿瘤可顺行种植在输尿管和膀胱壁。

临床上多见于成年男性患者,常见症状为无痛性全程血尿、腰痛和腹部包块。

【影像学表现】

（1）尿路造影：是检查肾盂癌的重要方法,有利于发现较小的肿瘤。超声、CT 和 MR 检查也可明确肿瘤的范围及有无输尿管、膀胱种植性转移。

（2）X 线：尿路造影显示肾盂、肾盏内固定不变的充盈缺损,形态不规则。

（3）超声：肾窦变形，其内见不均匀低回声肿块，边界不规整；可伴有肾积水。

（4）CT：肿块密度高于尿液，低于肾实质；肿瘤较小可局限于肾盂、肾盏内，呈圆形软组织密度，边缘光滑（图6-1-7）；肿瘤较大者呈分叶状，内可有坏死、钙化和出血，肾盏、肾盂扩大呈球状包绕肿瘤；肿瘤可填塞或压迫肾盂、肾盏及肾窦脂肪，阻塞集合系统；晚期向外生长侵犯肾实质；肾盂癌为乏血供肿瘤，仅呈轻、中度强化；很少累及肾静脉和下腔静脉，但可沿肾盂输尿管种植转移。

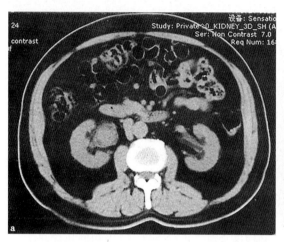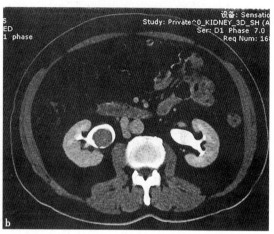

图6-1-7　肾盂癌

a. CT平扫示右肾盂内椭圆形等密度肿块，边缘光滑；b. CT增强示肿瘤强化不明显，周围含对比剂尿液包绕肿瘤

（5）MR：T_1WI信号高于尿液，T_2WI信号低于尿液。MRU检查可清晰显示肿瘤所致的充盈缺损。

（七）膀胱癌

【概述】

膀胱癌（bladder carcinoma）绝大多数是移行细胞癌，少数为鳞癌和腺癌。易发生于膀胱三角区和两侧壁，起源于膀胱黏膜，呈乳头状生长，突向膀胱腔内，并常向外侵犯肌层，进而累及膀胱周围组织和器官。多见于老年人。

临床表现以无痛性肉眼血尿为主，可伴有尿频、尿急和尿痛等膀胱刺激症状。

【影像学表现】

（1）超声、CT检查是诊断膀胱癌的主要检查方法。

（2）X线：平片价值不大。膀胱造影表现为自膀胱壁突向腔内的结节状或菜花状充盈缺损，表面凹凸不平；浸润性生长者显示局部膀胱壁僵硬、增厚。

（3）超声：膀胱壁上结节状或菜花状中等回声肿块突入膀胱腔内，肿瘤未侵犯肌层时，膀胱壁回声正常，肌层受累则局部膀胱壁增厚且层次不清。

（4）CT：肿块宽基底附着于膀胱壁并突入腔内，呈结节状或菜花状；增强后肿块多呈中等强化；邻近膀胱壁可增厚；晚期肿瘤可侵犯膀胱周围脂肪组织；少数肿块内可有钙化（图6-1-8）。

（5）MR：自膀胱壁突向腔内的肿块，T_1WI呈与膀胱壁相似的等信号，信号强度明显高于尿液，T_2WI信号高于膀胱壁但明显低于尿液，肿瘤附着处膀胱壁多呈不规则增厚。

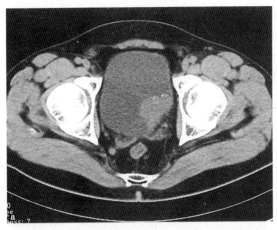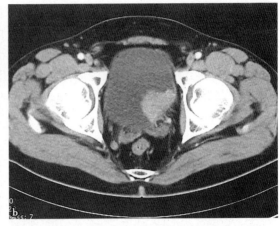

图 6-1-8　膀胱癌

a. CT 平扫示膀胱左后侧壁宽基底肿块,表面凹凸不平;b. CT 增强扫描肿块均匀强化,局部膀胱壁增厚

(八) 泌尿系结核

【概述】

泌尿系结核多为继发性,原发灶以肺结核多见。泌尿系结核多首先侵犯肾,再蔓延至输尿管和膀胱。

早期无明显临床症状,较晚出现尿频、尿急、脓尿或血尿,并有消瘦、乏力和低热症状。

【影像学表现】

(1) 泌尿系结核的诊断主要依赖于尿中查出结核菌及相应临床表现,影像学检查以尿路造影和 CT 检查为主。尿路造影能较早显示肾盏、肾盂改变,CT 则能敏感发现病灶内钙化。

(2) X 线:①肾结核:平片多无异常表现,有时见钙化,全肾钙化称为"肾自截"。尿路造影:早期局限于肾实质时表现正常;累及集合系统表现为肾小盏边缘不整呈虫蚀状改变;肾实质干酪样坏死灶与肾小盏相通时,显示肾小盏外侧有一团对比剂与之相连;病变进展造成肾盏、肾盂广泛破坏或形成肾盂积脓时,排泄性尿路造影常不显影,逆行性造影显示肾盏和肾盂共同形成一大而不规则的囊腔。②输尿管、膀胱结核:尿路造影显示输尿管全程扩张,管壁略见不整,病变进展,管腔僵直,进而形成多发狭窄和扩张相间的串珠状改变;膀胱结核早期表现为输尿管开口处膀胱壁不规则变形,病变进展,膀胱壁内缘均不规则,晚期发生膀胱壁挛缩,体积变小,边缘呈锯齿状改变。

(3) 超声、CT 和 MR:①肾结核:早期肾实质内单发或多发病灶,超声呈无回声区并有细小点状回声;CT 呈低密度灶;MR 为长 T_1 长 T_2 信号灶,边缘不清;增强扫描病灶内可有对比剂进入,代表结核性空洞。病变进展,可见部分肾盏甚至全部肾盏、肾盂扩张,呈多个囊状病灶,并伴肾盂增厚。肾结核钙化时呈斑点状或不规则状,严重时形成肾自截。②输尿管、膀胱结核:早期输尿管轻度扩张、管壁僵硬,后期则表现为输尿管管壁增厚,管腔呈多发相间的狭窄与扩张;膀胱结核表现为膀胱壁内缘不规则,水肿或肉芽组织造成的膀胱壁增厚和膀胱缩小。

(九) 肾上腺疾病

肾上腺病变的影像学检查以超声和 CT 的应用最普遍。超声检查经济方便,对直径大于 2cm 的肾上腺肿瘤检出率较满意;CT 对肾上腺皮质增生和小结节或腺瘤的显示较超声敏感,对较大肿瘤的定位方面也明显优于超声;MR 因肾上腺周围的脂肪衬托,对肾上腺肿瘤的显示率很高,对肾上腺病变内的组织成分的判断优于 CT,可作为一种补充检查手段;平片除显示明显钙化外,一般不能发现肿瘤。

1.肾上腺腺瘤

【概述】

肾上腺腺瘤(adrenal adenoma)是发生于肾上腺皮质的良性肿瘤,分为功能性和无功能性腺瘤。功能性腺瘤临床主要表现为原发性醛固酮增多症和皮质醇增多症;无功能性腺瘤通常无临床症状,多于影像学检查时偶然发现。

【影像学表现】

(1)超声:肾上腺区圆形或类圆形低回声或弱回声肿块,直径多在 2cm 以下,边缘光整,内部回声均匀。

(2)CT:腺瘤富含脂质,多数表现为类圆形低密度肿块,边缘清楚,少数可有出血、坏死、钙化等;增强后皮质醇腺瘤轻到中度均匀强化,醛固酮腺瘤边缘呈薄纸样环状强化(图 6-1-9)。

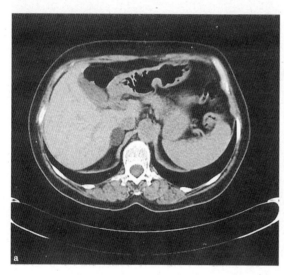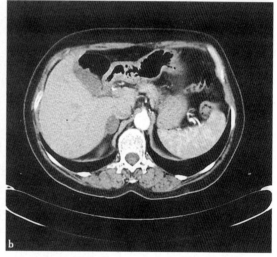

图 6-1-9　肾上腺腺瘤

a. CT 平扫示右侧肾上腺类圆形低密度肿瘤,边缘清晰,肿瘤内含脂质;b. CT 增强示肿瘤轻度强化

(3)MR:T_1WI 和 T_2WI 均表现为与肝实质信号类似的肿块。因瘤体内多含脂质,脂肪抑制序列或正反相位 T_1WI 可见信号衰减。

2.肾上腺嗜铬细胞瘤

【概述】

肾上腺嗜铬细胞瘤(adrenal pheochromocytoma)是髓质肿瘤,多为良性,约 10% 为恶性,10% 发生于肾上腺外,10% 为多发。

肿块较大,有完整包膜,易发生坏死、囊变和出血。肿瘤分泌大量儿茶酚胺。

临床典型症状为阵发性高血压、头痛、心悸、多汗,发作数分钟后缓解。

【影像学表现】

(1)超声:肿块呈圆形或类圆形,直径多在 3cm 以上,呈低回声或中等回声,合并出血、坏死时有液性无回声区。

（2）CT：肿块呈圆形或椭圆形，边界清楚。肿瘤较小时密度均匀，越大越容易发生坏死、液化或出血，密度不均。增强后多明显强化，囊变区不强化（图6-1-10）。

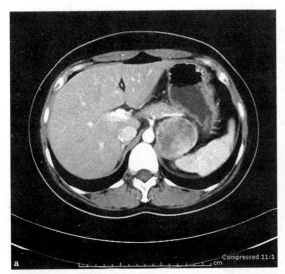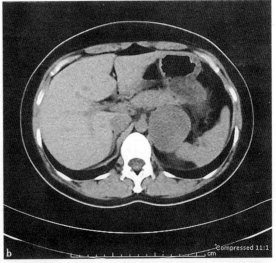

图 6-1-10　嗜铬细胞瘤

a. CT 平扫示左侧肾上腺区圆形低密度肿瘤，密度欠均匀，肿瘤边缘光整；b. CT 增强示肿瘤明显不均质强化，包膜呈线状明显强化

（3）MR：肿块 T_1WI 呈低信号、T_2WI 呈明显高信号，发生出血、坏死及囊变时瘤体内可见短 T_1 或更长 T_1、长 T_2 信号区。增强后明显强化。

3. 肾上腺增生

【概述】

肾上腺增生（adrenal hyperplasia）主要发生在皮质，属功能性病变。

增生的组织结构不同导致临床症状不同。主要表现为：

（1）库欣综合征：为垂体腺瘤、增生或其他部位肿瘤分泌过多促肾上腺皮质激素导致肾上腺增生和过度分泌皮质醇所致的疾病，临床表现为向心性肥胖、满月脸、皮肤紫纹和血、尿皮质醇增高。

（2）原发醛固酮增多症：是肾上腺皮质自主地分泌过多的醛固酮，导致高血压、低钾血症、肌无力和血、尿醛固酮水平增高。

【影像学表现】

影像学不能区分皮质醇增多症与醛固酮增多症的皮质增生，需结合临床和生化检查。

双侧肾上腺弥漫性增大，其厚度大于同层面膈肌脚厚度，轮廓圆钝或轻度隆起，基本形态无改变，CT 和 MR 增强扫描呈均匀强化（图6-1-11a、b）。

4. 肾上腺转移瘤

【概述】

肾上腺转移瘤（adrenal metastasis）多来源于肺癌，少数来源于乳腺癌、肾癌、胰腺癌、胃癌等。

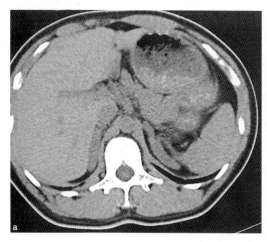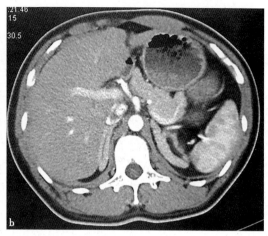

图 6-1-11 肾上腺皮质增生
a. CT 平扫示双侧肾上腺增生肥厚,形态规则;b. CT 增强示双侧增生肾上腺呈均匀强化

【影像学表现】

表现为双侧或单侧肾上腺肿块,呈圆形或卵圆形,边缘清楚,回声(密度、信号)均匀,增强扫描呈中度强化。与原发肾上腺肿瘤无法区别。

第二节 生殖系统

一、检查技术

(一)X 线检查

生殖系统很少应用 X 线检查,女性不孕症时应用子宫输卵管造影,是经子宫颈口注入 40% 碘化油等对比剂显示子宫和输卵管内腔的检查方法。主要观察输卵管是否通畅,子宫、卵巢有无畸形等。

(二)超声检查

超声是检查生殖系统的首选方法,应用广泛。

超声可经腹部、阴道、直肠等途径检查。经腹部检查为常规检查方法,需适度充盈膀胱以推开肠道避免其内容物的干扰;经阴道检查患者取膀胱截石位,不需充盈膀胱;经直肠检查需清洁肠道并适度充盈膀胱,患者取膀胱截石位或左侧卧位检查。

对子宫、卵巢、前列腺均可较好的显示,尤其对确定盆腔肿块的来源、囊性或实性、良性或恶性有较高的敏感性和准确性。

在产科领域超声有独特价值,可从妊娠至分娩前的各时期进行周密观察,清晰显示胚胎的发育,并可对某些先天畸形、胎盘位置异常等作出诊断。

(三)CT 检查

检查前准备:包括提前口服 1.5% 泛影葡胺对比剂充盈小肠和结肠,并于检查前经肛门注入对比剂使直肠、乙状结肠显影,饮水充盈膀胱,已婚妇女在阴道内放置纱布卷(低密度并含气)以明确阴道与宫颈分界。

平扫：空腹状态下扫描，范围自髂嵴水平至耻骨联合，层厚 10mm 或 5mm。

增强：主要用于帮助鉴别诊断盆腔肿块、盆腔内及腹膜后增大淋巴结和血管。对恶性肿瘤还可判断其侵犯和转移情况，并对其进行分期。

（四）MR 检查

能够显示子宫、卵巢的各种先天性发育异常，并且能够识别子宫各解剖层，对判断盆腔肿块的来源和性质以及对恶性肿瘤的分期准确性方面优于 CT 和超声检查。

对前列腺疾病是最佳影像学检查方法。

平扫：SE 序列 T_1WI 和 FSE 序列 T_2WI，层厚 5mm。

增强：经静脉快速注入对比剂 Gd-DTPA，剂量为 0.1mmol/kg 体重，注毕行各方位脂肪抑制前后 T_1WI。

二、影 像 解 剖

女性生殖系统主要包括子宫、卵巢、输卵管和阴道。子宫位于膀胱后方，分宫颈和宫体两部分。成人子宫自宫颈到宫底约 7～8cm，左右径 4～5cm，前后径 2～3cm。卵巢位于子宫体两侧外上方，其外形依年龄而异。出生时卵巢约 1.5cm×0.5cm×0.5cm，青春期卵巢增大呈杏仁形，大小约 3cm×1.5cm×1cm，更年期卵巢萎缩。

男性生殖系统主要包括前列腺、精囊腺、睾丸、附睾及输精管。前列腺呈栗子形，尖端向下，位于耻骨后、直肠前，内有尿道和射精管通过。30 岁以前，上下径平均为 3.0cm，前后径为 2.3cm，左右径为 3.1cm；60～70 岁，此三径平均值分别为 5.0cm、4.3cm 和 4.8cm。

（一）X 线表现

子宫输卵管造影：子宫腔呈边缘光整的倒置三角形，底边在上，两侧为子宫角，与输卵管相通；下端与宫颈管相连，宫颈管呈长柱形，边缘呈羽毛状。输卵管呈迂曲柔软的线状影，自子宫角向外下走行，近子宫段细而直为峡部，其远端粗大为壶腹部，末端呈漏斗状为伞部。

（二）超声表现

1. 子宫纵断面呈倒置梨形，横切面子宫底部呈三角形，体部呈椭圆形。宫体轮廓光滑，呈均质中等回声，子宫中央部分为宫腔，呈线状强回声，内膜为低回声或较强回声，其回声和厚度与月经周期有关。宫颈回声较宫体回声稍强且致密，内可见带状强回声的宫颈管。

2. 卵巢断面呈杏仁状，回声为中央部分稍强，周边回声略低，卵泡呈圆形液性无回声区。

3. 输卵管呈边缘强回声的管状结构，内径小于 5mm。

4. 前列腺呈栗子形或三角形，边界清晰，内部为均匀分布细点状回声，中央见强回声尿道，尿道周围组织和移行区构成的内腺呈低回声，外腺回声略高；包膜呈强回声线影。

（三）CT 表现

1. 子宫体部呈横置的椭圆形或圆形软组织密度影，边缘光滑，中央密度稍低为宫腔。宫颈呈类圆形软组织密度影，外缘光滑。前方为膀胱，后方有直肠，膀胱、子宫、直肠之间可有肠袢存在。子宫周围为低密度脂肪组织，有血管、神经和纤维组织。增强子宫肌层呈明显均匀强化，宫腔不强化。

2. 卵巢和输卵管难以识别。

3. 前列腺呈圆形或卵圆形软组织密度影，周围为低密度脂肪组织围绕，前列腺各区无法分辨，也不能分辨其包膜。精囊位于膀胱底的后方，呈八字状对称的软组织密度影，边缘呈小的分叶。两侧精囊于中线部汇合，精囊前缘与膀胱后壁之间为尖端向内的低密度脂肪间隙，称为精囊角。

（四）MR 表现

1. 子宫　T_1WI 肌层呈均匀略低信号，内膜呈略高信号；T_2WI 肌层呈中等信号，内膜呈高信号，其厚度随月经周期而变化，一般厚约 1～7mm；肌层与内膜之间的低信号带称连接带，厚约 5～6mm。增强后内膜和肌层强化明显，连接带强化程度低。

2. 卵巢　T_1WI 为低信号，T_2WI 其内卵泡呈高信号，中心为低或中等信号。

3. 前列腺　T_1WI 呈均匀低信号，与肌肉信号类似，其内各带区无法分辨；T_2WI 因前列腺各区组织结构的含水量不同可分辨：移行区和中央区呈低信号，后外侧两侧对称的新月形高信号区为周围区，周边低信号环为包膜。前列腺周围是高信号的脂肪组织，内可见低信号蜿蜒状的静脉丛。精囊位于前列腺后上方和膀胱底后方，由卷曲的细管构成，内含液体信号影。

三、基本病变影像表现

（一）子宫病变

子宫大小和形态异常多合并有子宫肿块，主要见于各种类型的良、恶性肿瘤，表现为子宫内局灶性异常回声、密度或信号异常，其中边界清楚、内有钙化、呈低、等回声或略低密度或低信号的肿块常提示为良性子宫肌瘤；边界不清、无包膜的混杂性低回声或混杂密度或中等信号的肿块多提示为恶性子宫肿瘤。

（二）卵巢病变

女性盆腔肿块常源自卵巢。超声、MR 显示双侧卵巢正常时即可除外肿块来自卵巢，反之提示肿块来自卵巢。肿块呈类圆形、壁薄且为液性病变，常为卵巢囊肿；肿块边缘不规则或分叶状，呈多房状表现，同时有液体和实性成分，常为卵巢囊腺瘤或囊腺癌；肿块呈混杂回声、内有"脂 - 液"分层，或 CT、MR 显示肿块密度或信号混杂，内有脂肪，为囊性畸胎瘤的特征表现。

（三）前列腺与精囊病变

前列腺均匀对称性增大多见于前列腺增生，非对称性不规则增大主要见于前列腺癌。病灶的位置对鉴别良、恶性病变有重要意义，前列腺癌好发于周围带，增生好发于中央区和移行区。病变突破包膜形成局部浸润及远处转移为前列腺癌的表现。

精囊肿块可为精囊囊肿、脓肿或原发、继发肿瘤，根据肿块的回声、密度或信号强度，多能提示诊断。

四、常见疾病影像诊断

（一）卵巢疾病

1. 卵巢囊肿

【概述】

卵巢囊肿（ovarian cyst）临床较为常见，分为单纯性囊肿、滤泡囊肿、黄素囊肿及巧克力囊肿等。

单纯性囊肿最常见，囊肿为单房，壁薄且光滑均匀，囊腔内充满清亮或淡黄液体。

滤泡囊肿是由于卵泡不成熟或卵泡成熟后不排卵，致使卵泡内液体潴留而成。一般小于5cm，囊壁薄而光滑，多数可自然消失。

黄素囊肿指卵泡囊肿壁上卵泡膜的黄素化，其发生可能与丘脑-垂体-卵巢轴功能障碍，垂体分泌过多的促黄体生成素及葡萄胎、绒癌产生的HCG对卵巢滤泡的作用，使之过度黄素化所致。系多囊性，常为双侧，大小不一，当葡萄胎或绒癌治疗后，囊肿可自行消失。

巧克力囊肿是由于卵巢的子宫内膜异位症引起出血而形成的慢性血肿，囊肿大小可随月经周期变化。

卵巢囊肿多无临床症状，部分表现为月经紊乱。

【影像学表现】

（1）绝大多数卵巢囊肿表现典型，影像学诊断不困难，但通常不能鉴别其类型。

（2）超声：附件区圆形囊性肿块，呈液性无回声，边缘光滑，壁薄。黄素囊肿常表现为双侧多囊。

（3）CT：附件区圆形或类圆形囊性低密度肿块，密度均匀，CT值约0～15Hu，囊壁薄而光整，增强后囊内无强化，囊壁可轻度强化。

（4）MR：T_1WI呈类圆形均一低信号或等信号，T_2WI呈均匀高信号肿块，边界清、壁薄且光整。黄素囊肿常为多房性；巧克力囊肿T_1WI呈明亮高信号，T_2WI呈不均匀等或高信号，MR能准确判断巧克力囊肿内是新鲜或陈旧性积血。增强扫描无强化。

2. 卵巢囊腺瘤

【概述】

卵巢囊腺瘤（ovarian cystadenoma）是常见的良性肿瘤，属于上皮性来源。按囊内成分分为浆液性和黏液性两种。浆液性囊腺瘤又可分为单纯性囊腺瘤和乳头状囊腺瘤。

卵巢囊腺瘤常无临床症状，少数患者有腹部不适或隐痛。

【影像学表现】

（1）卵巢囊腺瘤的诊断首选超声检查，MR对囊内液体成分可提供更多信息，鉴别浆液性或黏液性囊腺瘤较准确，但对囊壁上乳头状突起内的钙化不及CT和超声显示清楚。

（2）超声：单纯性浆液性囊腺瘤表现为附件区圆形或椭圆形液性无回声区，囊壁薄而光整，常为单房；多房单纯性浆液性囊腺瘤囊腔内有细光带分隔。乳头状浆液性囊腺瘤和黏液性囊腺瘤多表现为多房性液性无回声区，房腔大小不一，乳头状浆液性囊腺瘤囊壁上可见较强回声的乳头状团块突起。

（3）CT：附件区单房或多房囊性肿块，外缘光滑。浆液性囊腺瘤呈水样密度，囊壁薄，体积一般较小，囊壁上可见乳头状软组织突起。黏液性囊腺瘤多为单侧，囊内液体密度稍高，囊壁较厚，体积大，囊壁上很少有乳头状突起。增强扫描囊壁及乳头状突起呈均匀强化，囊腔无强化（图6-2-1）。

（4）MR：附件区单房或多房囊性肿块，边界光整。浆液性囊腺瘤T_1WI呈液体样低信号，T_2WI呈高信号，黏液性囊腺瘤由于蛋白含量较高，T_1WI和T_2WI均较液体信号高。此外，黏液性囊腺瘤多单侧发生，囊壁稍厚，体积更大，囊壁上很少有乳头状突起。增强扫描囊壁、囊隔及乳头状突起可有明显强化。

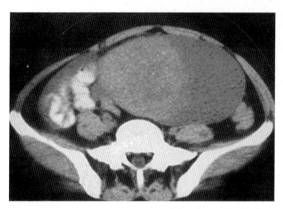

图 6-2-1 卵巢囊腺瘤

CT 平扫示盆腔卵圆形囊实性肿块,边缘光滑锐利,囊液均匀,囊内软组织部分较大且密度不均匀

3. 卵巢癌

【概述】

卵巢癌(ovarian cancer)常见,以囊腺癌最多见,浆液性囊腺癌较黏液性囊腺癌多见。最常见的转移方式为种植播散,其次为淋巴转移,血行转移较少见。

卵巢癌早期无症状或症状轻微,患者就诊时常为晚期,主要临床症状为下腹不适或疼痛,阴道流血和盆腔肿块。

【影像学表现】

(1)卵巢癌的诊断首选超声。CT 在术前评估方面优于超声和 MR,CT 平扫和增强扫描能够发现卵巢癌的腹膜和腹腔的种植转移,以及远处器官和淋巴结转移。

(2)超声:盆腔内囊性、囊实性或实性的不规则肿块,囊壁厚,囊腔内见多条不均匀增厚光带,增厚的囊壁或间隔上可见乳头状突起或不规则的实性团块。腹腔内常见液性回声腹水,腹腔内转移灶表现为略低回声的结节或肿块,形态不规则,与周围组织分界不清。

(3)CT:盆腔或下腹部囊实性肿块,囊壁厚而不规则,可伴血性腹水,腹膜的种植性转移结节,以及远处器官和淋巴结转移。增强扫描实性部分强化,囊腔不强化(图 6-2-2)。

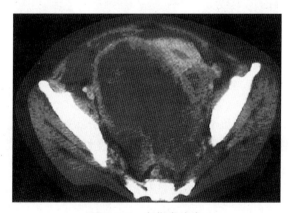

图 6-2-2 卵巢囊腺癌

CT 增强示盆腔内巨大囊实性肿块,壁厚且不均匀,囊壁有结节状增强影,并有向囊内突起的软组织

（4）MR：盆腔内或下腹部囊实性肿块，形态不规则，T_1WI 实性部分呈中等信号，囊性部分呈低信号；T_2WI 实性部分呈稍高信号，囊性部分呈高信号。增强后实性部分明显强化。

（二）子宫疾病

1. 子宫肌瘤

【概述】

子宫肌瘤（uterine leiomyoma）是女性生殖系统最常见的良性肿瘤，发病可能与雌激素刺激有关。

肿瘤主要由不成熟的子宫平滑肌细胞增生而成，周围有疏松结缔组织形成假包膜。

肌瘤可位于黏膜下、肌层内或浆膜下，肌层内肌瘤最多见。

临床症状主要表现为阴道出血、腹部肿块、不孕等。

【影像学表现】

（1）超声检查是诊断子宫肌瘤的首选方法，MR 能发现直径仅 0.3cm 的小肌瘤，并能确定肌瘤有无变性和变性的类型，适用于较复杂的病例及鉴别诊断。

（2）超声：子宫增大，形态不规则，表面凹凸不平。肌瘤多呈圆形低回声或等回声，周边有假包膜形成的低回声晕。较大的肿瘤因瘤体内变性、囊变，或发生钙化，其内部回声不均匀。黏膜下肌瘤常造成宫腔变形。

（3）CT：子宫均匀或分叶状增大，肌瘤密度多与正常子宫肌相近而不易区别，较大肌瘤因发生变性而呈低密度，有时肌瘤内可见钙化。增强扫描肌瘤有不同程度强化（图 6-2-3）。

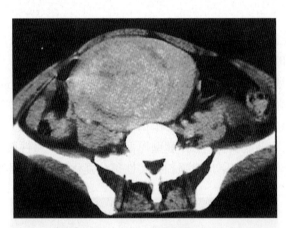

图 6-2-3　子宫肌瘤

CT 增强示子宫增大，内可见圆形肿块，边缘光滑，强化较明显，密度不均匀

（4）MR：子宫增大，轮廓凹凸不平。肌瘤 T_1WI 信号强度与子宫肌类似，T_2WI 呈明显低信号，边界清晰。增强扫描肌瘤常呈不均匀强化。肌瘤变性信号不均，脂肪变性 T_1WI、T_2WI 均呈高信号，玻璃样变 T_2WI 呈低信号，黏液样变 T_2WI 呈高、低混杂信号，囊性变 T_2WI 呈高信号，钙化均呈低信号。MR 具有较高的敏感性和定位准确性。

2. 子宫体癌

【概述】

子宫体癌又称子宫内膜癌（endometrial carcinoma），多为腺癌。分为局限型和弥漫型，局限型子宫内膜癌呈息肉状或结节状,多位于宫底及宫角,后壁多见;弥漫型累及大部分或整个子宫内膜,内膜明显增厚、粗糙不平,可不同程度浸润子宫肌层。

临床症状主要表现为白带增多、月经紊乱或绝经后不规则阴道出血。

【影像学表现】

(1)宫体癌的诊断主要依靠诊断性刮宫细胞学检查,影像学检查首选超声,MR 显示宫体癌对子宫肌层及宫外的浸润较超声和 CT 优越。

(2)超声:早期子宫大小及内部回声无明显异常。中、晚期子宫增大,内膜局限性或弥漫性增厚,育龄期内膜厚度大于 1.2cm,绝经期妇女内膜厚度大于 0.5cm,呈厚薄不均的混杂回声,边缘不规则,宫腔内可分布不均匀、形状不规则的略强回声团块。累及肌层表现为局部内膜基底线消失,与肌层分界不清;累及宫颈表现为宫颈肥大、变形,回声不均。

(3)CT:局限于子宫但未增大时,由于肿瘤组织和子宫肌层具有相似的密度,CT 平扫不能发现。肿瘤侵及子宫壁的 1/3 以上,增强扫描在正常子宫组织增强的衬托下,肿瘤组织表现为不均匀强化。子宫增大后表现为子宫对称性或局限性分叶状增大,内部密度往往不均匀,含有低密度坏死区。累及宫颈可使宫颈增大,累及宫旁时可见正常脂肪界面消失及外伸的不规则肿块,邻近脏器可受侵。广泛盆腔播散可致所有脂肪间隙消失,此时的盆腔称为"冰冻盆腔"。堵塞宫颈管可引起子宫积液、积血或积脓(图 6-2-4)。

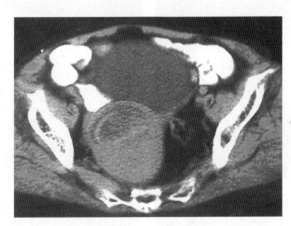

图 6-2-4　子宫内膜癌

CT 平扫示宫体呈不对称性明显扩大,边缘轮廓清楚,
密度不均匀

(4)MR:早期仅见内膜结节状增厚,T_2WI 在高信号的内膜中可见小结节状低信号区;肿瘤侵犯肌层,表现为内膜连接带中断,在高信号的肌层内见不规则低信号区;晚期子宫不规则增大,宫腔内积液,盆腔、腹膜后淋巴结肿大。增强扫描肿瘤呈不规则强化,其内可有不强化的变性坏死区。

3. 子宫颈癌

【影像学表现】

子宫颈癌(cervical carcinoma)好发于宫颈鳞状上皮与柱状上皮移行区,组织学类型分鳞癌和腺癌,以鳞癌多见。生长方式分外生型和浸润型。鳞癌常累及宫颈外口和阴道,倾向于形成外生型肿块;腺癌倾向于侵犯宫颈及宫体旁组织。

早期宫颈癌无症状,进展期常见症状为自发性或接触性阴道出血,白带异常。

【影像学表现】

(1)确诊主要依靠宫颈刮片细胞学检查。影像学检查首选超声,经阴道超声检查对宫颈癌诊断和术前分期具有很高的价值,MR 检查在宫颈癌的诊断和分期方面优于 CT。

(2)超声:宫颈增大变形,正常结构消失,局部回声减低,并可见宫颈不均质肿块,无包膜。肿瘤侵犯宫体时可见异常回声向宫腔及宫体部延伸,侵犯宫旁组织可见膀胱、直肠等受累部位出现异常回声。宫颈堵塞时造成宫腔积液,宫腔内可见液性暗区。

(3)CT:宫颈增大,并可见中等密度软组织肿块,肿块较大时中央见不规则低密度坏死区(图 6-2-5a、b)。晚期肿瘤可侵犯子宫和宫旁其他脏器,宫外出现分叶状不规则的软组织肿块,膀胱或直肠周围脂肪间隙消失。增强扫描肿块呈不均匀强化。

(4)MR:宫颈增大,正常解剖结构层次模糊、中断,信号异常。肿块 T_1WI 呈低或等信号,T_2WI 呈略高信号。增强扫描呈不均匀强化(图 6-2-5c、d)。侵犯宫旁组织、器官表现为局部脏器壁增厚,脂肪间隙消失,有时可见不规则肿块。

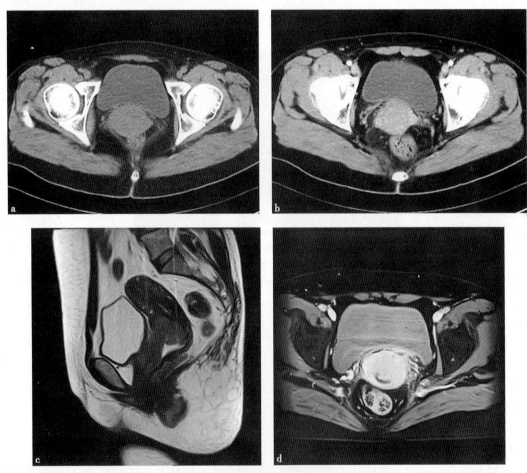

图 6-2-5 子宫颈癌

a. CT 平扫示子宫颈增大,肿瘤呈等密度;b. CT 增强扫描示肿瘤轻度均匀强化;c. MR 矢状位平扫示子宫颈增大,可见不规则低信号肿块;d. MR 增强扫描示肿块轻度强化,宫颈解剖结构层次模糊、中断

（三）前列腺增生

【概述】

前列腺增生（prostatic hyperplasia）又称良性前列腺肥大，是老年男性常见病变，多发生在前列腺移行区和中央区，表现为腺体组织和基质不同程度增生，形成多发球状增生结节，挤压其余腺体形成假包膜。

临床症状有尿频、尿急和夜尿增多，病情严重时出现排尿困难。

【影像学表现】

（1）经直肠超声是诊断该病的首选方法，但超声和 CT 检查通常不能与局限于被膜内的早期前列腺癌鉴别。MR 检查对鉴别诊断前列腺增生和前列腺癌有较高价值。

（2）超声：前列腺对称性增大、形态饱满，外缘光滑，被膜完整，各径线超过正常值，内部常见大小不等稍强回声小结节，有时腺体内可见高回声钙化影。增生明显时前列腺可呈圆形或椭圆形，外腺明显受压呈狭长的低回声带。

（3）CT：前列腺对称性增大呈圆形，边缘光滑锐利，上缘超过耻骨联合上方 2cm，其内密度均匀，有时见钙化灶，增大的前列腺可压迫并突入膀胱底部。

（4）MR：呈轮廓光整的对称性增大，T_1WI 呈均匀略低信号，T_2WI 各区表现不同：中央区和移行区体积明显增大，以腺体增生为主呈结节性不均匀高信号，周围常见环形低信号带，代表假包膜；以基质增生为主则表现为不规则低信号，周围区仍维持正常较高信号，并显示受压变薄；在增大的移行区、中央区与变薄的周围区之间常可见环形线状低信号影，代表外科包膜。增强扫描增生结节呈不均匀明显强化（图 6-2-6）。

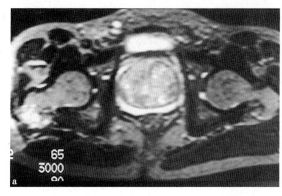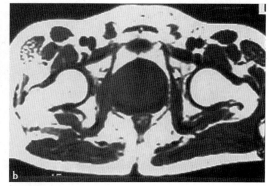

图 6-2-6 前列腺增生

a. T_1WI 示前列腺体积增大，边缘光滑，呈均匀略低信号；b. 脂肪抑制 T_2WI 示呈不均匀混杂高信号，周围见环形线状低信号外科包膜

（四）前列腺癌

【概述】

前列腺癌（prostate carcinoma）是老年男性常见的恶性肿瘤，多为腺癌，偶见移行细胞癌和鳞癌。多发生于前列腺周围区。肿瘤质地硬，边缘不清，早期局限在包膜内，晚期常突破包膜侵犯邻近脏器和发生远处转移。

早期症状和体征不明显，晚期出现尿频、尿急、排尿困难等症状，并进行性加重。直肠指检可触到前列腺结节，质地坚硬，表面不光滑。前列腺特异抗原（PSA）增高。

【影像学表现】

（1）MR：常规检查结合 MRS 对前列腺病变的诊断和鉴别诊断有很高的价值，是早期前列腺癌的首选方法；超声可准确显示前列腺的大小和腺体内结节，有时难以鉴别增生和前列腺癌，但可在超声引导下行穿刺活检；CT 检查可显示前列腺大小，难以判断结节的具体区带和位置，不能达到鉴别诊断的目的。对进展期前列腺癌及其对周围结构的侵犯和转移，超声、CT 和 MR 检查均不难做出判断。

（2）超声：前列腺不对称增大，边缘凹凸不平，周围区出现不规则低回声或强回声结节，边缘模糊不清。肿瘤突破包膜致回声连续性中断；侵犯精囊致其体积增大、回声异常；侵犯膀胱使膀胱壁增厚，表面不光滑。

（3）CT：对早期诊断前列腺癌无价值，仅显示前列腺增大。肿瘤较大侵犯周围结构时，显示前列腺不规则增大，周围及直肠周围脂肪层消失、密度增高；精囊增大、精囊角变窄或消失；膀胱壁不规则增厚；盆腔淋巴结转移和远处器官或骨转移。

（4）MR：癌结节多位于周围区。T_2WI 周围区内出现低信号结节，与正常周围区的高信号有明显差异（图 6-2-7）。侵犯包膜 T_2WI 表现为包膜的线样低信号模糊或连续性中断，低信号肿块突入前列腺周围脂肪组织内；侵犯精囊表现为精囊体积增大并信号降低，精囊角消失。MR 对少数起源于移行区和中央区的癌结节难以发现。

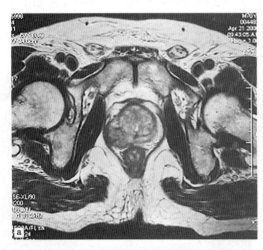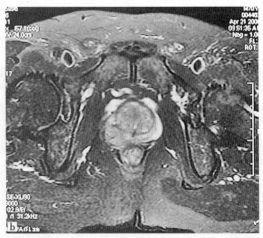

图 6-2-7　前列腺癌

a. T_2WI 示右侧高信号周围区内低信号结节，并侵犯包膜；b. 脂肪抑制 T_2WI 示右侧高信号周围区内低信号结节，并侵犯包膜

学习小结

1. 基本概念　超声、CT 和 MR 检查是泌尿生殖系统重要的影像学检查方法，超声检查方便、经济，常作为首选检查手段，鉴别诊断有困难时，进一步选择 CT 和 MR 检查。常规尿路造影、CTU 和 MRU 也是泌尿系统经常应用的检查方法。

2. 肾癌、膀胱癌、肾血管平滑肌脂肪瘤、肾上腺嗜铬细胞瘤、卵巢癌、前列腺癌的典型影像学表现

肾癌

检查方法	影像学典型或主要表现	形态	鉴别诊断
超声	混杂低回声肿块	圆形或不规则形	复杂性囊肿、肾盂癌、肾错构瘤
CT	低密度肿块,增强扫描呈均匀或不均匀强化,易侵犯肾静脉形成癌栓		
MR	低信号、T_2 高信号肿块,周边低信号假包膜		

膀胱癌

检查方法	典型影像学表现	形态	鉴别诊断
超声	中等回声肿块,局部膀胱壁增厚,层次不清	宽基底、结节状或菜花状	膀胱炎
CT	宽基底肿块,中等程度强化		
MR	T_1 低信号、T_2 略高信号肿块,局部膀胱壁不规则增厚		

肾血管平滑肌脂肪瘤

检查方法	影像学典型或主要表现	形态	鉴别诊断
超声	混杂强回声肿块,内见脂肪	类圆形或不规则形	肾癌
CT	含脂肪的混杂密度肿块		
MR	含脂肪信号肿块		

肾上腺嗜铬细胞瘤

检查方法	影像学典型或主要表现	形态	鉴别诊断
超声	低、中回声肿块,直径多大于 3cm	圆形、类圆形	肾上腺腺瘤、转移瘤
CT	低密度肿块,明显强化		
MR	低信号、T_2 明显高信号肿块,明显强化		

卵巢癌

检查方法	影像学典型或主要表现	形态	鉴别诊断
超声	囊实性混杂回声肿块	不规则形	卵巢囊腺瘤
CT	囊实性肿块,实性部分强化		
MR	囊实性信号肿块,实性部分强化		

前列腺癌

检查方法	影像学典型或主要表现	形态	鉴别诊断
超声	外周带低回声结节	不规则形	前列腺增生
CT	前列腺不规则增大		
MR	外周带低信号结节		

(邵广瑞　仲　海)

第 七 章

骨 与 关 节

学习目标

1. 掌握　骨与关节基本病变的影像表现；骨折的基本影像表现；常见骨折的影像表现；椎间盘突出的影像表现；骨髓炎、骨结核的影像表现；良、恶性骨肿瘤的鉴别；常见骨肿瘤的影像表现；关节炎症、结核的影像表现。

2. 熟悉　骨骼影像检查方法；骨折的并发症；骨折愈合的表现；骨髓炎、骨结核的好发部位、临床表现。

3. 了解　骨关节影像检查技术的新进展；骨关节疾病影像表现的病理基础。

第一节　骨

骨骼疾病复杂而多样，多见于外伤、肿瘤和炎症。各种影像检查方法都能从不同方面反映骨疾病的病理变化。根据临床诊治的需要和现代检查技术的不断进展，常需要两种以上检查技术作进一步诊断或比较检查诊断。

一、检查技术

(一) X线检查

骨骼含有的大量钙盐为高密度物质，与周围软组织有良好对比。骨骼本身的骨皮质与内部的松质骨和骨髓也有较明显的密度差别，X线平片上有良好的自然对比。因此，一般摄影即可使骨清楚显影，经观察、分析可做出初步诊断。

骨骼系统的X线平片检查应注意以下原则：

1. 正侧位原则　除少数不规则形骨外，绝大多数部位，包括四肢长骨、关节和脊柱都要用正侧位两个摄影位置，某些部位还要加用特殊体位投照。

2. "顶天或立地"原则　四肢长骨摄片都要包括邻近的一个关节，如股骨中段病变包括膝关节或髋关节，腰椎应包括下部胸椎，以便计数。

3. 对照原则　两侧对称的骨关节，病变在一侧而症状与体征较轻或X线平片上一侧有改

192

变,但不够明显时,应在同一技术条件下投照对侧,以便对照。

(二)CT检查

随着容积 CT 技术的普及和图像处理功能的增加,CT 对骨骼疾病的诊断应用越来越广泛,对许多疾病已成为首选检查技术。

1. 平扫一般行横断面扫描,层厚 2~5mm。观察骨骼时采用骨算法重建成像,窗技术大约 2000/200Hu;观察软组织时用软组织算法重建成像,窗技术 300/160Hu 左右。

2. 增强检查经静脉注射碘对比剂后进行扫描,软组织算法重建成像。可进一步确定病变的性质和范围,主要用于肿瘤性病变。

3. 图像后处理根据病变诊断的要求,可进行图像后处理,主要包括:MPR、VR 和 SSD 等。

(三)MR

MR 是检查骨和软组织疾病的重要手段,对骨髓、软骨、韧带、肌腱、脂肪、肌肉等显示良好,对肿块、坏死、出血、水肿等病变有较大的定性价值。对钙化和骨皮质的显示不如 X 线平片和 CT。

1. 平扫自旋回波和快速自旋回波是基本的扫描序列。T_1WI 和 T_2WI 是基本序列。脂肪抑制 T_1WI 和 T_2WI 以及"水"抑制序列也是较常选用的技术,脂肪组织或"水"的高信号受到抑制后,病变组织与正常组织的信号差别可更加明显。此外,还可以肯定或否定病变组织的某种特定成分。扫描体位一般包括横断、冠状及矢状位。根据受检部位选用不同的线圈。

2. 增强检查肿瘤或炎性病变,一般需增强扫描进一步确定病变的性质和范围。

3. 图像后处理对骨骼疾病,MR 检查较少应用图像后处理。

(四)SPECT

SPECT 诊断骨骼疾病是核医学的优势,SPECT 反映骨组织的血液供应和代谢变化(图7-1-1),PET 还能反映葡萄糖代谢情况。

二、影 像 解 剖

骨骼系统的 X 线平片和 CT 图像反映的是正常和病变人体组织结构不同密度的对比。MR 图像则反映正常和病变组织之间不同弛豫时间造成的信号强度差别。核医学图像反映的是正常和病变组织之间核素浓聚度不同所造成的差别。所以,对图像的密度、信号和浓聚度分析是影像诊断的基础。因此,必须了解正常骨的结构和对应的影像解剖,分析影像所承载的信息,推测信息所代表生理、病理学基础或改变,结合临床表现和实验室检查的结果,综合分析提出诊断意见。

(一)骨的结构与发育

1. 人体骨骼因形状不同而分长骨、短骨、扁骨和不规则骨四类。骨质按其结构分为密质骨和松质骨两种。长骨的骨皮质和扁骨的内外板为密质骨,主要由多数哈氏系统组成。松质骨由骨小梁组成,骨小梁互相连接形成海绵状,骨小梁间充以骨髓。

2. 骨的发育包括骨化与生长。骨化与多种疾病有关,生长与代谢疾病有关。骨化有两种形式,一种为膜化骨,包括颅盖诸骨和面骨。膜化骨的方式是在膜的一定部位开始化骨,成为骨化中心,再逐步扩大,完成骨的生长发育。另一种为软骨内化骨,躯干及四肢骨和颅底骨与筛骨均属软骨内化骨。软骨内化骨是先由成骨细胞的成骨活动而形成原始骨化中心,不断扩

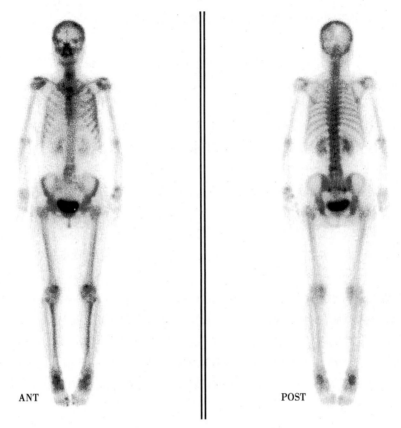

ANT   POST

图 7-1-1　正常核素骨扫描

大，原始与继发骨化中心互相愈合而完成骨骼的发育。骨骼的发育生长过程主要是以成骨和破骨的形式进行的。

（二）长骨

1. 小儿长骨可分为骨干、干骺端、骺和骺板等部分。

（1）骨干：正常骨膜在 X 线平片、CT 和 MR 均不能显示。骨皮质由含钙较多的密质骨构成，X 线平片表现为密度均匀致密影，外缘清楚，中部最厚，越近两端越薄，CT 上为高密度线状或带状影，MR T_1WI 和 T_2WI 上均为低信号影。骨髓腔 X 线平片表现为由骨干皮质包绕的无结构的半透明区，MR 为中等信号影（红骨髓）或高信号影（黄骨髓），CT 可为软组织密度影（红骨髓）或脂肪密度影（黄骨髓）。

（2）干骺端：为骨干两端较粗大部分，周边为薄层骨皮质，内由松质骨构成，顶端为一横行薄层致密带影，为干骺端的临时钙化带。临时钙化带随着软骨内成骨而不断向骨干中央移动，在 X 线平片表现为垂直于骨皮质的高密度细线影，MR 呈低信号影。CT 骨窗干骺端松质骨表现为高密度的骨小梁交错构成细密的网状影，软骨干骺端骨骺多为红骨髓，MR 信号往往低于骨干髓腔。

（3）骺：为未完成发育的长骨末端。X 线平片不能显示，CT 为软组织密度影，MR 骺软骨为中等信号影。骺软骨逐渐骨化形成一个或几个二次骨化中心，X 线平片及 CT 表现为点状骨性致密影，MR 骨化中心为较低信号。随着骺软骨不断增大，其中的二次骨化中心也不断增大，最后与一次骨化中心愈合（图 7-1-2）。

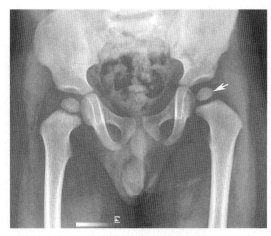

图 7-1-2　正常儿童髋关节

X 线平片显示骨骺（↑）

（4）骺板：骨骺核与干骺端之间的软骨逐渐变薄呈板状时，称为骺板。X 线平片呈横行半透明线，居骺与干骺端之间，称为骺线。CT 软组织密度影，MR 为中等信号影。骺与骨干结合后，骨的发育完成。X 线平片表现为骺线消失。原骺线处变成不规则线样致密影。

2．成年长骨由骨干及骨端构成。骨端有骨性关节面，其上覆盖关节软骨，关节软骨在 X 线平片和 CT 不能显示（图 7-1-3）。MR T_1WI 显示弧线形中等强度信号。脂肪抑制 T_1WI 显示弧线形高信号。成年长骨骨皮质较厚，密度高。骨小梁分布的比例和排列方向不同。某些关节附近，常有光滑的子骨附于骨骼附近的肌腱中，个数不定，以手及足部为多见。随年龄的增长红骨髓中脂肪成分增多，骨髓腔 MR 信号强度较小儿的高。

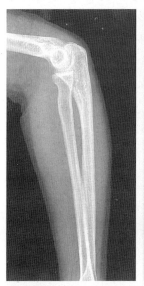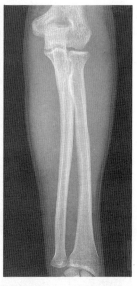

图 7-1-3　正常成人前臂骨关节 X 线平片

3．骨龄是指在骨的发育过程中，骨骺软骨内二次骨化中心出现时的年龄和骺与干骺端完全结合，即骺线消失时的年龄。在正常情况下骨龄与个体的年龄是一致的，因此可根据骨龄推断年龄,亦可依据年龄推断骨骼的发育(骨龄)(图7-1-4)。在儿童阶段,X线平片检查可提示骨发育过早或过晚。

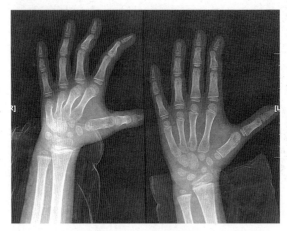

图7-1-4 正常骨龄

X线平片正侧位示豆状骨骨化中心未出现,骨龄7岁

(三)脊柱

脊柱由脊椎和椎间盘所组成。成人脊柱骨包括7块颈椎,12块胸椎,5块腰椎,1块骶椎和1块尾椎。第1颈椎呈环状称环椎,第2颈椎有齿状突,又称枢椎,除第1、2颈椎外,每个脊椎分椎体及椎弓两部分。椎体和椎弓围成椎管。椎弓则由椎弓根、椎板、棘突、横突和关节突组成。椎间孔由椎板、椎体、关节突及椎间盘围成,颈椎斜位和胸腰椎侧位显示清楚,呈类圆形半透明影。

1. **X线正位平片** 椎体呈长方形,从上向下依次增大,密度均匀,轮廓光滑、整齐。椎体两侧为横突。椎体两侧可见椭圆形环状致密影,为椎弓根投影。在椎弓根的上下方为上下关节突影像,上关节突在外,下关节突在内。椎体中央偏下方可见棘突影,呈尖向上的类三角形线状致密影。椎体上下缘平行整齐(图7-1-5)。

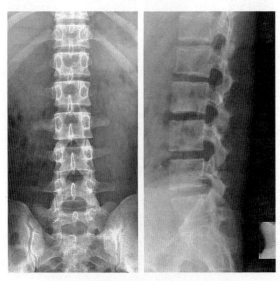

图7-1-5 正常腰椎X线平片正侧位

侧位 X 线平片脊柱可见自然圆滑的生理曲度。各椎体呈长方形，上下缘与前后缘成直角，椎弓居其稍后方。椎管显示为纵行的半透明结构。颈、胸椎小关节呈前后方位，显示清楚，表现为上关节突向上，下关节突向下，小关节间隙为半透明影。椎间隙呈宽度匀称的横行半透明影。

2. CT　椎体显示为由骨皮质包绕的海绵状松质骨结构，松质骨显示清楚，椎体中部层面有时可见"Y"形低密度线条影，为椎体静脉管。椎弓根层面可见由椎体、椎弓根和椎板构成椎管骨环。硬膜囊居椎管内，呈边缘光滑，类圆形的低密度影，CT 值 30～50Hu，与周围结构有较好的对比。黄韧带为软组织密度，附着在椎板和关节突的内侧，正常厚度为 2～4mm。腰段神经根位于硬膜囊的外侧，呈圆形中等密度影，两侧对称。侧隐窝呈漏斗状结构位于椎管两侧，其前壁是椎体后外侧面，后壁为上关节突，侧方为椎弓根内壁，其前后径不小于 3mm，在腰部其前后径不小于 5mm，侧隐窝内有神经根穿出。椎间盘由髓核与纤维环组成，CT 值 50～110Hu（图 7-1-6）。

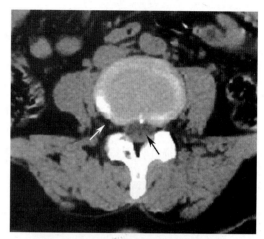

图 7-1-6　正常腰椎间盘
CT 横断面示神经根（白↑）硬膜囊（黑↑）

3. MR　椎体 T_1WI 和 T_2WI 上皮质骨呈低信号，骨髓呈高信号。椎间盘 T_1WI 呈软组织信号，T_2WI 呈高信号，其中纤维环为低信号。脑脊液 T_1WI 为低信号，T_2WI 为高信号。在脑脊液信号包围中，脊髓 T_1WI、T_2WI 均呈界限清楚的中等信号，神经根及马尾神经等也清晰可见（图 7-1-7）。椎体韧带与皮骨质信号相似呈低信号。MR 可以提供较大范围中轴骨软组织和椎旁软组织有价值的信号，提供脊柱生理曲度信息。椎体形态、椎间盘信号随年龄的增长可发生变化。

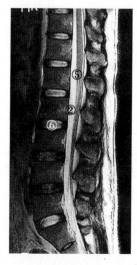 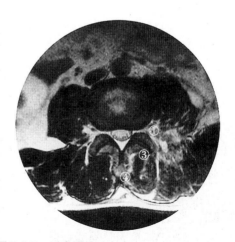

图 7-1-7　正常腰椎
MR 矢状面及横断面 T_2WI 示：①神经根；②马尾神经；③小关节；④棘突；⑤脊髓圆椎；⑥椎间盘表现为均匀的软组织密度影

三、基本病变影像表现

基本病变表现有多种,认识和掌握这些基本影像学表现,解析图像所代表的病理信息,对疾病诊断至关重要。

(一)骨质破坏

骨质破坏是局部骨质被病理组织所代替而造成的正常骨组织消失。较早期或少量骨质破坏是诊断中的重点和难题。一般情况,骨核素扫描和 MR 检查观察早期骨质破坏敏感性较高。骨质破坏见于肿瘤、炎症、肉芽肿等。不同病因造成的骨质破坏,影像学表现有一定特点。

1．X 线平片　表现为骨质局限性密度减低,骨小梁稀疏消失,骨质缺损(图7-1-8,图7-1-22)。

2．CT　易于区分松质骨和皮质骨的破坏,松质骨的破坏表现为斑片状松质骨缺损区;骨皮质破坏表现为筛孔样破坏或不规则虫蚀样改变、骨皮质变薄或斑块状的骨皮质缺损(图7-1-9)。

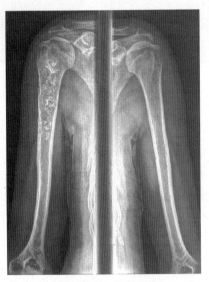

图 7-1-8　骨髓瘤
X 线正位平片示右侧肱骨上段骨松质蜂窝状破坏,局部骨皮质膨胀变薄,左侧肱骨正常

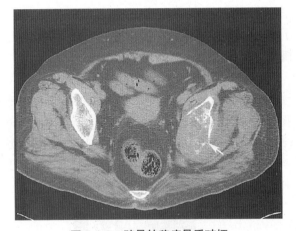

图 7-1-9　髂骨转移瘤骨质破坏
CT 横断面示左侧髂骨骨皮质和松质骨大片状缺失,伴周围软组织肿块(↑)

3．MR　早期表现为 T_1WI 骨质局限性或片状信号减低,椎体骨髓更为敏感。非早期表现为较大范围的异常信号改变,并可伴有骨旁软组织肿块。

4．SPECT　对早期骨质破坏敏感,一般认为骨显像至少比 X 线平片检查提前 3～6 个月显示骨转移病灶。其影像学特征表现为多发性的无规则的放射性"浓聚区"。中轴骨居多,其次是肋骨、骨盆、四肢骨近端(图7-1-10)。MR 结合 SPECT 或 SPECT 定期随访常能进一步明确诊断。

(二)骨膜增生

骨膜增生又称骨膜反应,是因骨膜受刺激,骨膜内层成骨细胞活动增加形成骨膜新生骨。通常表示有病变存在。骨膜增生多见于肿瘤、炎症、外伤、骨膜下出血等。

1．X 线平片　表现为与骨皮质平行的线状、层状或花边状致密影。Codman 三角是指骨

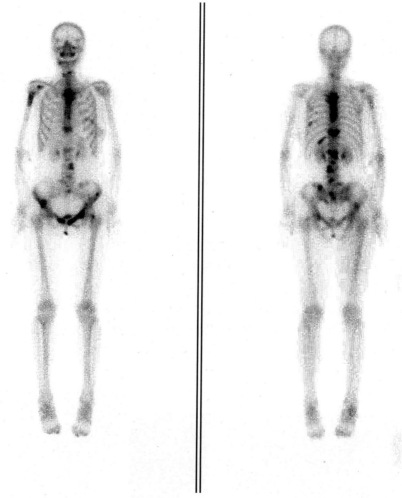

图 7-1-10　乳腺癌骨转移瘤
核素扫描右侧肱骨、颈椎、胸椎、肋骨、骨盆等多处放射性显像剂浓度聚集

膜新生骨再次被破坏,破坏区两侧的残留骨膜新生骨呈三角形。

2．CT　表现为某一层面或多层骨膜增生。

3．MR　显示骨膜新生骨在各序列均为低信号,不能显示骨膜新生骨的精细的形态与结构。

4．SPECT　不易显示骨膜增生新生骨。

(三)骨质疏松

骨质疏松是指一定单位体积内正常骨组织减少,即骨组织的有机成分和钙盐都减少,但骨内的有机成分和钙盐含量比例仍正常。广泛性骨质疏松主要见于老年人,绝经后妇女,营养不良、代谢或内分泌障碍等疾病患者。局限性骨质疏松多见于骨折后失用、感染、恶性骨肿瘤等。

1．X 线平片　表现主要是骨密度减低。长骨骨小梁变细、减少,骨皮质变薄;椎体呈纵形条纹,周围骨皮质变薄,上下缘内凹,椎体呈双凹镜状改变。

2．CT　表现和征象与 X 线平片基本相同。

3．MR　在 T_1WI 和 T_2WI 信号减低或增高。

4. 骨密度测定是目前公认的评估和诊断骨质疏松最主要的方法,表现为骨矿物质含量较年轻成人均值低 2.5 标准差以上。

(四)骨质软化

骨质软化是指一定单位体积内骨组织矿物质含量减少,有机成分正常。见于全身性骨病,如佝偻病、骨软化症等。

1. X 线平片 表现主要是骨密度减低。发生部位以腰椎和骨盆明显。与骨质疏松不同的是骨小梁稀疏和骨皮质变薄,且边缘模糊。

2. CT 表现可见骨小梁减少、变细模糊不清,骨皮质变薄,骨骼畸形。

3. 骨显像 表现骨骼系统核素摄入量普遍增加,有特征的核素摄入量增加发生部位主要在长骨骨端,可与转移性骨肿瘤随机性分布的核素摄入量增加灶加以区别。

(五)骨质坏死

骨质坏死是骨组织局部代谢的停止,坏死的骨质称为死骨。形成死骨的原因主要是血液供应的中断。骨质坏死多见于慢性化脓性骨髓炎、骨结核、骨缺血性坏死和外伤骨折后。

1. X 线平片 表现是骨质局限性密度增高。

2. CT 表现 为不规则的密度增高骨块或带影,边缘较模糊,CT 较 X 线平片更敏感。

3. MR 表现 为长 T_1WI、T_2WI 或短 T_2WI 异常信号。MR 可以发现早期股骨头缺血坏死。

4. SPECT 可显示死骨为核素摄取缺乏的"冷区"(图 7-1-11)。

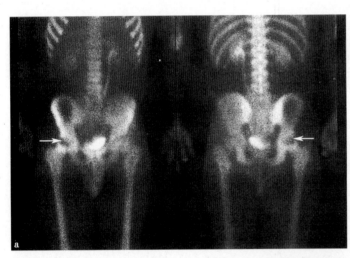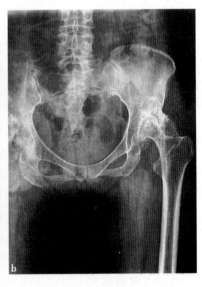

图 7-1-11 股骨头缺血坏死
a. ECT 右侧股骨头中心放射性显像剂明显浓度减低,呈炸面包圈样改变(↑);b. X 线平片(另外一个病人)左侧股骨头缺血坏死

(六)骨质增生硬化

骨质增生硬化是一定单位体积内骨量的增多。大多属于机体代偿性反应。见于慢性骨髓炎、成骨性骨肉瘤、成骨性转移瘤、氟中毒等。

X 线平片表现为骨质密度增高,骨小梁增粗,骨皮质增厚。骨干粗大,骨髓腔变窄或消失。CT 表现与 X 线平片表现相似。MR 检查 T_1WI 和 T_2WI 均为低信号。

（七）矿物质沉积

铅、磷、铋等重金属进入人体内，大部沉积于骨内，在生长期主要沉积于生长较快的干骺端。X 线平片表现为多条平行于骺线的致密带，厚薄不一，当达中毒水平时，X 线平片表现为干骺端密度增高，磷中毒时 X 线平片会出现"骨中骨"的表现，氟进入人体过多时，可产生骨质增生、硬化，以中轴骨明显，X 线平片表现为弥漫性中轴骨骨密度明显增高。

（八）软骨钙化

软骨钙化可为生理性或病理性，对于后者，要注意软骨类肿瘤出现瘤内钙化。

X 线平片表现为颗粒状、环状或半环状的致密影，数量不等，可在瘤体内分布。

CT 能显示钙化细节，显示 X 线平片不能见到的钙化。

MR 表现为不规则形长 T_1WI、短 T_2WI 异常信号。

生理性软骨钙化是指骨化中心发育骨化过程。

四、常见疾病影像诊断

（一）骨骼创伤

骨骼创伤是临床常见病，一般须进行 X 线平片、CT 或 MR 检查，必要时还需进行核医学扫描。

影像检查目的：①明确有无骨折或肌腱韧带断裂；②了解骨折错位的情况；③指导复位治疗；④复位固定后摄片，了解复位情况；⑤定期复查观察愈合情况和有无并发症；⑥鉴别是否为病理性骨折。

1. 长骨骨折

【概述】

骨折是指骨的连续性中断，包括骨小梁和（或）骨皮质的断裂，骨骺分离也属骨折。长骨骨折有明显的外伤史，并有局部持续性疼痛、肿胀、功能障碍。骨挫伤是外力作用引起的骨小梁断裂和骨髓水肿、出血。

【影像学表现】

（1）X 线

1）表现：呈不规则的骨折线，严重骨折常致骨变形。嵌入性或压缩性骨折局部骨密度增高，可能看不到骨折线。骨挫伤 X 线平片显示阴性。

2）骨折类型：根据骨折程度分为完全性和不完全性。根据骨折线的形状，将骨折分为横行、斜行和螺旋形骨折。根据骨碎片情况可分为撕脱性、嵌入性和粉碎性骨折。

3）骨折对位和对线：骨折后，其断端的内外、前后和上下移位的程度称为对位，其两段断骨的中轴线是否交叉成角称为对线。移位和成角可同时存在。完全性骨折，要注意观察骨折断端的移位。对位不良指骨折后，断端的内外、前后和上下有移位。确定移位时，在长骨以骨折近段为准，借以判断骨折远段的移位方向和程度。骨折两断端可形成成角畸形，还可发生旋转移位。骨折的对位及对线情况与临床预后关系密切。复位后复查，应注意断端的对位与对线关系。

4）骨折断端嵌入：X 线平片显示为密度增加的条带状影，骨皮质与骨小梁连续性消失。嵌入可引起骨骼的缩短与变形。嵌入性骨折较多发生在股骨颈部。

5）骨折的愈合：骨折2～3天血肿开始机化形成纤维性骨痂，进而骨化形成骨性骨痂，此时X线平片骨折线变得模糊不清，此后随着骨痂的形成和不断增多，约15～21天后X线平片骨折线消失而成为骨性愈合，骨折治疗达临床愈合期。

6）骨折并发症：①骨折延迟愈合或不愈合：因复位不良、固定不佳、局部血供不足等引起。愈合不良X线平片表现是骨痂出现延迟、稀少或不出现，骨折线长期存在。不愈合的表现是断端为密质骨封闭，断端间有明显裂隙等；②骨折畸形愈合：可有成角、旋转、缩短和延长等改变；③外伤后骨质疏松：骨折经固定后引起伤肢失用性骨质疏松；④骨关节感染；⑤骨质坏死：例如股骨颈骨折后股骨头缺血坏死；⑥关节强直：多因关节周围及关节内粘连所致，X线平片上关节间隙可有改变；⑦关节退行性变；⑧骨化性肌炎：骨折后于软组织中形成广泛性骨化，也称为异位性骨化。

7）儿童长骨骨折的两个特殊类型：①骺离骨折：X线平片不能显示骨折线，只显示骺线增宽或骺与干骺端对位异常；②青枝骨折：儿童骨骼柔韧性较大，外力不易使骨质完全断裂，仅表现为局部骨皮质皱折、凹陷或隆突以及骨小梁的扭曲，而看不见骨折线。

8）常见部位的骨折：① Colles 骨折：又称伸展型桡骨远端骨折。桡骨远端2～3cm以内的横行或粉碎骨折，骨折远段向背侧移位，断端向掌侧成角畸形。②肱骨髁上骨折：多见于儿童。骨折线横过喙突窝和鹰嘴窝（图7-1-12）。③股骨颈骨折：多见于老年。断端常有错位或嵌入。头下型骨折可影响关节囊血管对股骨头及颈的血供，使骨折愈合缓慢，甚至发生股骨头缺血坏死（图7-1-11）。

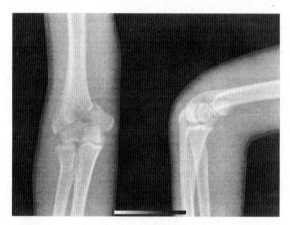

图 7-1-12　肱骨髁上骨折
肘关节正、侧位示骨折线呈斜形，通过鹰嘴窝，略有错位

（2）CT：CT检查是X线平片的补充，可以发现X线平片不能显示的隐匿骨折。

（3）MR：MR在显示骨折线方面不及X线平片和CT。骨折后骨髓内的水肿或渗出表现为骨折线周围边界模糊的T_1WI低信号和T_2WI高信号影。骨挫伤在MR显示明显，表现为T_1WI低信号和T_2WI高信号区，边缘模糊不清（图7-1-13）。骨挫伤可以自愈。

【鉴别诊断】

骨干骨折与骨滋养动脉管影区别，干骺端的骨折线需同骺线区别。注意同病理性骨折鉴别。

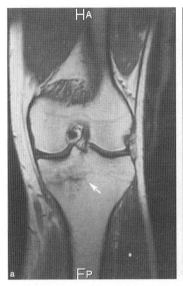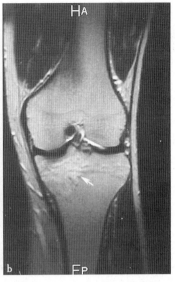

图 7-1-13　骨挫伤（MR）

a. 冠状面 T_1WI；b. 冠状面 T_2WI。显示胫骨近端内侧低信号和高信
号区，边缘模糊不清（箭头）

2. 脊柱骨折

【概述】

多见于坠落伤或砸伤。胸 12 和腰 1 椎体最多见，外伤患者出现局部疼痛、活动功能障碍，甚至神经根或脊髓受压等症状。

【影像学表现】

（1）X 线：椎体呈楔形。骨折线呈不规则致密影。椎体前方可有分离的骨碎片。其上下椎间隙一般保持正常。

（2）CT：显示脊椎骨折细节、骨折类型、椎管变形和狭窄以及椎管内骨碎片或椎管内血肿等。椎体骨折可分为爆裂骨折和单纯压缩骨折。前者表现为椎体粉碎性骨折，丧失正常的外形与结构，骨折向左右前后各个方向移位以及椎体的楔形改变。后者仅表现为椎体密度增高而见不到骨折线。CT 较容易发现附件骨折。CT 检查的重点是观察骨折对脊髓和神经根的影响，了解有无骨折碎片突入椎管以及骨折移位对脊髓的压迫。

（3）MR：有较高的诊断价值。除可以观察椎体骨折、椎间盘突出和韧带撕裂外，还可以观察脊髓挫裂伤和脊髓受压等（图 7-1-14）。

（4）SPECT：大多数椎体外伤性骨折无需骨显像。骨显像的目的是进一步鉴别外伤性骨折或病理性骨折。外伤性骨折部位呈放射性核素聚集增加。

【鉴别诊断】

脊柱外伤性骨折应注意与椎体病理性骨折鉴别。MR 检查结合核素扫描是鉴别诊断二者的重要方法。

3. 椎间盘突出

【概述】

椎间盘突出即纤维环破裂髓核突出。多发生于青壮年，常有外伤史。腰椎 4/5、腰椎 5/ 骶

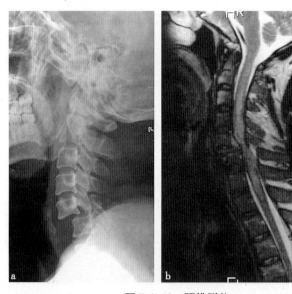

图 7-1-14 颈椎脱位

a. X 线侧位平片；b. MR 矢状面 T_2WI，显示颈 5 前脱位，颈椎序列
异常，脊髓损伤受压等

椎 1 椎间盘最常见。发病时脊柱运动受限，疼痛并产生神经根受压症状，可有放射性痛。CT
和 MR 可以明确诊断椎间盘突出。

【影像学表现】

（1）CT：椎间盘膨出，呈边缘均匀地超出相邻椎体终板边缘的软组织影。椎间盘突出，
直接征象是突出于椎体后缘的局限性弧形软组织密度影，其内可有钙化；间接征象是硬膜
外脂肪受压、消失，硬膜囊受压和一侧神经根鞘受压（图 7-1-15c）。CT 不易显示颈椎椎间盘
突出。

（2）MR：显示良好。椎间盘膨出呈椎间盘变性，矢状面上椎间盘向前后隆起，横断面上膨
出的椎间盘均匀地超出椎体边缘，脊膜囊和神经根鞘受压不明显。椎间盘突出呈半球状、舌
状，横轴位椎间盘突出多呈三角形，并可明确显示脊髓受压情况（图 7-1-15a、b）。

（3）X 线：表现椎间隙狭窄，特别是在侧位上椎间隙后宽前窄，椎体边缘骨赘。X 线平片
是推测性诊断，诊断受到较大的限制。

4. 肌腱与韧带损伤

【概述】

肌腱与韧带损伤 MR 是首选检查方法。X 线平片及 CT 诊断价值有限。

【影像学表现】

（1）肌腱与韧带损伤：MR 能直接显示肌腱和韧带。正常肌腱 T_1WI、T_2WI 均是低信号，断
裂时 T_1WI、T_2WI 均表现为信号增强，边缘模糊、肿胀、失去正常形态（图 7-1-16）。

（2）膝关节半月板撕裂：MR 是一种无创的半月板检查方法，是目前诊断半月板撕裂敏感
性和特异性较高的影像学检查方法，半月板 T_1WI、T_2WI 均表现为低信号。异常则表现为相对
的高信号影。半月板撕裂表现为延伸到半月板关节面的线样高信号影。

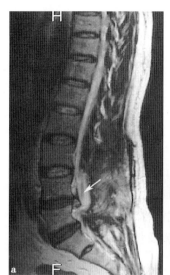
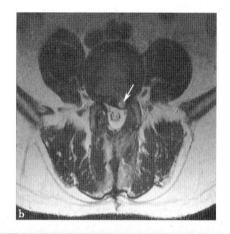
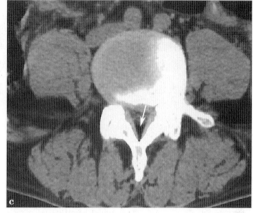

图 7-1-15 腰椎间盘突出

a、b. MR 矢状面及横断面 T₂WI，显示突出的椎间盘舌样、半球样突入椎管（↑）；
c. CT 横断面软组织肿块左后侧突入椎管，局部硬膜囊受压（↑）

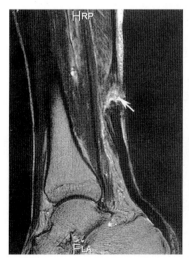
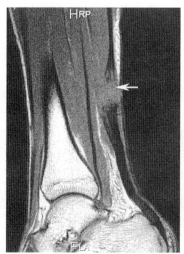
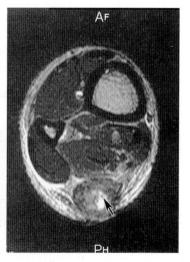

图 7-1-16 跟腱断裂

MR 矢状面及横断面跟腱断裂处为信号增高，边缘模糊、肿胀、失去正常形态（↑）

（二）骨感染

1. 化脓性骨髓炎

（1）急性化脓性骨髓炎

【概述】

常由于金黄色葡萄球菌血行感染所致。好发于儿童和少年，胫骨、股骨多见。核素扫描和 MR 检查有利于早期评价。

临床表现：发病急、高热和明显中毒感染症状，并有患肢活动障碍和深部疼痛，局部红肿和压痛。

【影像学表现】

1）MR：显示骨髓水肿、坏死等，T_1WI 为低信号，与正常的骨髓信号形成明显的对比。T_2WI 呈高信号，增强后脓肿壁可出现明显强化。

2）SPECT：于发病 1 周内病变部位放射性摄取增加，以后明显增加。

3）CT：能很好地显示骨质破坏、骨膜下脓肿和死骨。

4）X 线：于发病 2 周内无明显变化，2 周后可见局限性骨质疏松，不规则的骨质破坏区，骨小梁模糊、消失，骨皮质也呈破坏表现。骨质破坏可累及骨干。

【鉴别诊断】

急性化脓性骨髓炎有时须与骨结核或骨肉瘤鉴别。

（2）慢性化脓性骨髓炎

【概述】

慢性化脓性骨髓炎是急性化脓性骨髓炎未得到及时而充分治疗的结果。病程迁延，主要是因为脓腔或死骨的存在。病理可见慢性骨脓肿、硬化型骨髓炎等较为特殊表现。

【影像学表现】

1）X 线：可见骨质增生硬化、骨膜的新生骨、死骨。骨干增粗，轮廓不整。骨密度明显增高，骨髓腔闭塞等。

2）CT：与 X 线平片表现相似，能发现 X 线平片不能显示的死骨。

3）MR：总体呈混杂信号表现。死骨和骨膜反应呈低信号，肉芽组织和脓液呈高信号。

【特殊类型骨脓肿】

1）慢性骨脓肿（brodie abscess）：系慢性局限性骨髓炎。以胫骨上下端常见。X 线平片呈圆形、椭圆形骨破坏区，边缘较整齐，周围绕以硬化带。

2）硬化型骨髓炎：又称 Garre 骨髓炎。特点为骨质增生硬化，局部密度很高，骨干增粗。

【鉴别诊断】

少数病例须与恶性骨肿瘤鉴别。

2. 骨结核

【概述】

多发生于儿童和青年，以骨质破坏和骨质疏松为主，易侵犯骺软骨、关节软骨。多为单发，可合并冷性脓肿。局部可有肿、痛和功能障碍。

【影像学表现】

（1）X 线

1）长骨结核：可见骨松质中出现一局限性类圆形、边缘较清楚的骨质破坏区，"泥沙状"死骨,骨质疏松明显,少见骨膜反应。短骨结核少见。骨"气鼓"指儿童的掌骨、指(趾)骨的囊样结核。表现为骨囊性破坏,骨皮质变薄,骨干膨胀,具有一定特征性,多见于5岁以下。

2)脊椎结核:以腰椎多见。病变易累及相邻的两个椎体,附件较少受累。表现为椎间隙变窄,骨质破坏,椎体塌陷变扁或呈楔形,椎体互相嵌入融合,受累节段椎体后突成角。干酪样物质流注到腰大肌间隙称为腰大肌脓肿,边缘清楚可有钙化。

(2)CT

1)长骨结核:显示骨质破坏区呈低密度,其内常见死骨形成的多发小斑片状高密度影,周围软组织肿胀。

2)脊椎结核:显示椎体及附件的骨质破坏、死骨和椎旁脓肿优于平片。椎体塌陷后突致椎管狭窄。胸椎结核的脓肿在胸椎两旁。脓肿有环形、分隔强化。

(3)MR:矢状面和冠状面图像可见椎体终板破坏、椎间隙变窄,骨破坏区 T_1WI 呈低信号,T_2WI 高信号为主。脓肿 T_1WI 呈低信号、T_2WI 呈高信号,脓腔可呈分隔、壁有强化。MR对椎管内侵犯、脓肿的显示优于CT(图7-1-17)。

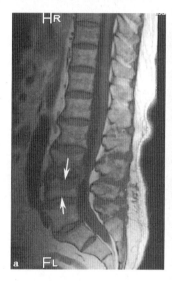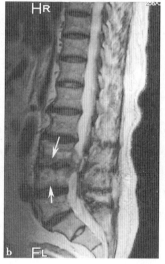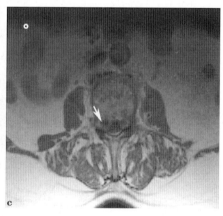

图 7-1-17 腰椎结核的 MR

a. 矢状面 T_1WI;b. 矢状面 T_2WI 腰 3-4 椎间隙变窄,骨松质破坏(↑);c. 增强横断面 T_1WI 椎管内脓肿(↑),马尾神经受压

(4)SPECT:脊椎结核椎体放射性摄取增加。

【鉴别诊断】

脊椎结核塌陷须与椎体压缩性骨折鉴别,长骨干骺端结核有时与慢性骨脓肿鉴别。

(三)骨肿瘤及瘤样病变

(1)恶性骨肿瘤多发在青壮年,约占全身恶性肿瘤的1%。

(2)影像检查目的:①判断骨骼病变是否为肿瘤;②是良性或恶性;③属原发性还是转移性;④肿瘤的侵犯范围;⑤推断肿瘤的组织学类型。

(3)在观察图像时,应注意:①发病部位:不同的骨肿瘤有一定的好发部位,例如骨巨细胞瘤好发于长骨骨端,骨肉瘤好发于长骨干骺端;②病变数目:原发性骨肿瘤多单发,转移性骨肿瘤和骨髓瘤常多发;③骨质变化:良性骨肿瘤多引起膨胀性破坏,界限清晰、锐利。恶性骨肿瘤则为浸润性骨质破坏,少见膨胀,界限不清,边缘不整,骨皮质较早出现虫蚀状破坏和缺损。肿瘤组织可有自身成骨,即肿瘤骨的生成。例如,骨肉瘤放射针状瘤骨形成;④骨膜增生:良性骨肿瘤常无骨膜增生。恶性骨肿瘤常有广泛的不同形式的骨膜增生,骨膜新生骨还可被肿瘤所破坏形成 Codman 三角,这种表现对恶性骨肿瘤诊断有较大价值;⑤周围软组织变化:良性骨肿瘤多无软组织肿胀,邻近软组织界限清楚。恶性骨肿瘤常侵入软组织,并形成肿块影,与邻近软组织界限不清。

良性和恶性骨肿瘤鉴别诊断的参考要点见表 7-1-1。

表 7-1-1 良、恶性骨肿瘤的鉴别诊断

	良性	恶性
生长情况	生长缓慢,可引起压迫移位;无转移	生长迅速,易侵及邻近组织,可有转移
局部骨质	膨胀性骨质破坏,与正常骨界限清晰,边缘锐利,骨皮质变薄,保持其连续性	呈浸润性骨破坏,病变与正常骨界限不清,边缘模糊
骨膜增生	一般无骨膜增生,病理性骨折后可有少量骨膜增生,骨膜新生骨不被破坏	多出现不同形式的骨膜增生,并可被肿瘤侵犯破坏
软组织变化	多无肿胀或肿块影	侵入软组织形成肿块,与周围组织分界不清

(4)骨肿瘤的诊断须结合临床资料。应注意肿瘤发病率、年龄、症状、体征和实验室检查结果等:①发病率:在良性骨肿瘤中以软骨瘤多见,恶性骨肿瘤以转移瘤为多见,而原发性恶性骨肿瘤则以骨肉瘤为常见;②年龄:多数骨肿瘤患者的年龄分布有相对的规律性。在恶性骨肿瘤中,年龄更有参考价值,在婴儿多为转移性神经母细胞瘤,童年与少年好发尤文氏肉瘤,青少年以骨肉瘤为多见,而 40 岁以上则多为骨髓瘤和转移瘤;③症状与体征:恶性者,疼痛常是首发症状和主诉,常是剧痛,夜间更甚;④实验室检查:良性骨肿瘤,血液、尿和骨髓检查均正常,而恶性者则常有变化,如骨肉瘤碱性磷酸酶增高,尤文氏肉瘤血白细胞可增高,转移瘤可发生继发性贫血。在骨髓瘤患者血清蛋白增高,尿中可查出 Bence-Jones 蛋白。

1. 良性骨肿瘤

(1)骨巨细胞瘤

【概述】

骨巨细胞瘤又称破骨细胞瘤。以 20～40 岁为常见,好发于四肢长骨骨端,股骨下端、胫骨上端多见。肿瘤易出血。有时有囊性变,内含黏液或血液。骨皮质形成菲薄骨壳,似吹气球一样。根据肿瘤细胞分化程度不同,有良性、恶性之分。

主要临床表现为局部疼痛。部分肿瘤压之可有似捏乒乓球样的感觉。

【影像学表现】

1)X 线:表现为骨端偏侧性膨胀性破坏,病变可达骨性关节面下。肿瘤内可有骨嵴,无钙化或骨化影,邻近无骨增生反应,边缘无硬化带。肿瘤边缘出现筛孔状或虫蚀状骨破坏,侵犯软组织出现明确肿块者,则提示为恶性骨巨细胞瘤。

2)CT:表现为位于骨端的囊性膨胀性骨破坏区,骨嵴清楚可见,骨壳基本完整,增强扫描肿瘤组织明显强化。

3)MR:肿瘤 T_1WI 呈中等信号,T_2WI 呈高信号。肿瘤内出血在 T_1WI 和 T_2WI 均为高信号,可有混合液 - 液平面。

（2）骨囊肿：

【概述】

骨囊肿为单发性骨的瘤样病变，并非真性肿瘤，好发于青少年，多发生于长骨干骺端，尤以股骨多见。一般无症状。病理性骨折可为最初症状。

【影像学表现】

1）X线：表现为卵圆形或圆形、边界清楚的透明区。病变无骨性间隔。有时骨皮质变为薄层骨壳，边缘规则，无骨膜增生。骨囊肿易引起病理性骨折。

2）CT：表现为圆形或卵圆形低密度区，边界清楚，若囊内有出血则CT值可较高。增强扫描囊内无强化。周围软组织无改变。

3）MR：骨囊肿位于干骺端，其长轴与骨干长轴平行，囊肿边界光滑，囊内容物的信号通常与水的信号一致（图7-1-18），若病理性骨折合并囊内出血则有特征的混合液-液平面。

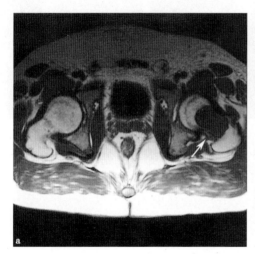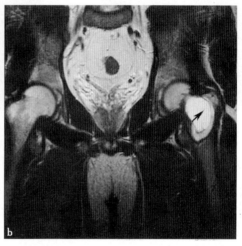

图 7-1-18 左股骨颈骨囊肿（↑）
a. 横断面 T₁WI；b. 冠状面 T₂WI；显示病变呈长 T₁、长 T₂信号

【鉴别诊断】

骨囊肿应与骨巨细胞瘤鉴别。

2. 原发性恶性骨肿瘤

【概述】

骨肉瘤最常见，多见于青少年，男性较多。好发于股骨下端和胫骨上端。干骺端为好发部位。主要临床表现是局部进行性疼痛，浅静脉怒张。病变进展迅速，病理分为溶骨性或成骨性、混合型转移，早期远处转移。实验室检查显示血碱性磷酸酶增高。

【影像学表现】

（1）X线：主要为骨质不规则破坏，明显骨膜增生，软组织肿块和其中的肿瘤骨形成等征象。确认肿瘤骨的存在，是诊断骨肉瘤的重要依据，肿瘤骨一般为云絮状、针状、放射状表现。骨膜反应呈三角形称为Codman三角（图7-1-19）。

（2）CT：表现为斑片状骨质破坏，边缘呈虫蚀状。软组织肿块常偏于病骨一侧或呈围绕病骨生长。肿瘤骨分布在骨破坏区和软组织肿块内，密度差别较大。

（3）MR：骨肉瘤 T_1WI 表现为不均匀的低信号，T_2WI 表现为不均匀的高信号；肿块外形不规则，边缘多不清楚。MR 可以清楚地显示肿瘤向髓腔内的蔓延但不能显示细节和瘤骨范围。

（4）SPECT：在三相骨扫描各个时相放射性浓度均明显增加（图 7-1-20）。

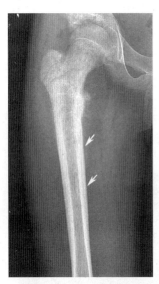

图 7-1-19　骨肉瘤
股骨正位示上段内侧骨皮质破坏，放射状瘤骨（上↑），骨膜增生（下↑）

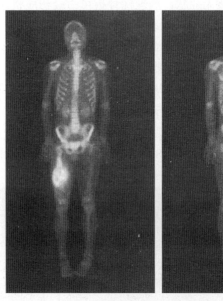

图 7-1-20　骨肉瘤
SPECT 右股骨下段局部骨轮廓变形，放射性高浓度聚集，但放射性不均匀

【鉴别诊断】

骨肉瘤应注意与化脓性骨髓炎鉴别。

3. 转移性骨肿瘤

【概述】

转移性骨肿瘤是最常见恶性骨肿瘤。常发生在中年以后。原发肿瘤多为乳腺癌、肺癌、甲状腺癌、前列腺癌等。病理为血-骨转移方式。骨-骨转移的恶性骨肿瘤很少见。转移瘤常多发，多见于胸椎、腰椎、肋骨和股骨。主要临床表现为进行性骨痛、病理性骨折和截瘫。肉眼转移瘤无显著的特异性。在疑有转移时，MR 检查能评价早期病变。SPECT 能较早期评价全身转移瘤。

【影像学表现】

（1）X 线：可分溶骨型、成骨型和混合型，以溶骨型常见。发生在长骨的溶骨型转移瘤表现为多发或单发小的虫蚀状或大片溶骨性骨质破坏区，一般无骨膜增生，常并发病理性骨折（图 7-1-21）。发生在脊椎则见椎体、椎弓根的破坏，椎体变扁，

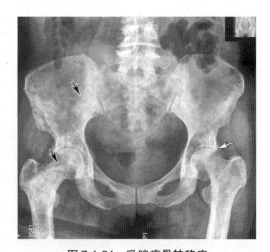

图 7-1-21　乳腺癌骨转移瘤
盆腔正位右侧髂骨、坐骨、双侧股骨上段斑片状溶骨性骨质破坏（↑），左侧股骨颈并发病理性骨折（白箭头）

但椎间隙保持完整。

成骨型转移瘤见于乳腺癌、前列腺癌、肺癌等，病变多发，表现为高密度影，呈斑片状或结节状，多发生在腰椎与骨盆。

混合型转移瘤，兼有溶骨型和成骨型的骨质改变。

（2）CT：CT 显示局部骨转移瘤病变远较 X 线平片敏感。显示细节清楚，溶骨型转移有时见到软组织肿块（图7-1-9）。

（3）MR：MR 能评价早期病变，比 X 线平片、SPECT 更敏感。为临床及时诊断和评估预后提供可靠的信息（图7-1-22）。T_1WI 呈低信号，T_2WI 呈高信号，有强化征象。特别注意 T_1WI 低信号改变情况。脂肪抑制序列可以清楚显示。

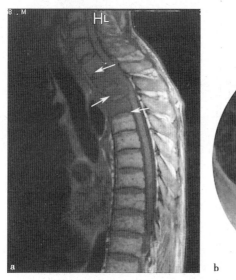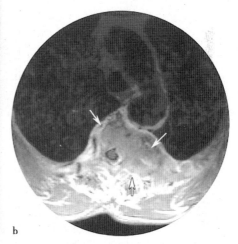

图 7-1-22　椎体骨转移瘤

MR　a. 矢状面 T_1WI；b. 横断面 T_1WI 增强；箭头示多发椎体骨质破坏，椎旁软组织肿块

（4）SPECT：表现为多发的不规则的放射性"热区"。分布中轴骨居多（图7-1-23）。

【鉴别诊断】

转移性骨肿瘤要与原发性骨肿瘤鉴别，MR 或核素检查能提供进一步诊断信息。

（四）全身性疾病的骨改变

1. 代谢性骨病

【概述】

骨质疏松症指骨的有机成分和无机成分呈等比例减少，导致骨微细结构退化，引起骨脆性增加和骨折危险性增大的病理变化。

骨质疏松多见于老年、绝经后妇女，临床表现有腰背痛、驼背、身高明显缩短及病理性骨折等。

【影像学表现】

（1）X 线：骨量丢失 30%～50% 以上时，X 线平片才能显示骨质疏松，所以 X 线平片检查对发现早期骨质疏松不敏感。X 线平片表现为骨密度减低，骨皮质变薄，骨小梁减少、变细但清晰（图7-1-24）。椎体常出现双凹变形或压缩性骨折。

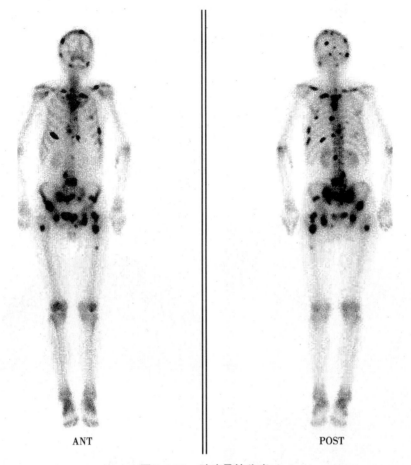

ANT   POST

图 7-1-23　肺癌骨转移瘤
骨扫描肋骨、中轴骨、骨盆、股骨上段、锁骨、颅骨多发无规则的放射性"热区",中轴骨居多

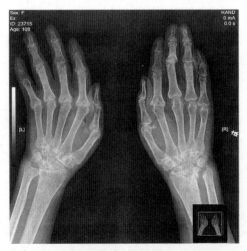

图 7-1-24　骨质疏松
双手正位 X 线片示骨小梁稀疏变细,骨皮质变薄

（2）CT：对显示细节优于 X 线平片，同时可评估骨小梁及周围软组织改变。

（3）MR：骨髓呈短 T_1WI 和中长 T_2WI 信号。

（4）SPECT：主要评估骨质疏松症引起的骨折。骨显像表现为整个骨骼系统显像剂摄取普遍增加，骨质疏松症引起的脊柱压缩性骨折，骨折部位显示条状示踪剂摄取增加，可持续 6～18 个月。

2. 内分泌性骨病

【概述】

内分泌性骨病是指人体内激素增多或减少引起的全身性骨病。其中有的骨骼改变显著，且具有影像学特征，如垂体功能亢进。以下以垂体腺功能亢进引起的垂体性骨病为例讲述，包括肢端肥大症和巨人症。

巨人症与肢端肥大症系由垂体腺增生或生长激素腺瘤所致，少年期发病形成巨人症，成年期发病形成肢端肥大症，常有多饮、多尿和多食现象。可有头痛、头晕和视交叉受压的症状。

【影像学表现】

（1）X 线：可见蝶鞍增大，下颌支伸长，指、掌骨明显增粗。

（2）CT 与 MR：如属垂体腺瘤的患者，可见到鞍内肿瘤的表现（详见中枢神经系统）。

（孙万里）

第二节 关 节

骨与骨之间借纤维组织、软骨或骨相连，形成骨连接，称为关节（joint）。根据关节的活动度分为不动、微动和活动关节。根据关节的连接方式分为直接连接和间接连接。直接连接是骨与骨之间借纤维组织或软骨组织直接连接，连接比较牢固，不活动或微活动。间接连接又称为关节（articulation）或滑膜关节（synovial joint），是骨连接的最高形式，两骨端之间有一定的间隙，其内充有滑液，关节周围有结缔组织相连，具有较大的活动性，又称为活动关节。是人体主要的关节形成，基本结构包括关节面、关节囊和关节腔。韧带、关节盘、关节唇为关节的附属结构，对关节的稳定和适应性具有重要的作用。

一、检查技术

影像医学技术的飞速发展，特别是 MR 技术的应用极大地丰富和完善了关节疾病的影像学诊断方法。不同的检查技术有各自的优势和不足，应根据需要合理选用。

（一）X 线检查

1. X 线摄影方便、经济，是关节疾病诊断的基本检查方法。

2. 一般应采取正、侧位两个位置投照，在外伤性病变的检查中尤为重要。

3. 各关节摄片应包括周围的软组织，必要时加照对侧关节以作对照。

4. 某些特殊部位和特殊病变需要加拍特殊投照位置。

5. CR 或 DR 应充分利用后处理技术，显示更多骨质及软组织信息。

（二）CT 检查

1. 单层采集层厚 2～5mm，螺旋采集 0.5～3mm，骨算法重建观察骨质细节及病理改变，软组织算法重建观察关节周围软组织结构。

2. 灵活使用窗技术，骨窗宽大约 2000Hu、窗位 500～700Hu，软组织窗宽大约 300Hu、窗位 50Hu 左右。

3. MSCT 容积扫描和数据采集时可行 MPR 或三维重建，多方位显示关节解剖结构，精确显示病变来源、位置以及与周围组织结构的关系，为临床提供二维及三维空间定位。

4. 增强检查主要用于肿瘤、炎性病变。

5. 根据临床需要还可行关节造影 CT 检查。

（三）MR 检查

1. 关节 MR 应尽可能采用表面线圈以获得良好图像，同时用沙袋或海绵固定。

2. 常规包括横断位、矢状位和冠状位。

3. 采用序列有 SE、FSE、IR 等。T_1WI、T_2WI、PDWI、SPGR 和 STIR 等序列在关节应用较多，但 T_1WI、T_2WI 和 PDWI 仍然是基础的成像序列。

4. 显示半月板撕裂以 PDWI 序列较好，显示关节软骨以 SPGR 序列较好，STIR 序列的优势是脂肪抑制，从而更好地显示骨髓病变。

5. 增强检查主要用于肿瘤、炎性病变以及退行性病变。

二、影 像 解 剖

（一）X 线

1. 骨性关节面表现为边缘清楚光滑的线样致密影。

2. 关节腔表现为相邻骨端的透亮间隙；双侧关节间隙通常等宽对称。新生儿骨骺二次骨化中心尚未出现，关节间隙极宽，随着二次骨化中心的出现和骨骺的逐渐增大，关节间隙逐渐变窄至骺线消失后达到正常宽度。

3. 关节软骨不能显影，故 X 线所显示的关节间隙要比实际的关节间隙宽。

4. 关节囊在密度上与周围软组织相同，常不能显示，有时在关节囊外脂肪层的衬托下可以显示其边缘。

（二）CT

与 X 线平片相似，仅对关节囊、关节周围肌肉和韧带分辨率更高，显示为中等密度影。少量的关节积液在 CT 上难以辨认。关节间隙为骨端间的低密度影（图 7-2-1）。

（三）MR

1. 骨性关节面表现为线样低信号影。

2. 关节软骨（articular cartilage）为关节面表面被覆的透明软骨，厚度在 2～7mm；T_1WI 和 T_2WI 呈一层弧形均匀的中等偏低信号影，脂肪抑制 T_1WI 呈高信号，SPGR 序列呈高信号。

3. 关节盘（articular disc）是关节腔两种不同形态的纤维软骨。关节盘位于两骨的关节面之间，其周边附着于关节囊。一般呈圆盘状，中部较薄，周缘略厚。如膝关节半月板，在各个序列均呈低信号。

4. 关节腔（articular cavity）为滑膜和关节面所围成的一个封闭的腔隙，腔内含有少量的滑

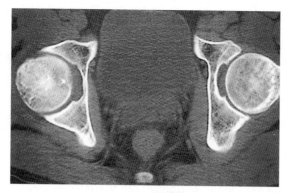

图 7-2-1 正常髋关节

CT 平扫可见双侧股骨头、髋臼、骨性关节面和关节间隙,关节面光滑,关节间隙对称

液。T_2WI 呈条带状高信号影。

5. 关节囊(articular capsule)是由结缔组织构成的膜囊,附着于关节周围,封闭关节腔。分为外层的纤维膜和内层的滑膜,滑膜表面有突起的滑膜绒毛,能产生滑液。正常时滑膜影像不易观察。

6. 韧带(ligament)由致密结缔组织构成,呈一带状的低信号影。(图 7-2-2)

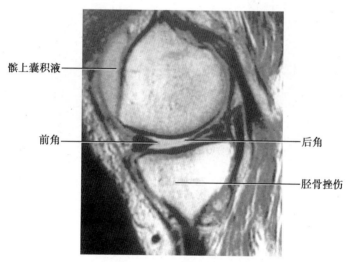

髌上囊积液

前角 后角

胫骨挫伤

图 7-2-2 右膝关节外伤

矢状面 PDWI 示外侧半月板前角正常,呈低信号三角形;后角少许损伤撕裂,其内见多发斑点状高信号。髌上囊积液呈高信号,胫骨上端挫伤呈斑片状高信号

三、基本病变影像表现

(一)关节肿胀

关节肿胀(swelling of joint)是由于关节积液或关节囊及其周围软组织充血、水肿、出血和炎症所致。

1. X线　表现为周围软组织增厚、脂肪垫和肌肉间脂肪间隙移位变形或模糊消失、整个关节区域密度增高。大量积液时关节间隙增宽。

2. CT　可以直接显示关节囊肿胀、增厚，积液显示为水样密度影，如果合并出血或积脓则密度较高。

3. MR　关节液体信号呈长T_1、长T_2信号，如果合并出血则可呈短T_1、长T_2信号，含有较多蛋白或黏稠的脓液则可呈短T_1、中短T_2信号。周围软组织肿胀由于含有较多的水分，大多也呈长T_1、长T_2信号。

（二）关节破坏

关节破坏（destruction of joint）是关节软骨及其下方的骨质为病理组织所侵犯、代替所致。

常见于各种急、慢性感染，肿瘤以及代谢性疾病等。急性化脓性关节炎的软骨破坏开始于承重部位，很快累及软骨下的骨质，破坏广泛。滑膜型关节结核软骨的破坏通常开始于关节边缘，即非承重部位，进展缓慢，逐渐累及骨质。类风湿性关节炎到晚期才出现关节破坏，一般双侧。

1. X线　早期，关节破坏仅累及关节软骨时，表现为关节间隙狭窄；进一步进展出现软骨下骨质破坏和缺损。可继发关节半脱位和畸形（图7-2-3）。不能直接显示关节软骨。

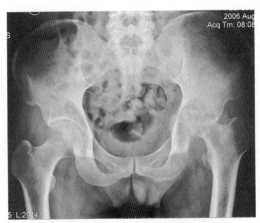

图7-2-3　左侧髋关节破坏（结核）
骨盆正位显示左髋关节破坏，髋臼及股骨头骨质破坏，关节间隙消失，并见关节脱位

2. CT　可见间隙狭窄，骨性关节面不连续或硬化，也不能直接显示关节软骨的破坏，但可根据一些间接征象来推断。能清晰显示软骨下细微的骨质破坏。

3. MR　可以直接显示关节软骨和软骨下骨质的改变。软骨破坏早期表现为表面毛糙、凹凸不平、厚度变薄，严重时软骨不连续、呈碎片状或破坏消失；软骨下骨质破坏表现为低信号的骨性关节面不连续。

（三）关节退行性变

关节退行性变（degeneration of joint）病因不明，多为老年人生理性组织退行性变的表现，主要发生于承重关节，如髋、膝关节以及脊柱，此外，也常见于运动员和搬运工人，由于慢性创伤和长期承重所致。

病理是缓慢发生的软骨变性、坏死和溶解，骨板被吸收并逐渐为纤维组织或纤维软骨所代替,可引起关节狭窄,继而造成骨性关节面骨质增生、硬化,骨缘形成骨赘,关节囊肥厚、韧带骨化(图7-2-4)。

(四)关节强直

关节强直(ankylosis of joint)是关节活动功能丧失所致,可分为骨性强直和纤维性强直,是慢性关节疾病的后果。

骨性关节强直是关节明显破坏后,关节骨端由骨组织连接。X线及CT表现为关节间隙明显变窄或消失,并有骨小梁通过关节连接两侧骨端(图7-2-5)。MR显示关节软骨完全破坏,骨髓信号贯穿于骨性关节骨端之间,关节间隙消失。多见于化脓性关节炎愈合后。

纤维性强直是关节破坏后,虽然关节活动消失,但仍可见狭窄的关节间隙,且无骨小梁通过。MR尽管显示关节间隙存在,但骨端之间可见高低混杂的异常信号,关节骨端边缘不整。常见于类风湿性关节炎和关节结核。诊断需要结合临床。

(五)关节脱位

关节脱位(dislocation of joint)是构成关节的两骨端的正常相对位置改变或距离增宽。

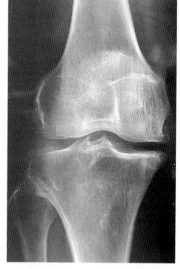

图7-2-4 右膝关节退行性变
正位显示右膝关节骨性关节面骨质增生、硬化,股骨下端及胫骨髁间棘骨赘形成

根据程度的不同分为完全脱位(关节面彼此完全不接触)(图7-2-6)和半脱位(关节面尚有部分接触)。

脱位多为外伤性,也有先天性脱位和病理性脱位。常伴有关节囊和韧带的损伤。

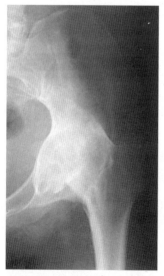

图7-2-5 左髋关节骨性强直
化脓性关节炎后遗改变,正位X线片显示左髋关节间隙消失,并有骨小梁贯穿关节连接两侧骨端

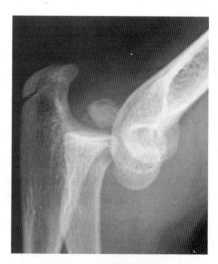

图7-2-6 左肘关节脱位
尺骨和桡骨近端同时向肱骨远端后方脱位,伴桡骨小头骨骺分离

四、常见疾病影像诊断

（一）关节感染

1．化脓性关节炎

【概述】

化脓性关节炎（pyogenic arthritis）为关节内化脓性感染。多见于儿童，好发于髋关节、膝关节。主要致病菌有金黄色葡萄球菌、链球菌、脑膜炎双球菌、肺炎双球菌等，以金黄色葡萄球菌最常见。细菌进入关节腔后，首先滑膜充血、水肿，继而关节腔积液，病变继续发展，关节软骨破坏，可继续侵犯软骨下骨质，常伴有周围软组织蜂窝织炎。愈合期，纤维肉芽组织形成，最终导致关节纤维性或骨性强直。

感染途径有三种：①血源性；②邻近软组织炎症或骨髓炎的蔓延；③开放性关节损伤发生感染。

临床起病急骤，有寒战高热等全身症状。关节疼痛和功能障碍。周围组织出现红、肿、热、痛，关节部位出现波动感，由于疼痛，关节常处于半屈曲位。

【影像学表现】

（1）X线

1）早期表现为关节囊和关节周围软组织肿胀，软组织密度增加，关节间隙增宽。

2）软骨破坏后，关节间隙变窄，继而出现软骨下骨质破坏，表现为小囊状的透光区，以关节承重部位明显。以后破坏逐渐扩大，出现明显骨质破坏和死骨。骨质破坏的周围可迅速出现骨质增生，病灶周围骨质密度明显增高。

3）晚期出现关节畸形，关节间隙狭窄，甚至有骨小梁通过成为骨性强直。

（2）CT：可发现 X 线不易发现的小的骨质破坏和死骨、少量的关节积脓。关节积液在 CT 上表现为水样密度，关节间隙常增宽。

（3）MR

1）早期表现为滑膜炎和关节积液。

2）滑膜增厚 T_1WI 呈中等信号，T_2WI 呈高信号，增强后明显强化。

3）关节积液 T_1WI 呈低信号，T_2WI 呈高信号。

4）关节周围软组织炎症显示为干骺端或骨端周围软组织呈边界不清的片状长 T_1、长 T_2 信号，且沿干骺端或骨端向骨干方向蔓延。

5）骨髓水肿一般 T_1WI 呈低信号，T_2WI 及 STIR 呈高信号。

6）炎症侵犯骨性关节面，表现为线状低信号的皮质为高信号所代替。

7）关节软骨的破坏 T_2WI 呈局灶性或普遍性的高信号，关节软骨分层消失，关节软骨与骨骺的分界模糊，软骨变薄、缺损、断裂。

8）关节间隙狭窄或消失。

【鉴别诊断】

鉴别诊断主要和结核性关节炎鉴别。

2．关节结核

【概述】

关节结核好发于儿童和青少年，最常见于髋关节、膝关节等大关节。多继发于肺结核或消化道结核。

依据发病部位分为滑膜型关节结核和骨型关节结核。

滑膜型：多见，滑膜结核性肉芽组织增生，病变进展侵及软骨，常先破坏非承重的软骨边缘部分，故骨破坏常开始于关节囊、韧带的附着处；软骨破坏一般缓慢，关节间隙狭窄出现较晚。

骨型：主要为干骺端、骨端的结核侵入关节内，进一步发展破坏关节软骨、滑膜等关节结构。

临床起病缓慢，有低热、乏力、盗汗等症状，病变部位多为单发。受累关节肿胀、疼痛、活动受限。

【影像学表现】

（1）X线

骨型关节结核：常见于髋关节和肘关节，表现为在原有干骺端和骨骺结核的基础上，又出现关节周围软组织肿胀，关节间隙不对称性狭窄或关节骨破坏等。

滑膜型关节结核：

1）多见于膝关节和踝关节，首先侵犯滑膜，早期关节囊和关节周围软组织肿胀，密度增高，关节间隙正常或略增宽，关节相邻骨骨质疏松。

2）病变发展，关节的非承重面出现虫蚀样或鼠咬状的骨质破坏，边缘模糊。

3）继续发展，累及整个关节面，软骨破坏较多时关节间隙狭窄，多为非对称性狭窄，可伴有半脱位。

4）邻近骨质疏松，骨小梁明显减少，皮质变薄，患骨较对侧明显细小，萎缩。

（2）CT

1）关节囊及周围软组织肿胀，软组织内可形成脓肿，积液表现为水样密度。

2）软骨破坏，关节间隙狭窄。

3）骨性关节面破坏毛糙，呈虫蚀样，以后破坏逐渐扩大到整个关节面，凹凸不平，并可见小死骨（图7-2-7）。

（3）MR

1）滑膜增厚 T_1WI 中等信号、T_2WI 呈高信号。

2）关节周围软组织肿胀，肌肉间隙模糊。

3）关节软骨破坏，软骨不连续、碎裂或大部消失，关节间隙狭窄。

4）软骨下骨质破坏，关节面骨皮质不连续，被软组织信号所取代。

5）关节周围结核性脓肿 T_1WI 呈低信号、T_2WI 呈高信号。

6）增强后滑膜明显强化，关节腔内和骨质破坏区的结核性肉芽组织也可有强化，脓肿呈环形强化。

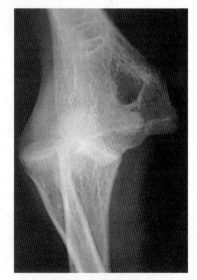

图7-2-7 右骶髂关节结核

CT平扫髂骨骨质破坏明显，并见小死骨，关节间隙消失，周围软组织肿胀

【鉴别诊断】

关节结核主要与化脓性关节炎、色素沉着绒毛结节性滑膜炎、类风湿性关节炎鉴别。

（二）慢性关节病

慢性关节病是一组发病缓慢，病程渐进，累及全身的关节疾病。

1. 退行性骨关节病

【概述】

退行性骨关节病（degenerative osteoarthritis）系关节软骨发生退行性改变，继之以增殖性新骨形成的关节病。

按病因可分为原发性与继发性两种，前者多见，是随年龄增长的关节软骨退行性变，患者年龄多在 40 岁以上，女性多于男性，常见于承重大关节，如膝关节、髋关节。继发性是由于各种原因导致的关节软骨破坏。

基本病理特征是关节软骨缓慢发生的、渐进性的退行性改变，各种原因使软骨变薄、碎裂，最终暴露关节面下骨质，引发骨质增生和边缘骨赘形成，关节间隙狭窄，可继发滑膜、关节囊和肌肉的变化。

【影像学表现】

（1）X 线

1）关节间隙变窄和不规则。

2）关节边缘唇样骨质增生，关节面骨质硬化（图 7-2-4）。晚期出现骨赘，严重者形成骨桥。

3）显著的软骨破坏使关节间隙狭窄和不规则，关节边缘骨质硬化更加显著，关节囊可见钙化，骨软骨碎片落入关节腔称为关节内的游离体，关节面下骨质内可形成退行性假性小囊肿。

（2）CT：与 X 线相似，但 CT 可以更加清晰地显示关节间隙狭窄、关节软骨下小囊状骨质破坏、骨性关节面硬化以及关节内游离体形成。

脊柱退行性变可见椎体边缘及椎小关节增生硬化，密度增高，椎间隙及椎体小关节间隙变窄和出现"真空"现象，并可显示韧带的钙化。

（3）MR：主要显示关节软骨的改变，早期关节软骨肿胀，T_2WI 呈高信号，随着损伤的加重，软骨表面可见小齿状凸起、毛糙及虫蚀样弥漫的小低信号区。后期，局部纤维化 T_2WI 呈低信号，关节软骨变薄，凹凸不平甚至碎裂。关节软骨下小囊状改变表现为 T_1WI 呈低信号，T_2WI 呈高信号。骨赘和骨桥 T_1WI 和 T_2WI 均呈低信号。

脊柱主要表现为椎间盘变性，T_2WI 信号减低，椎间盘膨出、突出甚至脱出；韧带的增厚以及继发椎管狭窄、脊髓和神经根受压缺血等改变。

2. 类风湿性关节炎

【概述】

类风湿性关节炎（rheumatoid arthritis，RA）是一种非特异性炎症，表现为多发性和对称性慢性关节炎，其特点是关节痛和肿胀反复发作，逐渐导致关节破坏、强直和畸形，是全身结缔组织疾病的局部表现。

病理初期滑膜充血、水肿、增厚，关节囊内有积液，关节周围软组织肿胀。病变发展滑膜变厚，表面形成血管翳样肉芽组织，关节软骨及软骨下骨质破坏，关节间隙逐渐消失，形成纤维性强直。

发病年龄多在 20～45 岁，以女性多见。病程缓慢。早期有乏力，全身肌肉酸痛。主要累及近侧指间关节，多呈对称性，表现为关节隐痛、僵硬，以晨起时特别明显。病变晚期关节活动受限，关节僵直和畸形。70%～80% 患者类风湿因子阳性。

【影像学表现】

（1）X 线

1）主要累及小关节，多见于近节指间关节。

2）早期关节周围软组织梭形肿胀，关节间隙因积液而增宽，关节周围骨质疏松。

3）早期的骨质破坏常出现于第 2～5 指近侧指骨基底部桡侧，呈对称性骨质边缘模糊和缺损。

4）病变进展，关节面骨质出现细小的囊状缺损，关节面不规则及间隙明显变窄（图 7-2-8）。

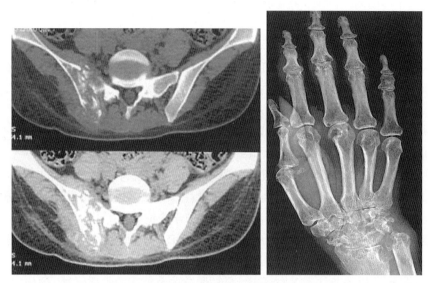

图 7-2-8　类风湿性关节炎

正位 X 线片见右手腕关节及指间关节骨质破坏，关节面骨质出现囊状缺损，关节间隙变窄乃至消失，关节周围软组织肿胀

5）晚期可伴有肌肉萎缩、关节半脱位及畸形。

（2）CT：有助于发现早期的骨质侵蚀，表现为骨性关节面的凹凸不平，关节面中断和关节面下的小骨质缺损区。

（3）MR：其优势在于显示该病的滑膜渗出、滑膜增生及血管翳形成、关节软骨破坏、韧带和肌腱增粗等改变。

1）关节积液 T_1WI 呈低信号，T_2WI 呈高信号。

2）增厚的滑膜在关节腔内沿关节两侧及关节软骨表面匍匐生长，形成条状、结节状甚至肿块状，增强后明显强化。

3）关节软骨破坏，关节面软骨不光滑，局限缺损或消失，局部为增生的滑膜或血管翳所代替。

4）骨性关节面破坏，骨皮质信号不连续、局限性凹陷，以及关节面小囊肿形成。

【鉴别诊断】

本病主要与退行性骨关节病、关节结核、痛风性关节炎等鉴别。

3. 强直性脊柱炎

【概述】

强直性脊柱炎（ankylosing spondylitis，AS）是原因不明的脊柱非特异性慢性进行性炎症，侵及骶髂关节、近躯干的大关节及其附近韧带，常导致脊柱及其周围大关节韧带广泛骨化而致骨性强直。

主要病理变化是原发性、慢性、血管翳破坏性炎症，继之发生关节软骨破坏，关节软骨下骨侵蚀，关节囊纤维化和关节强直。

好发于青壮年，以 20 岁左右发病率最高，男性占 90%，有明显的家族史。早期病人多有下腰部酸痛，外周关节痛多位于下肢。晚期整个脊柱韧带骨化，病人呈典型的强直性脊柱炎体态，胸椎后凸，头前伸。

类风湿因子多为阴性，90% HLA-B27 阳性。

【影像学表现】

（1）X 线

1）多从双侧骶髂关节开始，向上逐渐累及脊柱，故骶髂关节 X 线平片对于本病的早期诊断尤为重要。病变首先累及骶髂关节的下 2/3，关节边缘模糊，尤以髂骨面明显，关节间隙略宽。

2）病变进展，关节面虫蚀样破坏或小囊状骨质破坏，关节间隙变窄，关节周围骨质硬化，最后关节间隙消失发生骨性强直。

3）脊柱表现为椎小关节面模糊、粗糙、椎体前缘的凹面变得平直，形成"方椎"。炎症引起椎间盘纤维环及前纵韧带骨化，显示为"竹节状脊柱"。脊柱显示骨质疏松，椎间隙一般保持正常或稍显狭窄。病变累及颈椎时，可出现寰枢关节半脱位。

4）双侧髋关节可对称受累，表现为髋关节间隙变窄，关节面有骨质侵蚀，关节面外缘特别是股骨头与股骨颈交界处有骨赘形成，最终形成骨性强直。

（2）CT：显示骶髂关节优于 X 线平片，早期骶髂关节细微的骨质侵蚀、硬化、软骨下小囊变等改变均能清晰显示。后期骶髂关节严重侵蚀、破坏、硬化，骶髂关节大部分融合或完全融合、强直。

CT 还常用来观察脊柱小关节、韧带的变化。病变以腰椎多见，表现为小关节狭窄，软骨下骨侵蚀、硬化以及关节囊、韧带的钙化。

（3）MR

1）骶髂关节滑膜、软骨异常，表现为 T_2WI 呈高信号、等信号或低信号，滑膜、软骨不规则、碎裂。

2）增强后滑膜、软骨可见强化，并可根据强化的程度判断病变的活动程度。

3）绝大多数病例，骶髂关节邻近骨质可见骨髓水肿，目前被认为是 AS 的早期表现。

【鉴别诊断】

强直性脊柱炎主要和类风湿性关节炎鉴别。

（三）关节创伤

关节创伤包括关节脱位，稳定关节的韧带、肌腱损伤和波及关节面的关节内骨折等，诊断以 X 线平片为基础，CT 显示关节骨质损伤的范围、形态和相互关系优于平片，MR 可以直接显示软骨、韧带和肌腱的损伤，为临床提供重要信息。

1. 关节脱位

【概述】

外伤性关节脱位（traumatic dislocation of joint）是由于外伤所致的关节正常关系丧失，多发生在活动度较大、关节囊和周围韧带较松弛、结构不甚稳固的关节。

肘关节脱位最为常见，其次是肩关节，膝关节脱位较少见。

大多伴有关节囊的撕裂，也可伴有关节周围韧带和肌腱的撕裂和撕脱以及其组成骨的骨折。

多见于青壮年，有明显的外伤史。临床症状包括关节疼痛、压痛、肿胀、畸形以及功能障碍。

【影像学表现】

（1）主要依靠 X 线检查，对复位情况的观察也是必须的；有时幼儿由于化骨核没有出现或很小易漏诊，这时需要加照对侧进行比较。CT 可以明确诊断关节脱位，并能清楚显示关节面的损伤、关节内碎骨片。MSCT 结合后处理重组技术，可以从任意角度、任意方向观察关节的空间立体情况，增加了诊断的全面性和准确性。

（2）肩关节脱位：肩关节是全身活动范围最大、肩胛盂浅、关节囊及韧带松弛的关节，容易发生脱位。分为前脱位和后脱位，前脱位又可分为喙突下、盂下和锁骨下脱位三种。其中以喙突下前脱位最为多见。

X 线表现为肱骨头向内下方移位，向内移位明显时，肱骨头可位于喙突下，或锁骨下。向下方移位明显时，肱骨头位于肩胛盂下。肩关节脱位常伴有肱骨大结节撕脱骨折，少数合并肱骨外科颈的骨折。CT 三维重建对诊断有一定帮助。

（3）肘关节脱位：多数由传递暴力所致。肘关节后脱位多见。

X 线表现为尺骨和桡骨近端同时向肱骨远端后方脱位，尺骨鹰嘴半月切迹脱离肱骨滑车（图 7-2-6）。肘关节脱位常合并尺骨鹰嘴或肱骨下端的骨折。关节囊及韧带损伤严重时还可并发血管及神经损伤。

2．关节周围软组织损伤包括关节囊，韧带和肌腱的损伤。MR 出现之前，影像学对其诊断价值较小。正常韧带和肌腱在所有 MR 序列上都表现为低信号影，不完全撕裂表现为 T_2WI 低信号影中出现散在的高信号，其外形可以增粗，边缘不规则；完全中断则可见断端。

3．关节囊内骨折也称关节内骨折，波及关节面和关节软骨，多见于肘关节、踝关节和膝关节。

4．MR 对关节创伤的诊断优势

（1）关节腔积液：T_1WI 呈低信号，T_2WI 呈高信号，有时形成出血性关节积液，表现为关节腔内短 T_1、长 T_2 信号，与渗出性关节积液形成清晰的界面。

（2）关节骨端骨髓的出血、水肿等骨挫伤改变，T_1WI 表现为形态各异的、地图样的低信号，T_2WI 表现为高信号。

（3）韧带损伤：表现为韧带连续性中断，局灶性或弥漫性肿胀，信号强度增高或断裂移位，正常韧带影消失，急性撕裂引起组织损伤 T_1WI 正常韧带影中出现灰色信号区，T_2WI 出现明显高信号影。

（4）关节面：表现为骨皮质连续性低信号影中断、骨皮质凸起、移位，韧带回缩变形。

（5）关节软骨形态改变，表现为软骨连续性中断、断端分离、向骨折断端处凹陷、也可发生软骨的脱落。膝关节半月板损伤表现为半月板内出现弥漫性或线条状高信号，如果线条状高信号与关节面相连，可以诊断半月板撕裂。

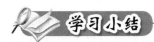 学习小结

内容	学习要点
检查技术	骨骼系统X线平片检查注意的原则
正常表现	骺板；骨龄
基本病变	骨膜增生的几种形态；骨质疏松、骨质软化的概念及影像表现
骨骼创伤	骨折的基本影像表现；儿童骨折的影像特点；Colles骨折；脊柱骨折的X线表现；椎间盘突出的影像表现
骨感染	急、慢性骨髓炎的影像表现；慢性骨脓肿；骨"气鼓"；脊椎结核的影像表现
骨肿瘤	良、恶性骨肿瘤的鉴别；骨巨细胞瘤、骨肉瘤、骨囊肿的影像表现
关节病变	关节基本病变的种类及其影像表现；化脓性关节炎、关节结核的影像表现；退行性骨关节病、类风湿性关节炎的影像表现

（朱文珍　孙万里　张修石）

第 八 章

介入放射学

第一节 介入放射学概述

一、概念与范畴

介入放射学(interventionaL radiology)是在影像设备的导向下,利用介入微创技术,对疾病进行诊断和治疗的一门新兴学科。它以医学影像学为基础,融合外科学技术和内科学疗法形成了微创性介入诊断、治疗技术,并与内外科共同组成了临床医学三大诊疗体系。

全国科学技术名词审定委员会审定公布的介入放射学定义为:在影像设备的监视下,通过经皮穿刺或某种原有体内通道,将特制的导管、导丝等器械插入至人体病变区进行特殊诊断和治疗的微创技术。

介入放射学的范畴及其广泛,和临床医学中大多数二级学科均有交集,临床工作中习惯上可按应用技术差别、临床应用领域和导引时应用的设备三种方式进行分类。

【技术分类】

(一)血管介入放射学

1.血管内灌注药物治疗

(1)血管收缩治疗:经导管向有关动脉内滴注加压素,以控制胃肠道出血。

（2）肿瘤化疗：导管留置于供应肿瘤的动脉，灌注化疗药物，使局部用药浓度加大，避免或减轻化疗引起的全身反应。

2. 经导管血管栓塞法（transcatheter embolization）　经原血管造影的导管或特制的导管，将栓塞物送至靶血管内，一是治疗内出血如外伤性脏器出血、溃疡病、肿瘤或原因未明的脏器出血。另一是用栓塞法治疗肿瘤，因肿瘤循环部分或全部被栓塞物阻断，以达控制肿瘤之生长，或作为手术切除的一种治疗手段；亦可用于非手术脏器切除，例如注射栓塞物质于脾动脉分支内，即部分性脾栓塞，以治疗脾功亢进，同时不影响脾脏的免疫功能。

3. 经皮腔内血管成形术（percutaneous transluminal angioplasty，PTA）　PTA 使用的导管为带球囊的双腔导管，将球囊段置于狭窄血管处，用压力泵注入稀释的造影剂充胀球囊（充胀时的压力泵工作压强、充胀次数和充胀后的持续时间依据靶血管的解剖部位、病变性质以及球囊种类而定），充胀的球囊作用于狭窄的血管，使之发生扩张。

PTA 多用于动脉粥样硬化性狭窄的血管，其机制是粥样斑块受压，内膜和中层撕裂、伸展，使管腔增宽。

（二）非血管性介入放射学

1. 经皮穿刺活检（percutaneous needle biopsy，PNB）

2. 经皮穿刺引流

（1）经皮肝穿胆道引流（percutaneous transhepatic choledochus drainage，PTCD 或 PTD）：PTCD 可以达到缓解梗阻、减轻黄疸的目的，进而为外科手术提供有利条件。PTCD 有内、外引流之分：若引流导管头端位于梗阻段近侧端的胆管内，胆汁经导管尾端引流至体外为外引流；若导管头端通过梗阻区，留置于梗阻远端的胆管内或进入十二指肠，胆汁则沿导管侧孔流入梗阻下方的胆管或十二指肠为内引流。

（2）经皮肾穿肾盂造瘘术（percutaneous transrenal pyelotomy）：主要用于尿路梗阻引流，也可利用造瘘术的导管将肾盂或输尿管内结石向下推移，送至膀胱排出。

【按临床应用分类】

1. 血管性疾病

（1）PTA＋Stent 治疗血管狭窄。

（2）溶栓＋PTA 和（或）Stent 治疗血管狭窄。

（3）应用栓塞材料，钢圈，内支架治疗动脉瘤、AVM、动静脉瘘、血管性出血。

（4）应用穿刺术＋PTA＋Stent 治疗门脉高压症，布加综合征。

（5）应用栓塞术或血管加压素治疗胃肠道血管出血。

（6）下腔静脉滤器预防下肢、腹盆部血栓脱落。

2. 心脏疾病

（1）应用闭合伞治疗 ASD、VSD。

（2）应用钢圈或黏堵剂治疗 PDA。

（3）应用球囊扩张治疗肺动脉瓣、二尖瓣狭窄。

（4）应用 PTA＋Stent 治疗冠状动脉狭窄。

（5）射频消融治疗心动过速。

（6）心脏起搏器治疗各种心率过缓。

3. 肿瘤

（1）选择性肿瘤供血动脉灌注化疗 + 栓塞治疗恶性肿瘤。

（2）经皮穿刺注入无水酒精治疗恶性肿瘤。

（3）应用栓塞术治疗海绵状血管瘤，蔓状血管瘤，子宫肌瘤，骨肉瘤，鼻咽部纤维血管瘤等。

（4）热消融治疗肝癌、肺癌。

4. 非血管性疾病：

（1）应用 PTA + Stent 或单纯 PTA 治疗消化道、泌尿道、胆道、气道、鼻泪管狭窄。

（2）应用栓塞术或经输卵管注入硬化剂治疗宫外孕。

（3）应用扩张术治疗输尿管狭窄。

5. 穿刺活检术

应用特制穿刺针抽吸或取组织进行病理检查。

【按所应用的设备分类】

1. 在 X 线透视引导下。

2. 在间接 X 透视与 DSA 引导下。

3. 在 CT 引导下。

4. 在超声引导下。

5. 在 MRI 引导下。

二、历史与现状

介入放射学作为一门新兴的交叉学科，与其他专业相比历史相对较短。

1929 年，德国 Werner Forssmann 用一根导尿管，在助手的帮助下经自己的上臂静脉插至右心房，在世界上首次证实了通过周围静脉向右心房插入导管的可行性和安全性，并因此于 1956 年荣获诺贝尔奖。

1953 年，瑞典 Sven-Iran Seldinger 首创了经皮股动脉穿刺钢丝引导插管的动、静脉造影法。由于其操作简便、易行、损伤小、不需结扎血管，因而很快被广泛应用。

1964 年，美国 Charles T. Dotter 在经导管作肢体动脉造影时，意外地将导管插过了狭窄的动脉，使狭窄的血管得到了扩张，改善了肢体的血液循环，取得了满意的治疗效果。这一成功，为治疗外围血管疾病开辟了一条新的途径。Dotter 因此被誉为"血管成形术之父"和"介入之父"。

1980 年，上海医科大学华山医院陈星荣首次进行肾动脉栓塞治疗，标志着介入治疗技术被引入我国。在 1996 年 11 月国家科委、卫生部、国家医药管理局三大部委联合召开"中国介入医学战略问题研讨会"正式将介入治疗列为与内科、外科治疗学并驾齐驱的第三大治疗学科，称之为介入医学（Interventional Medicine）。

经过几十年的发展，从国际上看，介入放射学已达到了一个相对稳定的高水平阶段，如 PTA 或支架植入术已成为各类血管狭窄 / 闭塞的主要治疗手段之一；肝动脉栓塞 / 化疗术则公认为肝癌的首选治疗手段。许多技术已成为临床日常处理的重要手段。另一方面，介入放射学的下一个飞跃似乎在稳步发展中等待基础学科和相关学科的突破性进展。此外，多种微创手段的产生及其相结合将进一步丰富介入放射学的内容和治疗效果。以肿瘤治疗为例，除了经动脉栓塞和穿刺局部药物注射外，超选灌注和栓塞、射频消融、放射性粒子植入术以及新型载体（如利用肿瘤特异性细胞作为治疗载体、磁性药物载体等）、新型抗肿瘤药、肿瘤坏死因子、物理疗法、基因技术等新技术的应用，实现了从单一介入治疗手段向综合的介入治疗体系的转变。介入放射学呈现出日益强大的生命力和广阔的发展前景。

三、发 展 前 沿

1. 肿瘤抗血管生成治疗　经导管动脉内化疗栓塞术（TACE）是近 20 年来发展起来的一种新的肿瘤治疗手段，其主要目的是阻断肿瘤血管以减少或停止肿瘤血供而导致瘤体的缺血坏死，但肿瘤周围侧支血管的迅速生长是肿瘤不能彻底坏死的一个重要原因。抗肿瘤生成治疗是限制和预防新生血管的形成，而栓塞后侧支血管的迅速生长恰恰是血管生成抑制剂的攻击靶点，因此，介入栓塞联合血管生成抑制剂治疗肿瘤可能会获得更好的效果。在抗血管生成治疗成为常规治疗手段之前，还有大量的研究工作要进行。从目前研究情况看，抗血管生成治疗应与常规放化疗和具有抗血管治疗作用的介入性动脉栓塞治疗相结合，以达到最佳的治疗效果。

2. 介入导向生物免疫治疗　生物免疫方法治疗恶性肿瘤的效果取决于多方因素，例如输注的免疫活性细胞对肿瘤靶细胞的特异性和杀伤活性；效应细胞在体内肿瘤靶区的聚集；病人免疫应答反应等。不同的治疗途径对治疗的效果和副作用也有所不同。临床常用的免疫治疗途径有静脉滴注、瘤内注射、腔内导入和动脉介入灌注。传统的治疗方法采用静脉滴注的途径，由于效应细胞在体内分布分散，难以达到集中兵力打歼灭战的效果。介入治疗方法利用导管把效应细胞或生物调节剂沿动脉输送到肿瘤区域内，既可保证足够数量的效应细胞集中在肿瘤区域发挥最大的杀伤效应，又可避免全身应用因剂量原因可能发生的毒副作用，这是介入治疗技术的先天优势。国内已经进行的肝癌介入导向生物免疫治疗的工作表明：采用肝动脉插管灌注细胞因子 IL-2 和 LAK 细胞治疗原发性肝癌和转移性肝癌，或腔内导入治疗癌性胸腔积液 / 腹水，其疗效明显优于全身治疗，且毒副作用轻。随着医学科技水平的进一步发展，将免疫方法和介入治疗技术结合起来，通过增强患者自身机体免疫功能，同时利用介入手段实现治疗的靶向性，将为肿瘤等疾病的治疗提供更多的选择。

3. 介入导向基因　治疗随着人类基因组计划和后基因组计划的逐步实施，将有更多基因的结构和功能被阐明，基因及其产物的改变在肿瘤发生发展中的准确作用也将日趋明了，进一步的实验研究必将使载体系统、给药方法及目的基因的表达调控更趋完善。这些都可能使基因治疗在 21 世纪成为疾病治疗的一种常规治疗手段，目前在肿瘤治疗领域应用最为广泛。人类基因治疗有两个主要问题需要解决，即用于治疗的目的基因和基因导入系统。如何选择有效的目的基因以及如何将该基因高效特异地导入靶组织或细胞中表达而达到治疗目的，是基因治疗的关键所在。

目前利用介入技术进行疾病定向基因治疗的方式主要有三种：①病灶内直接注射；②病灶主要供血血管插管导入；③内支架介导的基因转移。通过介入方法将基因治疗载体注入病灶局部是目前应用最广，也是最成熟的一种定向基因导入和基因治疗的方法。肿瘤主要供血血管灌注也是一种较常用的基因治疗给药途径，这种途径在肝癌治疗中特别重要。与直接瘤内注射比较，肝动脉灌注能大大减少载体对正常细胞的非特异性转染、增强基因转移的肝癌靶向性。经导管动脉栓塞化疗（TACE）也开始被用于体内定向基因转移，可以借助栓塞剂的滞留作用使治疗基因较长时间集中于肿瘤局部，提高其在肿瘤细胞中的转染效率。利用内支架作为转基因的介质可使目的基因集中转染支架接触的局部细胞，减少非特异性基因转染带来的不良后果。目前这种定点基因转染的方法主要用于心血管疾病的基因治疗研究，但亦可用于恶性肿瘤等疾病的基因治疗。

第二节 常 用 器 械

一、穿 刺 针

1. 作用 经穿刺针将导丝引入血管，以便使导管能顺利进入靶动、静脉。

2. 穿刺针结构 一般有针尖、针体和针柄组成，根据不同的需要，又可分为一部件单壁穿刺针、两部件套管（鞘）针和三部件套管（鞘）针。常用的是两部件套管针，针由外套管（鞘）和针芯组成，针芯前端可平钝或尖锐，前者的外套管前套尖锐，呈45°斜面，用以穿刺血管壁，后者外套管头端平钝，以尖锐的针芯穿刺（图8-2-1）。

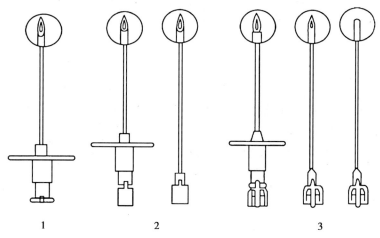

图 8-2-1 三类血管穿刺针
1. 一部件针；2. 两部件针；3. 三部件针

3. 表述方式 针径以号（G）表示，一般用18～21G。针长一般4.0～7.0cm，针内可通过0.46～0.97mm导丝。

二、导 丝

1. 作用 在于引导并支持导管通过皮下组织、动脉壁等软组织，经穿刺孔进入血管，引导导管通过迂曲折转的血管达到靶血管；增加导管硬度；导丝有助于更换导管；由于导丝头端柔软，还可减少导管对血管壁的损伤。

2. 导丝结构 以直的不锈钢丝为内芯，外绕呈弹簧状的钢丝，内芯一般为一粗一细两根，粗内芯至头端时变细或不到达头端,细内芯直抵导丝头端,因此导丝头端柔软,但又有一定的韧性和弹性(图 8-2-2)。

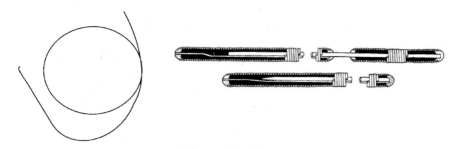

图 8-2-2　导丝示意图

3. 导丝表面　一般涂有(聚四氟乙烯)或肝素涂层,以增加导丝表面的光滑度,减少摩擦系数和减少血栓形成。

4. 头端形状　有直形和弯形(J 形)两种。导丝一般有活动芯导丝、转向导丝、交换导丝、硬度可调导丝等几种类型。

5. 表述方式　一般用英寸表示,细导丝可细至 0.35mm(0.014 英寸),粗导丝可粗至 1.32mm (0.052 英寸)以上,成人一般用 4~7F 导管配 0.88~0.96mm(0.035~0.038 英寸)的导丝。导丝、穿刺针和导管的规格应相匹配。导丝长度因用途而异,范围在 40~320cm 不等。

三、导　管

1. 导管(catheter)应具有适宜的硬度、弹性、柔软性和扭力,且管壁光滑、无毒、不透 X 线等特性。

2. 常用导管大体可分为非选择性导管、选择性导管和超选择性导管三大类。

3. 导管由尾端、体(杆)部和头端三部分组成。

4. 导管头部形状因功能需要有所不同。直头或微管为非选择性,选择性导管头端预形成不同形状的弯曲。进入体内后以适应不同血管的解剖形态。概括起来导管头端变化主要有五种形状,即单弯、反弯、双弯、三弯、特殊弯曲(图 8-2-3)。

5. 导管壁有厚薄之分,两者的外径一致,但内径有差别。壁内可放置细金属网或金属丝,增强导管的扭力和能耐高速注射,导管壁内还添加不透 X 线的物质,如铋盐。

6. 导管管径一般采用法制标准(French gauge),1F=0.335mm(0.013 英寸)。

四、球囊导管

1. 构成　由导管和球囊两部分组成,并分成完全孤立的两条腔道。一个腔道与普通导管相同,可以通过导丝,完成造影;另一腔道位于导管外周,与远端的球囊相通,此腔可以注入造影剂,使球囊膨胀,球囊两端有金属环(图 8-2-4)。

2. 种类　可分为造影或给药球囊导管、带导丝球囊导管、防脱屑球囊导管、热球囊导管、激光球囊导管等。

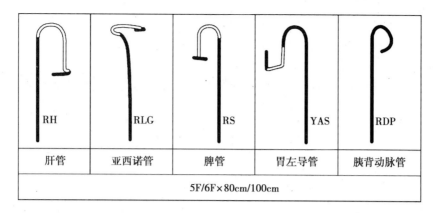

RH	RLG	RS	YAS	RDP
肝管	亚西诺管	脾管	胃左导管	胰背动脉管
5F/6F×80cm/100cm				

SHK0.8 SHK1.0	HOCKEY STICK	PIG	猎人头 HEADHUNTFR	
肠系膜下动脉管	曲棍管	猪尾管		
	4F/5F/6F100cm	4F/5F65/90cm	4F/5F×100cm	

图 8-2-3　各种类型导管

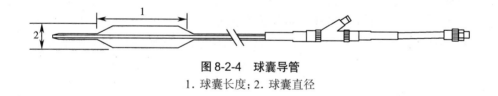

图 8-2-4　球囊导管
1. 球囊长度；2. 球囊直径

五、其　　他

在穿刺插管中还应用扩张器，连接管以及导管鞘，尚有压力注射器和 DSA 设备等。其中导管鞘主要作用是引导诊断性导管、球囊导管及其他血管内治疗器顺利进入血管，同时方便导管交换时使用。

第三节　Seldinger 技术

Seldinger 技术是血管介入技术的基础，最初只用于血管造影，随着介入放射学技术的发展，也被广泛地用于各种腔道，如脓腔和胆道之引流术。

一、适 应 证

适应于全身各部位介入治疗插管,包括血管性介入技术及非血管性介入技术。

二、禁 忌 证

1. 穿刺局部有新鲜的手术切口者。
2. 穿刺局部有瘢痕组织(如淋巴结清扫术后或放疗后瘢痕)。
3. 穿刺局部有感染灶。
4. 穿刺侧腹股沟疝。
5. 穿刺侧髂动脉或股动脉闭塞性疾病。
6. 穿刺侧股动脉动脉瘤或髂动脉明显扭曲者。
7. 股动脉为人工移植血管者。

三、基 本 方 法

1. 穿刺部位　可选择股动脉、肱动脉、腋动脉或锁骨下动脉,也常用股静脉、颈内、外静脉、锁骨下静脉等;股动脉为最常用动脉,一般在局麻下穿刺插管,不能合作的病人可行全麻。

2. 操作步骤

(1) 消毒局麻,确定穿刺点。

(2) 选取适当穿刺针,穿刺血管壁,针体与皮肤呈 40°～45°角。确认进入靶血管后拔出针芯,见针尾部喷出鲜红的动脉血或流出暗红的静脉血。

(3) 将穿刺针放平,与皮肤约呈 10°夹角,插入导丝,待导丝顺利进入血管 20～30cm 后,将穿刺针从导丝上退出。

(4) 导管鞘与扩张器套入导丝尾端,沿导丝送入血管内,拔出扩张器与导丝。

(5) 用肝素盐水冲洗导管鞘,防止血凝。

(6) 经导管鞘插入各类导管并由导丝配合行选择或超选择性插管(图 8-3-1)。

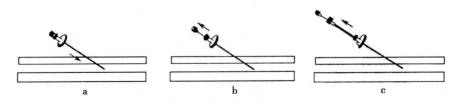

图 8-3-1　Seldinger 技术示意图

a. 用带有尖头细针、针芯的塑料套针穿刺入动脉腔;b. 拔去针芯,发现有搏动性回血,证实已刺中动脉;c. 拔去针芯和尖头缩针

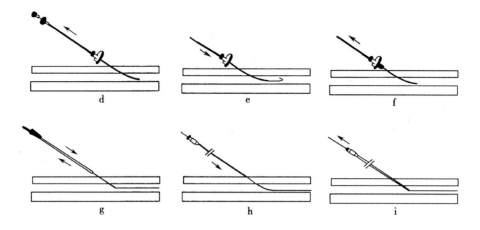

图 8-3-1　Seldinger 技术示意图（续）

d. 发现有明显的搏动性回血；e. 将套在"J"形导引钢丝外面的塑料套管插入塑料套针尾部，随之插入导引钢丝；f. 插入足够长度的导引钢丝后，退出塑料套管；g. 拔去穿刺针，压住穿刺点，防止血液外渗再用单层扩张导管扩张创道；h. 拔去扩张导管，仍压住穿刺点，迅速插入导管；i. 导管插入足够长度之后，退出导引钢丝，插管成功

四、并　发　症

常见并发症有：①穿刺部位出血、血肿形成；②穿刺部位夹层动脉瘤形成；③局部感染。

第四节　血管性介入技术

一、选择性血管插管技术

1. 适应证

各种病变的动脉造影，动脉内化疗灌注和动脉栓塞术均可采用本技术。

2. 禁忌证

（1）欲选择插入动脉径小于所用导管直径或已闭塞。

（2）当手边器材难以完成选择性插管时切忌硬性操作。

3. 操作步骤

（1）入路：总的来讲可分为上入路和下入路（Seldinger 技术），正确选择入路可提高选择性插管的成功率。经下入路（股动脉）穿刺插管，可完成大部分患者的选择性插管，当髂动脉十分迂曲时，导管经过几个弯曲与血管壁摩擦力增大，操作往往困难，可采用长导管鞘（10～20cm），鞘壁有钢丝加强者为佳。对于下入路常规选择插管困难者，可经上入路（肱动脉，腋动脉或锁骨下动脉）穿刺插管。

（2）利用导管的形态插入相应的动脉：一般 RH 导管和 Cobra 导管的适用范围最广；Yashiro 螺旋导管适于纤曲的肝动脉插管；Simmons 导管适于腹腔干过长者。尚可采用术中导管塑形的方法。

（3）导管跟进技术：为最常用的超选技术，当导管进入一级血管分支后不能继续前进时，可先将超滑导丝插入靶动脉，由助手拉直导丝，术者推进导管沿导丝进入。关键是导丝较深地插入靶动脉，形成一定的支撑力，送导管时导丝切勿跟进，撤导丝时应缓慢回抽，过快会将导管带回弹出。

（4）同轴微导管技术：利用同轴微导管系统进行，主要用于各系统的超选择性插管，在很大程度上替代了导管成襻技术并大大减少了选择上入路的必要性。操作中将外管插至靶动脉口，完成初始血管造影后将微导管插入导丝一并送入，到位后抽出导丝注入造影剂观察局部血管分布走行即可。

4. 注意事项

（1）勿硬性操作和选用安全性高的器材可预防动脉内膜损伤。

（2）动脉痉挛时痉挛的动脉呈细线状，造影剂及导丝难以通过患者常感局部疼痛，甚至虚脱。可立即采用 2% 利多卡因 5ml 或罂粟碱 30mg 局部动脉内注射，多可解除痉挛。

二、选择性血管栓塞术

选择性血管栓塞术（transcatheter embolization）是指靶动脉选择性插管后，经导管向靶血管内注入栓塞物质，使靶血管闭塞而达到相应治疗目的的介入技术。

1. 适应证

（1）各种原因引起的小血管出血，如食管胃底静脉曲张破裂出血、支扩咯血等。

（2）动静脉畸形、动静脉瘘和动脉瘤。

（3）富血性良、恶性肿瘤，如原发性肝癌、肾癌、肝脏血管瘤（图 8-4-1）。

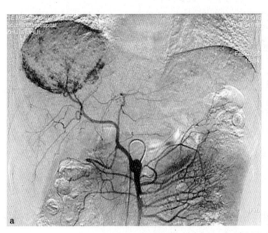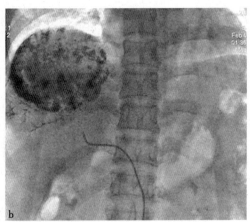

图 8-4-1　肝脏海绵状血管瘤栓塞治疗前后
a. 术前造影显示血管瘤周围染色；b. 术后碘油结节状沉积

（4）功能亢进脏器的灭活，如脾功能亢进、甲状腺功能亢进。

2. 禁忌证

（1）少血供性病变。

（2）凝血功能障碍。

（3）严重动静脉畸形，靶外器官栓塞不可避免者。

（4）对比剂过敏。

3．栓塞方法 依据靶器官的不同选择相应的动静脉穿刺入路，常规行 Seldinger 法穿刺，引入导管，造影证实诊断并明确病变部位、范围、性质和血流动力学改变等，进行超选择性随管插管，依据病变性质、治疗目的、选择性插管水平、血供情况及靶血管直径选择合适的栓塞物，在透视监视下经导管释放栓塞物，复查造影，至栓塞效果满意为止。

4．常用栓塞物 栓塞物种类很多，按使血管闭塞时间的长短分短期、中期和长期三种。按在身体内能否被吸收又分为可吸收和不可吸收两种。常用的几种栓塞物有：

（1）自体血块：目前临床常用的短期栓塞物，闭塞血管时间一般为 24～48 小时。由于体内纤溶作用，血栓阻塞血管后多在几小时就开始溶解。血块的优点是取材方便，无抗原性，不需消毒，易经导管注入，多用于控制较小动脉出血，如胃肠道小动脉出血。

（2）明胶海绵（Gelfoam）：系术中止血剂，注入血管内造成继发性血栓形成。闭塞血管时间从 2～4 周。明胶海绵可消毒，无抗原性，可按需要制成不同大小的颗粒或小条，易得，价廉，广泛应用于栓塞中、小血管，如栓塞肿瘤、血管性疾病和控制出血等。

（3）聚乙烯醇：是合成材料，闭塞时间长，不被吸收。干燥聚乙烯醇吸湿后膨胀，利用这一特性可闭塞较大血管；例如用于堵塞开放的动脉导管。

（4）碘化油：为永久性液体栓塞剂，临床应用广泛，可长时间栓塞 20～50μm 的肿瘤血管，而在正常肝脏组织内易于清除，有利于发现小肝癌。通常与化疗药物混合使用，主要用于肝癌的栓塞治疗。

（5）机械性栓子：螺圈（图 8-4-2）、可脱球囊，弹簧圈为永久性、中央性栓塞物，主要用于动脉瘤、动静脉畸形和外伤的动脉栓塞治疗。

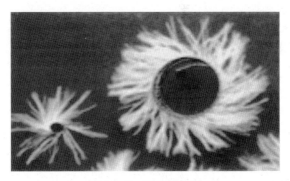

图 8-4-2　标准弹簧圈

5．并发症

（1）栓塞术后综合征，如局部疼痛、发热及消化道反应。

（2）靶外器官栓塞。

（3）过度栓塞。

三、选择性血管内药物灌注术

选择性血管内药物灌注术是指通过介入放射学的方法，以导管为主体建立由体表到达靶血管的通道,再由该通道注入药物进行局部药物治疗的介入技术。其目的在于提高病变区域的药物浓度,延长药物与病变组织接触时间,从而提高药物疗效,减轻全身不良反应。

1. 适应证

(1) 实质性恶性肿瘤的姑息治疗以及术前辅助化疗及切除术后的预防性化疗。

(2) 急性血栓的溶栓治疗。

(3) 各种原因所致的血管痉挛。

(4) 消化道出血。

(5) 难治性局部感染。

2. 禁忌证

(1) 凝血功能障碍。

(2) 对比剂过敏。

(3) 肝肾衰竭。

3. 操作方法　常规行 Seldinger 法穿刺,引入导管,在透视下将导管选择性插入靶动脉后行血管造影,了解病变性质、范围、血供及侧支循环等情况,然后进行必要的超选择性插管后即可经导管进行血管内药物灌注。

穿刺途径主要有股动脉和锁骨上动脉,股动脉入路适用于短期动脉内药物灌注,锁骨上动脉入路则多用于长期药物灌注。

主要灌注方式有一次冲击性灌注和长期规律性灌注,包括靶动脉导管药盒系统置入灌注方式。

4. 并发症

(1) 血管狭窄及闭塞。

(2) 靶器官功能损害。

(3) 感染、留置管阻塞或移位。

(4) 灌注药物毒副作用。

四、肝动脉化疗栓塞术

原发性肝癌是一种恶性程度很高的恶性肿瘤,大多数病例发现时已无外科手术指征,能够外科手术切除者仅占 28%。不能手术切除的中晚期肝癌患者的平均生存期仅 3～6 个月。肝动脉化疗栓塞术(TACE)治疗不能手术切除的中晚期肝癌取得了良好的效果,已被公认为是肝癌非手术疗法的首选方法。

1. 适应证

(1) 各种期别的原发性肝癌。

(2) 转移性肝癌。

(3) 为减轻肝癌所引发的疼痛和控制肿瘤破裂出血。

2. 禁忌证

(1) 严重的心脏、肝脏、肾脏的功能不全,不能耐受介入治疗。

(2) 具有碘剂过敏或者其他血管造影禁忌证的患者。

(3) 肿瘤病变范围已经超过了整个肝脏的 75%。

（4）全身已经具有广泛性转移的终末期患者，如果介入治疗可以使得患者的部分症状、体征获得缓解，则属于例外。

3. 原理　正常的肝脏组织的血液供应具有门静脉以及肝动脉的双重供血，其中，门静脉系统的供血占70%～75%，肝动脉的供血占25%～30%。当肝脏发生恶性肿瘤或者发生转移性肿瘤的时候，对于肿瘤病灶的血液供应90%～95%来自于肝动脉，只有5%～10%左右来自于门静脉。正是由于具有了这样的解剖学的关系，使得导管内的动脉介入治疗成为了可能，对肝脏动脉进行插管，直接超选择到肝脏的肿瘤供血动脉，在动脉内进行化疗药物以及栓塞剂的治疗，可以使得肿瘤内的药物浓度高于外周静脉，而且肝脏的代谢作用又可以使得大量的治疗性用药在肿瘤病灶的局部被吸收、作用、代谢，而周围血管的药物浓度不是很高。栓塞剂阻断了肿瘤的营养供给血管，而对于正常肝脏的组织供血影响不会很大。达到了使得肿瘤病灶结节大部分坏死，而正常的肝脏功能不受到影响或者影响不大。

4. 常见并发症　肝癌肝动脉化疗药物灌注栓塞治疗术后并发症的发生一般分为两种情况。第一，完全由于介入治疗所引发的，与肝癌自然病程无关的一组并发症，包括肝动脉损伤和肝脏实质损伤，胆囊炎和胆囊穿孔，脂性肺炎、肝脓肿、胆汁瘤、脊髓损伤、布加综合征以及栓塞后综合征等。第二，由于介入治疗操作所诱发的或者合并肝癌自然病程的并发症，主要包括上消化道出血、肝脏破裂、肝性脑病、肝肾综合征、感染性疾病等。

五、血管腔内成形术

血管腔内成形术（percutaneous transluminal angioplasty，PTA）主要由球囊扩张成形术和内支架植入术组成。球囊扩张成形术是采用球囊导管，通过球囊膨胀对狭窄处进行扩张成形的介入技术，其基本原理是对狭窄段的组织如血管内膜、平滑肌等进行有限度的损伤和撕裂，使其管径扩大，受损组织可再修复，达到管腔重建目的（图8-4-3）。内支架植入术是指在X线透视引导下，将金属内支架植入病变血管内的介入技术，其基本原理是利用支架的支撑力将狭

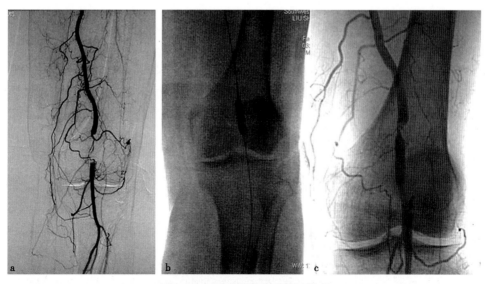

图 8-4-3　腘动脉狭窄球囊扩张术
a. 阶段性腘动脉闭塞；b. 球囊扩张；c. 腘动脉再通

窄的管道撑开，使其内径扩大，恢复血管通畅。起隔离作用时，支架的覆膜将扩大的血管腔或有异常通道的瘘口分隔开，形成人工通道。

1. 适应证 各种动静脉狭窄或闭塞性疾病，如布加综合征、肾动脉狭窄、主动脉夹层动脉瘤等。

2. 操作方法 选择安全、简便的手术入路，穿刺后引入导管，造影明确管腔狭窄的性质、部位、范围，以导丝通过血管狭窄或闭塞段，经导丝引入导管进一步造影证实后，交换加强导丝，根据狭窄段的长度和正常段的直径选择相应球囊导管，通过导丝引入球囊导管，球囊中点与狭窄段中点相重合，用注射器抽取稀释造影剂缓慢充盈球囊，反复充盈 2～3 次，15～30 秒 / 次。在球囊扩张术基础上造影复查，视狭窄病变缓解程度酌情行内支架植入术。选择合适支架，一般要求支架释放后可完全覆盖病变血管段，且包括正常部位两端 1～2mm，支架的直径与管腔正常段的内径相同或稍大 1～2mm。经导丝引入支架、确认支架到位后，根据支架输送系统的操作方式，在透视监视下缓慢释放支架，观察支架的位置和膨胀是否理想。

3. 血管支架 是采用特殊的合金，制成不同结构的圆筒形，支撑于血管狭窄病变处，使之保持血流通畅。目前支架有三种：①热记忆合金支架；②自膨式支架：用不锈钢合金丝编织成圆筒形，放入血管后，由于金属弹力而支撑于血管腔内；③球囊扩张式支架。

4. 并发症
(1) 血管损伤、破裂出血。
(2) 血管痉挛闭塞
(3) 支架移位，脱落. 膨胀不良。
(4) 血栓形成。

5. 疗效与存在的问题 PTA 的近期和远期疗效均较好。髂、肾动脉的 PTA 成功率在 90% 以上，5 年平均血管开放率在 70% 以上。冠状动脉单支病变 PTA 成功率在 90% 以上。

PTA 后再狭窄平均发生率约为 30%。再狭窄多发生在 PTA 后数月至 1 年之内。主要原因是球囊扩张部位内膜纤维细胞增生的结果，预防再狭窄是目前研究的热点问题。

六、经颈静脉肝内门腔静脉分流术

经颈静脉肝内门腔静脉分流术（transjugular intrahepatic portosystemic stent shunt，TIPSS）是通过介入技术，在肝脏内建立肝静脉与门静脉的通道，门静脉内血液可直接流入肝静脉，降低门静脉压力。

1. 适应证
(1) 难以控制的食管、胃底静脉曲张破裂出血。
(2) 食管、胃底静脉曲张破裂出血经内镜治疗后复发。
(3) 门脉高压性胃病。
(4) 顽固性腹水。
(5) 肝性胸水。
(6) Budd-Chiari 综合征。
2. 禁忌证 TIPS 技术无绝对禁忌证，但下述情况因易引起并发症而作为相对禁忌证。
(1) 右心或左心压力升高。

（2）心功能衰竭或心脏瓣膜功能衰竭。

（3）肝功能进行性衰竭。

（4）重度或难以纠正的肝性脑病。

（5）难以控制的全身感染或败血症。

（6）难以解除的胆道梗阻。

（7）肝脏多囊性病变。

（8）原发或转移性恶性肿瘤范围巨大。

（9）重度或难以纠正的凝血功能障碍。

3．器材

（1）门脉穿刺系统：如 RUPS 100（Cook 公司）和 RTPS 100（Cook 公司）肝穿装置。

（2）球囊导管：如直径 8～12mm。

（3）管腔内支架：如目前主张选择直径 8～10mm 的激光切割或编织式钛合金自膨式支架。

（4）造影导管、超滑导丝、超硬导丝、穿刺针、导管鞘等常规器材。

4．操作方法

（1）颈内静脉穿刺术：患者仰卧，头偏向左侧，以右侧胸锁乳突肌中点外缘即胸锁乳突肌三角区的头侧角为中心，行常规皮肤消毒和局部麻醉。在拟穿刺点皮肤横切口 3mm 后，充分扩张皮下通道，采用静脉穿刺针呈负压状态进针，行颈内静脉穿刺术。穿刺针呈 45°角进针，针尖指向同侧乳头方向，进针深度约 3～5cm。穿刺成功后，将导丝送入下腔静脉，并用 10～12F 扩张鞘扩张局部穿刺通道，引入静脉长鞘；通过导丝及肝静脉管选择性插入肝静脉，一般选择右肝静脉进行测压、造影。

（2）经肝静脉门静脉穿刺术：当静脉长鞘送入靶肝静脉后，根据造影确定门脉穿刺点，一般选择距肝静脉开口 2cm 左右的静脉点，此点向前距门脉右干约 1.5cm，向下距门脉右干 2～3cm；在少数肝硬化后严重肝萎缩或大量腹水的患者，应适时选择更高或更低的位置。根据门静脉穿刺针柄部方向调节器的指引穿刺针方向和深浅度进行门脉穿刺。当穿入肝内门脉 1 级或 2 级分支后，将导丝引入门脉主干，将 5F 穿刺针外套管沿导丝送入门脉，置换超硬导丝，沿导丝将肝穿刺装置插入门脉主干后，保留带标记长鞘导管，经此导管插入带侧孔造影导管行门脉造影及压力测定。

肝内分流道开通术门脉造影后，将超硬导丝送入肠系膜上静脉或脾静脉，沿该导丝置换球囊导管行分流道开通术，分别充分扩张门静脉入口、肝实质段、肝静脉出口。

（3）管腔内支架置入术分流道开通后，沿导丝将装有管腔内支架的输送器送入分流道，精确定位后释放，一般推荐选用直径 8～10mm，长度 60～80mm 的自扩式金属内支架。

（4）食管下段胃底静脉硬化栓塞术肝内分流道建立后，对胃冠状静脉、胃短静脉及所属食管、胃底静脉血流仍然较明显或有活动性出血患者，可同时行此项治疗。其步骤为：经 TIPS 入路送入单弯导管，根据门脉造影情况，将导管插入胃冠状静脉等侧支血管，经导管注入硬化栓塞剂。常用硬化剂推荐 5% 鱼肝油酸钠和（或）无水乙醇；栓塞剂推荐钢圈、明胶海绵或聚乙烯醇颗粒。

5．并发症

（1）心脏压塞为 TIPS 操作时器械损伤右心房所致。术中应谨慎操作，避免动作粗暴。如发生应紧急做心包引流或心包修补术。

（2）腹腔内出血术前充分研究肝静脉、门脉立体关系，减少盲穿次数。有条件者在超声指引下穿刺，推荐术中经肝静脉 CO_2 造影显示门脉系统的方法。若术中患者出现急性失血性休克表现，应及时行肝动脉造影，明确有无肝动脉损伤，必要时应行肝动脉栓塞术止血。若为门脉损伤导致的腹腔内出血，往往比较凶险，患者可很快出现失血性休克表现，在抗休克的同时行外科门脉修补术。

（3）胆系损伤穿刺损伤肝内胆管或分流道阻塞了肝内胆管，术后可出现胆系出血或梗阻性黄疸，发生率较低，对症处理多可缓解。

（4）术后感染以胆系及肺部感染多，强调围手术期抗生素的应用。

（5）肝性脑病术前肝功能储备的评估是预防肝性脑病的关键，分流量的控制和充分的肠道准备是围手术期的重要环节，辅以保肝降氨治疗。

第五节　非血管性介入技术

非血管性介入技术是指在医学影像引导下对非心血管部位进行介入性诊断和治疗的技术。是介入放射学的重要组成部分。近年来，发展迅猛，新技术层出不穷。由于其创伤小，效果肯定，已经被越来越多的医学专家与患者所接受。

常用的影像学导引技术有 CT、B 型超声、MR 和常规 X 线透视等，临床最常用的是 CT 和超声技术。两者各有优缺点。引导技术的选择主要取决于病变的性质、部位、大小、移动性和可见度。

常用的技术有经皮针刺活检、经皮实体肿瘤的治疗、经皮穿刺引流与抽吸术、腔道狭窄扩张成形术及支架植入术、椎间盘突出治疗、病变骨的强化稳定治疗、神经阻滞术、囊肿硬化治疗、血肿和脓肿引流术等。

一、经皮针刺活检术

经皮针刺活检是在 CT 和超声引导下获取病变标本，通过对标本进行组织病理学、细胞学、生化或生理治疗的分析，以明确病变性质，为疾病的早期诊断和设计合理的治疗方案提供依据。

1. 适应证　已应用于除血管壁以外的几乎身体各个部位的实体病变的活检。

2. 禁忌证

（1）有严重出血倾向的患者。

（2）患者一般状况极差，不能耐受介入操作的患者。

（3）疑为血管性病变：如动脉、静脉血管畸形，动脉瘤患者。

（4）不能保持安静或无法控制咳嗽的患者。

（5）严重肺气肿、肺纤维化、肺循环高压患者，肺淤血、严重心功能不全者，以及其他不宜行肺活检的患者。

（6）肿块与大血管关系密切，而又无安全进针途径者。

3. 活检方式　细针抽吸活检、切割式活检与环钻式活检三种（图 8-5-1）。

4. 操作方法　穿刺前训练病人非常重要，以求得到良好配合。对于胸腹部病变的活检，应训练病人平静呼吸，穿刺时注意屏气以免划伤胸膜或腹腔脏器。

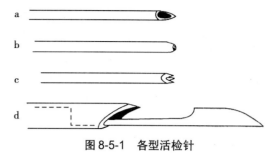

图 8-5-1　各型活检针

a. 斜面型活检针；b. 平顶活检针；c. 三叉型活检针；
d. 内槽型 Tru-cut 活检针

确定穿刺层面及路径，选择以安全、方便并避开坏死区为原则。

穿刺时应尽可能避开邻近的血管、神经和内脏器官。必要时在穿刺前行增强扫描，以显示病变与邻近血管的关系、病变的供血情况以及病灶与血管的鉴别，为安全穿刺提供更多信息，减少或避免并发症的发生。

取材在肿块边缘与正常组织交界区可避开坏死变性组织，提高诊断准确率。还可尝试多点穿刺以获得更高的准确性。

5. 并发症　穿刺活检技术安全、有效，并发症少。常见的并发症有气胸、出血、偶有动静脉瘘、感染。罕见并发症包括肿瘤播散及种植。遇到肺穿刺活检大出血病人时应注意体位引流，避免窒息。少量气胸无需处理。大量气胸或者张力性气胸发生时应及时行闭式引流。

二、实体肿瘤的非血管介入治疗

利用各种理化因素在影像引导下对肿瘤进行局部毁损，以达到消除肿瘤，提高生存质量的目的，已成为越来越常用的治疗手段之一。临床上广泛用于肝、肺、肾脏及腹膜后原发或继发肿瘤的治疗，既可以单一使用也可以作为综合治疗的一部分，联合其他治疗方法使用。常用技术有局部药物注射，射频、微波、电化学、激光等消融技术，放射性粒子植入等技术。

1. 经皮肿瘤内局部药物注射　主要用于皮下肿瘤、转移淋巴结、肝、肺等实体脏器恶性肿瘤的治疗。包括注射无水乙醇、乙酸、氧氯化钠、热生理盐水、抗肿瘤化疗药物、放射性核素等。可根据肿瘤的组织学类型选择。

肿瘤局部注射治疗技术具有高效、低毒、微创、经济的优势，并朝着自动化、立体化的方向发展，应用前景较好。

并发症主要是术中或术后立即出现疼痛，术后发热，一般对症处理即可。此外，还可能出现穿刺部位出血、气胸、血管栓塞、脏器穿孔、肝肾衰竭等并发症。当出现严重的并发症时需及时请专科医生进行相关处理。

2. 放射性粒子植入术　是一种近距离放射治疗方法。主要是低能放射性粒子植入，包括 ^{125}I 和 ^{103}Pd 粒子，能够持续性照射肿瘤，同时由于能量低在组织内辐射半径小，对周围正常组织损伤很小。是一种非常有发展潜力的局部治疗方法。

可广泛应用于全身各部位实体瘤，包括脑内肿瘤，目前应用最多的是前列腺癌。不适用于弥漫性转移灶。

植入粒子前要做完善的治疗计划，操作时粒子置入位置的准确性是成功的关键。

该技术的并发症主要是周围组织结构的辐射损伤，术前计划和术中应注意敏感脏器的保护。此外，在穿刺植入过程中可能直接损伤血管、神经等重要器官导致相应并发症。

3. 射频消融术　射频消融（radiofrequency ablation，RFA）是一种用高频交流电加热组织，使病变区发生热凝固坏死的治疗技术,是有效并具潜力的肿瘤局部治疗手段之一。

有多种形态不一的 RFA 电极,包括单电极、双电极、多电极、冷凝电极及多尖头电极等。

RFA 消融应尽量杀死癌灶内的全部癌组织和周围约 0.5~1.0cm 厚的正常组织。

肿块直径小于 3.0cm 时,消融区域约为肿块的 2 倍。凝固灶的大小和形状取决于电极暴露端的尺寸(大小)、长度、电极的温度和作用时间。

该技术可被广泛应用于实体器官肿瘤,特别是失去手术机会且体积较小的孤立性肝和肺恶性肿瘤。理想的消融对象是单发病灶小于 5cm 或多发病灶小于 3cm 的结节。

严重衰竭、活动性感染、不可纠正的凝血机制障碍和妊娠等情况不宜采用 RFA 治疗,肿瘤如紧贴胆管、胆囊者应谨慎,以防发生胆瘘。装有体内外起搏器者,应避免采用射频治疗。

RFA 是一种安全有效的方法,并发症发生率较低。发热和局部疼痛是主要不良反应,可镇静、止痛对症治疗。此外还可出现局部出血、气胸、心律失常、周围脏器损伤等。

4. 微波凝固治疗 微波凝固治疗(microwave coagulation therapy, MCT)是另外一种依赖加热破坏肿瘤的治疗技术。在 CT 或超声引导下将微波电极插入肿瘤内部,利用微波辐射的热效应使肿瘤内温度升至 50℃ 以上,导致肿瘤细胞凝固性坏死,达到局部灭活肿瘤的目的。MCT 可较好的控制组织毁损区域的大小,同时,MCT 还对周围组织具有止血效应,减少了术后出血的危险。易监视病变毁损区的大小和迅速消融是 MCT 的主要优点。

MCT 后一般有短期发热。并发症中气胸最常见,其他少见并发症还有肝肺脓肿、胆管瘘、门静脉血栓形成、肝衰、出血、肿瘤细胞腹腔或沿针道种植等。并发症发生率与治疗肿瘤的大小有关,大于 4cm 的肿瘤并发症发生率显著增高。

5. 电化学疗法 电化学疗法(electrochemotherapy, EChT 或 electrolysis)是用直流电产生组织毁损的治疗方法,电流使阳极产生 Cl^- 和 OH^-、阴极产生 H^+ 和氢气(H_2),从而产生 pH 梯度,使肿瘤细胞的内外环境发生变化,引起组织坏死。

主要应用于邻近血管的肿瘤或复发性或转移性肿瘤的治疗。

EChT 较为安全,并发症少,可有短期发热、疼痛,也有正常皮肤、组织轻度灼伤的报道。

三、经皮穿刺引流与抽吸术

经皮穿刺引流与抽吸内外引流术是通过穿刺针、导管等器材,在影像设备引导下对体内局限性积脓、积液和管道系统梗阻引起的液体滞留进行疏导的一系列技术。通过此技术解决肿瘤或其他原因造成的腔道阻塞,恢复相应器官功能,提高生存质量,并为进一步治疗打下基础。对于良性梗阻性病变还可达到治愈的目的。

1. 经皮经肝胆管引流术 用于各种原因引起的胆道梗阻,已成为胆道恶性梗阻姑息治疗和梗阻性黄疸减压的最有效方法之一。引流减压效果肯定,且侵袭小、见效快(图 8-5-2)。

胆道引流分外引流、内引流、留置永久内置管或支架引流。

常见并发症包括:①腹腔出血,呼吸训练和减少穿刺肝包膜次数可降低此类并发症;②逆行感染;③胆道出血;④其他损伤,如肝动脉瘤、肝动脉-门静脉瘘、胆汁性腹膜炎。

2. 经皮肾盂引流术 经皮肾盂内、外引流术是尿路梗阻的治疗方法之一,可以通过引流尿液维持肾功能,使后续治疗得以进行或作为姑息性治疗的手段。

一般在 X 线透视或 B 超引导下用千叶针经皮经肾实质穿刺到肾盂,注射对比剂使肾盂显

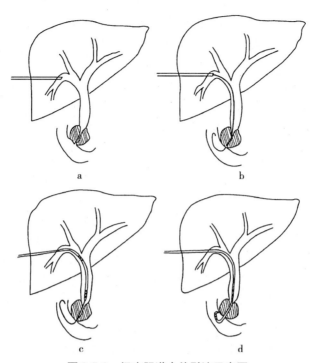

图 8-5-2　经皮胆道内外引流示意图

a. 经皮穿刺进入扩张胆管；b. 经穿刺针放入导丝；c. 导丝引导
植入引流导管；d. 导管穿过狭窄部位，拔除导丝

影，再用导管针经肾皮质刺入肾盏内，拔除针芯、送入导丝，撤出导管，沿导丝送入引流管至肾
盂或输尿管上段，局部固定引流管，并接引流袋。

常见并发症为肾损伤造成肾动静脉瘘和血尿，严重者需行肾动脉栓塞治疗。

四、管腔狭窄扩张成形术及支架植入术

食管、胃肠道、胆道、气管、支气管、输尿管、尿道等器官由于肿瘤、炎症、外伤或手术发生
的狭窄，可用球囊扩张术和（或）放置支架的方法治疗。

1. 胃肠道狭窄　以球囊扩张术为主，必要时结合支架植入术。由于胃肠道具有蠕动功
能，留置支架易造成并发症，所以需要严格掌握适应证。球囊扩张术对于良性狭窄有良好疗
效，有效率约90%。恶性狭窄覆膜支架植入后，一般在3～5天症状缓解，可以进食。

操作方法：球囊扩张术：透视下将导管、导丝一并送入狭窄段，操纵导丝使之通过狭窄段，
沿导丝将球囊导管送入，球囊中部置于狭窄段，充胀球囊扩张狭窄病变。支架留置术：操作导
丝过程同球囊扩张术操作过程，采用支架推送器将支架沿导丝送至管腔狭窄段，到达位置
后释放支架，在释放过程中要防止支架的移位。在选择支架时，要注意直径和张力的平衡。
（图 8-5-3）

该技术所致的并发症少见。可有狭窄段腔道破裂。

2. 气管支气管狭窄　气道外压性、浸润性、异常增生、气管软化和气道塌陷造成的狭窄均
适宜应用气道支架。

方法是利多卡因行咽部和气管黏膜表面麻醉后,在 X 线透视下,经口、咽喉将导丝通过气管狭窄段植入 2、3 级支气管,沿导丝将扩张鞘和扩张器植入气管狭窄段下端,保留导丝,迅速撤出扩张器,将支架沿导丝放入长鞘内,用推送器将支架快速地送至狭窄段,固定推进器,后撤长鞘以释放支架,然后撤出长鞘及导丝。

气管支架的放置要求技术熟练,放置速度快,位置准确,才能保证支架留置的顺利。支架直径较正常气管直径稍大,一般是 1.2∶1,长度应超出狭窄段两端各 1cm 左右。

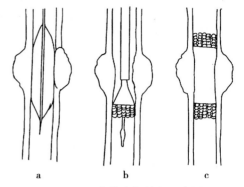

图 8-5-3 食管支架植入示意图
a. 球囊扩张;b. 释放带膜支架;c. 支架植入完成

气管支架植入后,近期并发症有:喉痛、感染和病变局部痰液潴留、少量咯血、皮下气肿、支架移位。远期并发症:支架腔内肉芽或肿瘤组织生长、支架移位、支架远端分泌物阻塞、出血、支架植入后再狭窄、瘘管形成等。

五、椎间盘突出经皮介入治疗

主要治疗方法包括:经皮穿刺腰椎间盘切吸术、经皮激光或射频椎间盘减压术、化学溶核术。

1. 经皮穿刺腰椎间盘切吸术 1975 年 Hijikata 首先报道了经皮穿刺腰椎间盘摘除术。

主要适应证有 CT、MR 检查确诊为椎间盘突出或有明确的椎间盘突出的临床症状。禁忌证包括:既往有脊椎手术史和髓核溶解术、椎管狭窄、严重的小关节退行性变、椎间盘突出≥椎管前后径的 50%、椎管内有椎间盘游离块或游离骨块以及椎间盘钙化或脱出的髓核有钙化。

严格掌握好适应证和禁忌证是保证疗效的关键,远期有效率为 75%～85%。

常见并发症包括:血肿、腰肌痉挛、椎间盘感染等。

2. 经皮激光椎间盘减压术 经皮激光椎间盘减压术是通过激光气化椎间盘髓核,减少椎间盘体积和压力,从而消除或缓解神经根受压,减轻或消除症状。1987 年 Choy 最先报道采用了 Nd∶YAG 激光(掺钕钇铝石激光器)治疗取得成功。

主要适应证为纤维环未破裂的椎间盘突出(膨出),无合并侧隐窝狭窄、后纵韧带钙化或关节突畸形等。对于椎间盘破裂、脱出及突出物钙化或骨化者,不适合做经皮激光椎间盘减压术。

方法为局麻下经后外侧入路穿刺间盘,沿穿刺针置入套管,置入激光工作光纤,选择不同的能量气化椎间盘组织,降低间盘内的压力。

此技术具有创伤小、出血少、不破坏脊柱稳定性、并发症少、恢复快的优点,远期有效率达 70%～87% 左右。

3. 酶学髓核溶解术 利用木瓜凝乳蛋白酶或胶原酶,使髓核的黏多糖水解和去聚合作用,髓核脱水,椎间盘渗透压降低,椎间盘减压。

给药途径有:盘内注射、侧隐窝注射、骶管置管注射。具体操作过程中一般均采用局麻,并在 X 线 C 形臂监视下或 CT 引导下穿刺至病变间盘,注入药物。

适用于非游离型或钙化型椎间盘突出症患者。

并发症主要有过敏、神经系统损害、椎间盘感染。

4. 射频消融髓核成形术　应用射频技术在椎间盘内形成射频电场，射频能量使射频电极周围的髓核组织形成等离子层，等离子体所具有的能量可以阻断髓核组织的分子链，使部分髓核组织气化，髓核体积缩小，从而达到减压目的。

术前需做椎间盘造影，了解椎间盘形态、纤维环撕裂的位置和范围。

六、椎体成形术

经皮椎体成形术（percutaneous vertebroplasty，PVP）是一种在影像引导下经椎弓根和椎体旁进针路径，穿刺插入椎体内，注入骨水泥到椎体病灶，治疗椎体骨折或肿瘤导致严重疼痛的介入技术。由法国放射科医生 Hervé Deramond 于 1984 年首先发明、使用，并与神经外科医生 Pierre Galibert 合作发表于 1987 年的神经科学杂志，该报道应用经皮椎体内注射聚甲基丙烯酸甲酯骨水泥（PMMA）的方法成功治疗了 1 例长期疼痛的颈 2 椎体血管瘤患者，从此开始了椎体成形术治疗椎体病变的历史，此后该手术还用于治疗椎体转移瘤，骨质疏松症引起的椎体压缩骨折等。以后十年内均为欧洲文献报告，尤其以法国的报告为多，直至 1997 年 Jensen 在美国发表第一篇 PV 治疗骨质疏松性椎体压缩骨折的文章，此后该项技术才在欧美迅速普及，并得到进一步的发展。

聚甲基丙烯酸甲酯（polymethyl methacrylate，PMMA），具有使病灶固化，达到缓解疼痛和重建骨骼的生物机械强度的作用。PMMA 凝固时可产生聚合热，温度可高达 58～72℃，可能灼烧相邻组织，如脊髓、神经根和椎体的骨细胞等（图 8-5-4）。

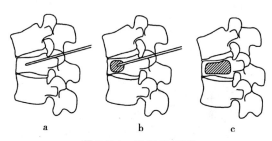

图 8-5-4　PVP 示意图
a. 经椎弓根穿刺压缩椎体；b. 注入骨水泥；c. 骨水泥填充压缩椎体后

1. 适应证

（1）疼痛的骨质疏松性椎体压缩骨折，经药物治疗无效。

（2）由各种良恶性肿瘤（如血管瘤，骨髓瘤，转移瘤）引起的疼痛性椎体骨折或骨溶解。

（3）与骨坏死相关的疼痛性椎体骨折。

（4）不稳定的压缩性骨折。

（5）多发性的骨质疏松性椎体压缩骨折导致后凸畸形并引起肺功能、胃肠道功能的影响和重心改变。

（6）慢性创伤性骨折伴有骨折不愈合或内部囊肿改变。

2. 绝对禁忌证

（1）无症状的稳定骨折。

（2）药物治疗后明显改善的患者。

（3）无急性骨折证据的患者行预防性治疗。

（4）非骨质疏松椎体的急性创伤性骨折。

（5）未纠正的凝血障碍和出血素质。

（6）目标椎体有骨髓炎。

（7）对手术所需要的任何物品过敏。

3．相对禁忌证

（1）根性的疼痛且明显超过椎体的疼痛，由与椎体塌陷无关的压迫综合征引起。

（2）骨折块的后退引起明显的椎管压迫。

（3）肿瘤扩展至硬膜外腔并引起明显的椎管压迫。

（4）严重的椎体塌陷。

（5）无痛的稳定骨折且病程超过2年。

（6）一次同时治疗3个或以上节段。

4．操作步骤　常规消毒铺巾后，在 DSA 监视下根据椎弓根的位置确定皮肤进针点，局麻浸润至骨膜，以进针点为中心在皮肤上切一小口，插入含套管的穿刺针并抵至骨膜，透视下证实导针位于椎弓根穿刺点并与椎弓根方向一致，逐渐进针并保持导针位于椎弓根内，至针尖抵达椎体的前中 1/3 交界处停止进针，拔出针芯，以套管为工作通道注入造影剂行骨内静脉造影，可以清晰地显示造影剂渗出终板、骨皮质或淤滞于骨内的情况，并且还能显示单侧注射时是否能扩散到对侧，以选择手术椎体和手术方法，减少并发症。将骨水泥或可注射性人工骨调和至适当黏度，用注射器将骨水泥加压经工作通道注入椎体，注射过程中需在侧位透视密切监视注入物的充填及扩散情况（一旦发生骨水泥的渗漏则立即停止注射），边注入边将套管退到椎体后缘，但切勿超出椎体的后缘，平均注入量在胸椎约 5.5ml，在腰椎约 6～8ml。术中注意询问患者有无胸闷、气促、下肢疼痛等不适及观察生命体征。注射后待骨水泥凝固，退出套管，观察 10 分钟，生命体征平稳，结束手术。

5．并发症

（1）骨水泥的渗漏　漏入椎旁软组织、椎旁静脉、硬膜外静脉（椎管内）甚至渗漏入椎间孔引起脊髓压迫或神经根压迫等症状。

（2）有症状的肺栓塞由过多的注射骨水泥或骨水泥渗漏入椎旁静脉引起。

（3）脊椎感染。

（4）局部出血或血肿。

（5）一过性的疼痛加重或发热。

📖 学习小结

1．介入放射学的定义是什么？

在影像设备的监视下，通过经皮穿刺或某种原有体内通道，将特制的导管、导丝等器械插入至人体病变区进行特殊诊断和治疗的微创技术。

2．介入放射学所需要的影像监视器材有哪些？

（1）直接 X 线透视

（2）间接 X 透视与 DSA

（3）超声波检查仪

（4）CT

（5）MR

3. 介入放射学的分类

（1）按技术分类：血管介入放射学／非血管性介入放射学。

（2）按临床应用分类：血管性疾病／心脏疾病／肿瘤／非血管性疾病／穿刺活检术。

（3）按所应用的设备分类：在 X 线透视／间接 X 透视与 DSA/CT／超声／MRI 引导下。

4. 介入放射学使用的器械有哪些种类？

（1）穿刺针

（2）导管

（3）导丝

（4）支架

（5）其他

5. 介入放射学使用的器械常用的规格表述方式有哪些？

（1）穿刺针针径以号（G）表示。

（2）导丝直径一般用英寸表示，细导丝可细至 0.35mm（0.014 英寸）。

（3）导管管径一般采用法制标准（French gauge），$1F = 0.335mm$（0.013 英寸）。

6. 请简述 Seldinger 技术操作过程。

（1）消毒局麻，确定穿刺点。

（2）选取适当穿刺针，穿刺血管壁，针体与皮肤呈 40°～45°角，确认进入靶血管后拔出针芯，见针尾部喷出鲜红的动脉血或流出暗红的静脉血。

（3）将穿刺针放平，与皮肤约呈 10°夹角，插入导丝，待导丝顺利进入血管 20～30cm 后，将穿刺针从导丝上退出。

（4）导管鞘与扩张器套入导丝尾端，沿导丝送入血管内，拔出扩张器与导丝。

（5）用肝素盐水冲洗导管鞘，防止血凝。

（6）经导管鞘插入各类导管并由导丝配合行选择或超选择性插管。

7. 请简述常用栓塞物的分类。

按使血管闭塞时间的长短分为短期、中期和长期三种。按在身体内能否被吸收又分为可吸收和不可吸收两种。常用的几种栓塞物有：

（1）自体血块：短期栓塞物，闭塞血管时间一般为 48 小时以内。

（2）明胶海绵（Gelfoam）：闭塞血管时间在 2～4 周。

（3）聚乙烯醇。

（4）碘化油：为永久性液体栓塞剂，可长时间栓塞 20～50μm 的肿瘤血管，而在正常肝脏组织内易于清除，有利于发现小肝癌。

（5）机械性栓子。

8. 请简述肝动脉化疗栓塞术治疗原发性肝癌的原理。

正常肝组织具有门静脉以及肝动脉的双重供血，其中门静脉系统的供血占 70%～75%，肝动脉的供血占 25%～30%。原发性肝癌肿瘤病灶的血液供应 90%～95% 来自于肝动脉，只有大约 5%～10% 左右来自于门静脉。正是由于具有了这样的解剖学的关系，在肝动脉内进行化疗栓塞治疗，使得肿瘤内的药物浓度高于外周静脉，治疗性用药主要在肿瘤病灶的局部被吸收、作用、代谢，而周围血管的药物浓度不是很高。栓塞剂阻断了肿瘤的营养供给血管,而对于正常肝脏的组织供血影响不会很大。达到了使得肿瘤病灶结节大部分坏死,而正常的肝脏功能不受到影响或者影响不大。

9. 简述肺活检术的适应证和禁忌证。

(1) 适应证

肺内结节或肿块性病变。

肺部慢性浸润性病变。

肺门实质性肿块。

(2) 禁忌证

剧咳,躁动,不能合作。

凝血机制障碍。

重度呼吸功能障碍。

肺大疱伴限制性通气障碍。

肺动脉高压、肺心病。

肺动静脉畸形。

穿刺道有重要脏器者。

10. 简述肝癌消融术的适应证和禁忌证?

(1) 适应证

直径小于3cm的原发或转移性肝癌。

单发肝癌。

严重肝、肾功能不全而无法栓塞治疗。

栓塞治疗不满意的。

(2) 禁忌证

不能合作。

凝血机制障碍。

晚期极度衰竭者。

大量腹水、重度黄疸。

肿瘤超过肝脏面积60%。

(杨海山　赵　卫)

参考文献

1. 吴恩惠. 医学影像学. 第5版. 北京：人民卫生出版社，2005

2. 张云亭，袁聿德. 医学影像检查技术学. 第2版. 北京：人民卫生出版社，2005

3. 白人驹. 医学影像学. 第2版. 北京：人民卫生出版社，2005

4. 金征宇. 医学影像学. 北京：人民卫生出版社，2005

5. 鲍润贤. 中华医学影像学·乳腺分卷 // 吴恩惠. 中华医学影像学. 北京：人民卫生出版社，2002

6. 张晓鹏. 胃肠道CT诊断学. 沈阳：辽宁科学技术出版社，2001

7. 周康荣. 腹部CT. 上海：上海医科大学出版社，2000

8. 张雪林. 医学影像学. 北京：人民卫生出版社，2001

9. 李果珍. 临床CT诊断学. 北京：北京科技出版社，1994

10. 周康荣，陈祖望. 体部磁共振成像. 上海：上海医科大学出版社，2000

11. 王云钊等. 骨关节影像学. 北京：科学出版社，2002

12. 瑞腾. 骨科影像学诊断与鉴别诊断. 第2版. 齐乃新，译. 西安：世界图书出版社，2001

13. 李景学，孙鼎元，. 骨关节X线诊断学. 北京：人民卫生出版社，1996

14. 江浩. 骨与关节MR. 上海：上海科学技术出版社，1999

15. 王云钊. 中华影像医学骨肌系统卷. 北京：人民卫生出版社，2002

16. 单鸿，罗鹏飞，李彦豪. 临床介入诊疗学. 广州：广东科技出版社，1997

17. 陈星荣，林贵，夏宝枢，等. 介入放射学. 上海：上海医科大学出版社，1989

中英文对照索引

F

G

H

J

英中文对照索引